생명건강문화를 찾아서

동의보감 침뜸

침구편과 내경 · 외형 · 잡병편의 침뜸치료법

허 준 지음

강상숙 노무수 손중양 엮음

사단법인 허임기념사업회

[저자]
허준(許浚 1546~1615). 자는 청원(淸源), 호(號)는 구암(龜岩), 본관은 양천(陽川). 선조 7년(1574)에 의과에 급제하여, 이듬해 내의원의 의관이 되었다. 선조 25년(1592) 임진왜란 때 어의로서 왕을 호종하여 의주까지 갔으며, 그 공으로 1604년 호성공신 3등이 되어 1606년 양평군(陽平君)에 봉해지고, 숭록대부의 품계에 올랐다. 그러나 중인 출신에게 과도하다 하여 대간(臺諫)의 반대로 취소되었다. 1608년 선조가 죽자, 치료를 소홀히 했다는 죄로 한때 파면되었다. 광해군 2년(1610), 16년간의 연구 끝에 25권의 의서「동의보감」을 완성했으며, 의서의 국역(國譯)에도 많은 업적을 남겼다. 저서로는「동의보감」을 비롯하여 언해구급방(諺解救急方), 언해두창집요(諺解痘瘡集要), 언해태산집요(諺解胎産集要), 신찬벽온방(新纂辟瘟方), 벽역신방(辟疫神方) 등이 있고, 찬도방론맥결집성(纂圖方論脈訣集成)을 교정(校正)하였다.

[엮은이]
사단법인 허임기념사업회 대표이사 손중양, 부설 조선침뜸연구원 원장 노무수・연구위원 강상숙

[교정] 동의보감 침뜸 연구위원 : 김기선, 김태환, 박권재, 박정송, 신풍호, 안원석, 안병주, 이상균, 이상창, 정현진, 최현숙, 한금동, 허영도, 황경호

- 책을 펴내며 -

동의보감에서 골라 모은 고전 침뜸을 찾아서

동의보감 침뜸과 허임의 침구경험방은 조선침뜸의 쌍두마차 격이다. 이 두 책은 대략 30년 가량의 나이 차이가 나는 허준과 허임에 의해, 30여 년 정도의 간행 시차를 두고 세상에 나왔다.

수많은 역대 의서들을 인용하여 정리한 동의보감은 목록 상 · 하 2권, 내경편 4권, 외형편 4권, 잡병편 11권, 탕액편 3권, 침구편 1권 등 25권 25책으로 되어있다. 동의보감에서 침뜸 관련 부분은 전 25권 중 제일 마지막 권으로 침구편을 엮어놓고, 내경편 · 외형편 · 잡병편의 각 병증별 치료법에서 주로 그 끝 부분에 침구치료법을 소개하고 있다.

조선침뜸의 두 축을 이루는 침구서적을 엮고 저술해 낸 허준과 허임. 이들과 관련된 1604년의 선조실록 기록은 대단히 함축적인 의미를 시사하고 있다. 조선시대 최고의 의학자인 허준과 침술과 뜸법에 제 일인자로 성장하는 허임이 동시에 등장하여 선조의 편두통을 치료하는 장면이 『선조실록』에 생생하게 묘사되어 있다.

어의 허준과 침의(鍼醫) 허임의 공동진료

선조 37년 9월 23일. 밤에 선조에게 갑작스런 편두통이 발작한다. 어의 허준은 선조를 대면하여 침을 맞을 것을 권하고 있었고, 침의(鍼醫) 허임은 합문(閤門)에 대기했다.

선조가 입시(入侍)한 의관 허준에게 묻는다. “침을 맞는 것이 어떻겠는가?” 허준이 아뢴다. “여러 차례 침을 맞는 것이 송구스럽기는 하지만, 증세가 긴급하니 일반적인 예(禮)에 구애받을 필요는 없습니다. 침의(鍼醫)들은 항상 ‘반드시 침으로 열기(熱氣)를 해소시켜야 통증이 감소된다’ 고 말합니다. 소신은 침놓는 법을 알지 못합니다. 허임도 평소에 말하기를 경맥을 이끌어낸 뒤에 아시혈(阿是穴)에 침을 놓을 수 있다 고 하는데, 이 말이 일리가 있는 것 같습니다.” 잠시 후 병풍이 쳐지고, 남영(南嵘)이 혈(穴)을 정하고, 허임이 침을 들었다. 한 달 뒤, 대대적인 포상이 뒤따랐다. 어의 허준에게는 숙마 1필이 하사되고, 허임과 남영은 한 자급을 더해 받고 6품과 7품의 관원에서 당상관으로 파격적인 승진을 하게 된다.

허준과 허임은 내의원에서 10여 년을 함께 지내며 공동 진료를 했다. 허임이 왕실에서 침의로 두각을 나타낼 무렵 허준은 동의보감 찬집에 들어간다. 처음에는 허준을 중심으로 국(局)이 설치되고, 여러 의가들이 참여하여 찬집활동을 벌이게 된다. 1597년 정유재란으로 중단되었다가 이듬해인 1598년부터 허준에게 독자적으로 동의보감 편찬이 명해졌다.

허준의 동의보감 저술 작업은 다양한 의학이론과 의서를 총체적으로 정리하고, 활용이 효율적인 새로운 의학과 의서가 요망되었던 시대적 상황에 따른 것이었다.

동의보감 침뜸의 편재를 보면 우선 25권에 별도의 침구편(鍼灸篇)을 두어 침구이론에 대한 전반적인 내용을 폭넓게 다루고 있다. 그리고 침구치료에 관한 내용은 내경(內景), 외형(外形), 잡병(雜病)이라는 동의보감의 독특한 편제방식에 따른 각 병증문 끝에 분산시켜 침구법(鍼灸法)이라는 제목 아래 수록하고 있다.

동의보감의 편제는 허준의 독특한 방식을 적용했다. 그러나 내용면에서는 역대의 침구서적을 인용하여 정리하는 것을 위주로 하고, 자신이 추가한 견해는 거의 찾기 어렵다. 반면 허임은 고전을 부분적으로 인용하면서 함께 자신의 경험과 견해를 자주 표명하고 있다. 두 책은 형식과 내용에 있어서 차이점이 뚜렷하다.

허임 침구경험방의 침뜸처방은 내경 · 외형 · 잡병편이라는 형식으로 수록하지 않고, 부위별과 병증별로 구분하고 있다. 다만 병증문의 목록구성 즉, 질병분류에 있어서는 동의보감의 병증이름과 동일하거나 유사한 것이 많다.

동의보감의 구성은 어떤 병증에 약물과 침구를 겸용하여 종합적으로 대응할 수 있도록 했다. 동의보감의 전체 내용은 역대 의서 중에서 실제적인 내용을 뽑고, 이를 첨삭 변용하며 치밀하게 자신의 체계 속에 재구성한 학문적 성과물이다. 이에 비해 침구경험방은 침구를 전문으로 하여 병기 및 침구이론을 요약정리하면서도 병증별 침구기법과 혈의 선택을 주축으로 하는 임상경험을 담은 방서(方書)이다. 두 책이 절묘한 짝을 이루고 있는 셈이다.

『동의보감』의 침구 관련 부분과 허임의 『침구경험방』 은 상호보완적인 성격을 띠고 있다. 대략 30년의 시차를 두고 나온 이 두 책은 당시까지의 침구의서를 폭넓게 수용하고, 조선의 독자적인 침구임상경험을 추가한 조선침뜸 최대의 성과물이다.

조선은 침구술에 있어서 최고 수준의 나라였다. 이미 조선 침뜸의 우수성은 곳곳에서 확인되고 있었다.

조선침뜸 모아 놓은 중국의 『침구집성』

청나라 건륭연간(1736년~1796년)에 간행된 『침구집성』(鍼灸集成)이라는 책이 있는데, 1874년과 1879년에도 다시 간행되었으며, 청나라 시대 나온 가장 유행했던 침구전문서이다. 랴오룬훙[廖潤鴻]이란 명의가 저술한 것으로 표기하여 간행된 이 『침구집성』이 허임의 『침구경험방』 전체 내용과 허준 『동의보감』의 침구 관련 부분 전체, 중국 명나라 장개빈이 편찬한 『유경도익』(類經圖翼)의 일부를 그대로 짜깁기 하여 출판한 책이다.

『침구집성』 권1은 『동의보감』과 『침구경험방』에 나오는 침법, 구법(灸法), 금침혈, 금구혈, 와혈(訛穴), 십사경순행과 병후(病候), 침구길일 등의 내용을 『동의보감』→ 『침구경험방』→ 『동의보감』 순으로 번갈아가며 옮겨놓은 것이다.

『침구집성』 권2는 병증에 대한 침구치료법을 논하고 있는데, 『침구경험방』→ 『동의보감』 순으로 옮겼다. 권3과 권4는 경맥과 경혈에 대한 내용인데, 십사경의 유주(流注)와 유혈(兪穴)의 부위, 주치작용에 대해서는 『유경도익』 권6과 『동의보감』을 번갈아 옮겨다 놓았고, 140여 개의 경외기혈의 명칭 부위 주치에 대해서는 『유경도익』 권10과 『침구경험방』, 『동의보감』의 별혈 부분을 그대로 옮겨 수록한 것이다.

『침구집성』에서는 이렇게 『침구경험방』의 모든 내용과 『동의보감』의 침구 관련 내용 전체를 그대로 옮겨 쓰면서 『침구경험방』과 『동의보감』에서 옮겼다는 언급이 전혀 없다. 고난의 시대에 수 십 년에 걸쳐 수많은 의방서의 내용을 모두 파악하고, 핵심적인 내용을 뽑아 의학의 체계를 새로이 구성한 조선의 대의학자 허준의 이름은 간 곳이 없다. 전란의 와중에서 백성들에게 침뜸봉사를 하며 얻은 평생의 임상을 침구경험방에 간추려 전한 허임의 이름도 없다. 그 자리에 청나라 명의의 이름이 있고, 이로 인해 중국의 많은 사람들은 이 책을 청나라 이전의 50여 종 의학문헌을 인용수집, 집대성한 책이라고 알고 있다.

중국에서는 현재도 이 『면학당 침구집성』이 청나라의 랴오룬훙을 저자로 하여 지금까지 10차례도 넘게 출판되었고, 곳곳의 서점과 인터넷서점을 통해 팔려 나가고 있다.

근세 중국에서 나온 가장 유명한 침구전문서가 출판업자의 그릇된 상술이 동기가 되어 만들어진 위서(僞書)라는 논란에도 불구하고, 『침구집성』이 조선 침구학의 성과를 모은 책이라는 사실은 분명하다. 이에 따라 『침구경험방』과 『동의보감』 침구관련 부분을 한데 묶어 놓은 『침구집성』을 통해 조선의 양대 침구문헌의 가치가 중국에서 저절로 인정된 셈이다.

침뜸의 간결성 살리고 … 온고지신(溫故知新)의 지혜를

그런데 한국에서는 어떠한가? 동의보감 스물다섯 권 중에서 맨 마지막 25권으로 침구편을 붙여두고, 내경 · 외경 · 잡병편의 각 병증문 뒷부분에 치뜸치료법이 적은 분량으로 들어있어서 『동의보감』 침뜸의 가치를 외면하고 있는 것은 아닌가?

침구편을 제외한 『동의보감』 각 편 전체의 분량에서 침구치료법이 차지하는 분량이 적고, 약물처방을 먼저 열거하고 침구법은 뒤편에 두고 있는 서술순서 등으로 볼 때, 침구치료에 대한 허준의 견해는 약물치료를 보조하는 이차적인 치료법이었다고 볼 수도 있다. 침구라는 치료수단이 약물치료의 보조수단이 아니라 아무리 위급한 경우나 난치질환에도 침구치료를 통해 대응하여야만 했던 침의(鍼醫) 허임의 상황과 허준을 비교할 수는 없을 것이다. 그렇다고 동의보감 침구법이 부실하다는 의미는 결코 아니다.

침뜸은 그 특성상 약물처방에 비해 간결하다. 따라서 두꺼운 종합처방서 가운데서 뽑아내어 따로 편집하여 널리 전하는 일 또한 동의보감을 편찬하고 침구경험방을 간행하여 널리 백성들이 활용하도록 한 선조들의 뜻을 살리는 일이 아닐까 싶다.

허준이 실제로 침뜸시술을 하지 않았고, 동의보감 침뜸이 의학고전을 정리한 것에 불과하다고 하더라도 그 처방이 임상경험을 바탕으로 하고 있지 않다는 말은 아니다. 의학고전은 이미 오랜 임상의 축적이기 때문이다. 따라서 동의보감의 침뜸은 허준의 의학전반에 관한 높은 학문적 식견을 바탕으로 이론체계를 수립하고, 고전 침구임상의 결과를 그 체계에 차근차근 수록한 것이라 할 수 있다.

온고지신(溫故知新), 옛것을 알고 새로운 것을 추구하는 지혜가 필요하다. 동의보감 서문에서 "경전의 말을 저버리고 자기 마음대로 하려고 하거나 옛날 방법에만 매달릴 뿐 변통(變通)해서 쓸 줄을 모르면 안 된다."라고 한 말을 다시 새겨볼 필요가 있다.

동의보감에서 침뜸 관련 내용을 선별하여 '동의보감 침뜸'이라는 책으로 엮어내면서 허준 선생의 높은 뜻을 다시 새기며, 그동안 동의보감을 해석하고 연구, 전파해 오신 모든 분들께 엮은이들의 마음을 모아 깊은 경의를 표한다.

2012년 3월 3일

사단법인 허임기념사업회 대표이사 손중양

〈**일러두기**〉

동의보감은 우리나라와 중국의 의서를 모아 집대성한 한의학 백과전서이다. 선조 29년(1596년) 태의 허준이 선조의 명을 받아 정작 · 양예수 · 김응탁 · 이명원 · 정예남 등과 함께 찬집을 시작했는데 1597년 정유재란으로 중단되었다. 그 후 선조가 다시 허준에게 단독으로 편찬을 명하고 방서(方書) 500권을 내어주어 고증(考證)하게 하였다. 마침내 광해군 2년(1610년)에 완성되어 동 5년(1613년)에 내의원에서 훈련도감활자로 간행하였다. 『동의보감』은 제9차 유네스코 기록유산 국제자문위원회(2009년 7월 바베이도스)에서 세계기록유산으로 등재되었다.

1. 본 '동의보감 침뜸'에는 동의보감 전체 서문을 맨 앞에 싣고, 마지막 25권째인 침구편을 제1편으로 하였으며, 내경 · 외경 · 잡병편의 병증문에 포함되어 있는 침뜸치료 관련 부분을 골라서 그 순서에 따라 제2편으로 수록했다.

2. 뜸의 장수에서 이칠장(二七壯), 삼칠장(三七壯), 칠칠장(七七壯)은 각각 14장, 21장, 49장으로 표기했다.

3. 동의보감 원문에는 띄어쓰기가 안 되어 있으나 편의를 위하여 한문 띄어쓰기를 했다.

동의보감 침뜸 / 목차

제2편 동의보감 침뜸치료법 · 209

내경편 침구법(內景篇 鍼灸法) · 211

외형편 침구법(外形篇 鍼灸法) · 223

잡병편 침구법(雜病篇 鍼灸法) · 245

동의보감 서문

東醫寶鑑序

동의보감 서문

의원들은 늘 황제(黃帝)와 기백(岐伯)에 대해 말한다. 황제와 기백은 변천하는 자연현상에 정통하고, 사람들 사이에서 지켜야 할 도리를 잘 알고 있었다. 그들이 책 쓰기를 힘들어 했으나 그래도 묻고 대답하여 해명하는 식으로 써서 후대에 전하였으니 의학책이 나온 지는 이미 오래라고 말할 수 있다. 옛날 태창공(太倉公)과 진월인(秦越人)으로부터 그 후 유하간(劉河間), 장자화(張子和), 주단계(朱丹溪), 이동원(李東垣)에 이르기까지 수많은 의학자들이 연이어 나와서 의학이론은 더욱 복잡하게 만들어졌다. 한편 경전의 구절을 따다가 각기 다투어 자기의 학파를 내세움으로써 의학책은 더 많아졌으나 의술은 더욱더 애매해졌다. 그리하여 『영추』의 본래의 뜻과 거리가 멀어졌다. 서투른 의사들은 깊이 이치를 알지 못하고 혹 『내경』의 말을 저버리고 자기 마음대로 하려고 하거나 옛날 방법에만 매달렸을 뿐이지 변통해서 쓸 줄을 몰랐다. 또 취사선택해서 그 중심을 잃었기 때문에 사람을 살리려고 하다가 도리어 죽이는 일이 많았다.

東醫寶鑑序

醫者雅言軒岐 軒岐上窮天紀 下極人理 宜不屑乎記述 而猶且說問 著難 垂法後世 則醫之有書厥惟遠哉 上自倉 越 下逮劉 張 朱 李 百家繼起 論說紛然 剽竊緖餘 爭立門户 書益多而術益晦 其與靈樞本旨不相逕庭者鮮矣 世之庸醫 不解窮理 或倍經訓而好自用 或泥故常而不知變 眩於裁擇 失其關鍵 求以活人而殺人者多矣

선종왕이 몸조리하는 방법으로써 백성들을 구제하기 위하여 의학에 관심을 두고 백성들이 병으로 앓는 것을 걱정하여 병신년(1596년)에 태의(太醫)로 있던 허준(許浚)을 불러 다음과 같이 말하였다.
“요즘 조선이나 중국의 의학책들은 모두 변변치 않고 보잘 것이 없는 초록(抄錄)들이므로 그대는 여러 가지 의학책을 모아서 좋은 의학책을 하나 편찬하는 것이 좋겠다.

我宣宗大王 以理身之法 推濟衆之仁 留心醫學 軫念民瘼 嘗於丙申年間 召太醫臣許浚敎曰 近見中朝方書 皆是抄集庸瑣 不足觀爾 宜捘聚諸方 輯成一書 且人之疾病 皆生於不善調攝 修養爲先 藥石次之 諸方浩繁 務擇

그런데 사람의 병은 다 몸을 잘 조섭하지 못하는 데서 생기므로 수양하는 방법을 먼저 쓰고 약과 침, 뜸은 그 다음에 쓸 것이며 또 여러 가지 처방이 번잡하므로 되도록 그 요긴한 것만을 추려야 할 것이다. 산간벽지에는 의사와 약이 없어서 일찍 죽는 일이 많다. 우리나라에는 곳곳에 약초가 많이 나기는 하나 사람들이 잘 알지 못하니 이를 분류하고 지방에서 불리는 이름도 같이 써서 백성들이 알기 쉽게 하라."

其要 窮村僻巷無醫藥 而夭折者多 我國鄕約多産 而人不能知爾宜分類拄書鄕名 使民易知

허준은 유의(儒醫) 정작과 태의(太醫) 양례수, 김응탁, 이명원, 정례남 등과 함께 편집국을 설치하고 책을 편찬하기 시작하였다. 대략적인 체계를 세웠을 때 정유년 난리를 만나 의사들이 여러 곳으로 흩어졌기 때문에 편찬은 할 수 없이 중단되었다. 그 후 선종왕이 또 허준에게 혼자서 편찬하라고 하면서 국가에 보관하였던 의학책 500여 권을 내주면서 참고하라고 하였다. 편찬이 아직 절반도 못 되었는데 선종왕은 세상을 떠났다.

浚退與儒醫鄭碏 太醫楊禮壽 金應鐸 李命源 鄭禮男等 設局撰集 略成肯喪 値丁酉之亂 諸醫星散 事遂寢 厥後 先王又教許浚獨爲撰成 仍出內藏方書五百卷以資考據 撰未半而龍馭賓天

지금의 왕이 즉위한 지 3년째 되는 경술년(庚戌年, 1610년)에 비로소 이 사업이 끝났다. 이 책의 이름을 『동의보감』이라고 지었으며 모두 25권으로 되어 있다.

이것을 곧 왕에게 보이니 높이 평가하면서 말하기를 "양평군 허준은 일찍이 선종왕에게서 의학책을 편찬하라는 특명을 받고 여러 해 동안 깊이 연구하였다. 심지어는 옥중과 유배살이의 어려운 환경 속에서도 그 사업을 포기하지 않고 노력한 열매로 지금 편찬을 끝냈다. 생각하면 선종왕이 편찬할 것을 명령한 책이 내가 왕위에 오른 때 끝내었으니 비감한 마음을 금할 수 없다"라고 하면서 허준에게 좋은 말 한 필을 주면서 그의 공로를 표창한다고

至聖上卽位之三年庚戌 浚始卒業而投進 目之曰東醫寶鑑 書凡二十五卷 上覽而嘉之 下教曰陽平君許浚 曾在先祖 特承撰集醫方之命 積年覃思 至於竄謫流離之中 不廢其功 今內編帙以進仍念先王命撰之書 告成於寡昧嗣服之後 予不勝悲感 其賜浚太僕馬一匹 以酬其勞 速令內醫院設廳睡梓 廣布中外

하였다. 그리고 급히 내의원에 명령하여 출판청을 설치하고 인쇄하여 국내외에 널리 배포하라고 하였다.

제조(提調)로 있던 이정구에게 서문을 써서 책머리에 싣도록 명령하였다. 정구는 생각하건대 원기(元氣)가 한번 흩어지고 6기가 조화되지 못하면 여러 가지 병이 생겨서 백성들이 화를 입게 되는데 의약품으로 죽어 가는 환자를 구원하는 것은 실로 정치에서 첫째가는 일로 될 것이다. 그러나 의술은 책이 아니면 기재할 수 없으며 책은 잘 선택하지 않으면 자세하게 쓸 수 없고 폭 넓게 수집하지 않으면 그 이치가 명료하지 못하며 널리 배포하지 않으면 혜택이 널리 미치지 못한다. 이 책은 옛날이나 지금의 의학책 내용을 모두 포괄하였고 여러 사람의 이론을 절충해 기본을 찾아서 근원을 해명하였으며 강령을 세우고 요점을 따서 자세하면서도 간결하며 간결하면서도 빠진 것이 없다. 내경(內景)과 외형(外形) 편으로부터 시작하여 잡병(雜病)의 여러 가지 처방에 이르기까지 분류하였으며 맥결(脈訣), 증후론(症候論), 약성(藥性), 치료법(治療法), 섭생(攝生)에 대한 요점과 침과 뜸에 대한 모든 규범에 이르기까지 빠짐없이 다 써놓았다. 그리고 체계가 정연하여 복잡한 것이 없으므로 환자의 증상이 비록 천백가지라 할지라도 치료에서 보(補)하고 사(瀉)할 것과 빨리하고 늦게 하는 것 등이 모두 폭넓고 적절하게 응용되도록 써놓았다. 구태여 옛날 고전이나 근래의 여러 학설을 광범히 참고하지 않아도 병증 분류에 따라 처방을 찾으면 여러 가지를 다 알 수 있다. 그리고 증상에 따라서 약을 쓰면 꼭 들어맞는다. 진실로 의사들에게는 보배로운 거울이며 백성들을 구원하는 좋은 법으로 될 것이다.

且命提調(臣)廷龜撰序文升之卷首 (臣)竊念太和一散 六氣不調 癃殘塗瘥 迭爲民災 則爲之醫藥以濟其夭死 是實帝王仁政之先務 然術非書則不載 書非擇則不精 採不傳則理不明 傳不廣則惠不布 是書也 該括古今 析衷拳言 採本窮源 晃綱提要 詳而不至於蔓 約而無所不包 始自內景外形 分爲雜病 諸方 以至脈訣症論 藥性 治法 攝養要義 鍼石諸規 靡不畢具 井井不紊 卽病者雖千百其候 而補瀉 緩急 泛應曲當 盖不必遠稽古籍 近搜旁門 惟當按類尋方 層見疊出 對證投劑 如符左契 信醫家之寶鑑濟世之良法也

이것은 모두 선왕(先王)이 가르쳐 준 묘책이고 지금의 왕이 계승한 높은 뜻이다. 백성에게 혜택을 주고 만물을 사랑하는 어진 마음과 백성들의 생활을 넉넉하게 하고 그들의 수요를 충족시키는 것은 예나 지금이나 한가지이기 때문에 잘하는 정치가 바로 여기에 있는 것이다. 옛사람이 말하기를 "어진 사람이 마음을 쓰면 그 혜택이 널리 미친다"고 하였으니 과연 그렇다고 할 만하다.

是皆先王指授之妙算 而我聖上繼述之盛意 則其仁民愛物之德 利用厚生之道 前後一揆 而中和位育之治 亶在於是 語曰 仁人之用心 其利傳哉 豈不信然矣乎

만력 39년 신해년 4월에 숭록대부 행이조판서 겸 홍문관 대제학 예문관 대제학지 경연 춘추관 성균관사 세자좌빈객인 이정구는 왕의 가르침을 받들고 삼가 서문을 쓴다.

萬曆三十九年辛亥孟夏

崇祿大夫吏曹判書兼弘文館大提學藝文館大提學知經煯春秋館成均館事世子左賓客(臣)李廷龜奉教謹序

만력 41년 (1613년) 11월 내의원 간행

萬曆四十一年十一月日內醫院奉教刊行

감교관 통훈대부 행내의원 직장 이희헌

監校官通訓大夫行內醫院直長(臣)李希憲

통훈대부 행내의원 부봉사 윤지미

通訓大夫行內醫院副奉事(臣)尹知微

제1편

동의보감 침구편

東醫寶鑑 鍼灸篇

제1편 침구편(鍼灸篇)

어의충근정량호 성공신숭록대부 양평군 신 허준 하교 받들어 지음

御醫忠勤貞亮扈 聖功臣崇祿大夫 陽平君 臣 許浚奉教撰

아홉 가지 침의 적응증

○ 『내경』에서 "허하고 실한 것을 제대로 치료하려면 아홉 가지 침이 있어야 좋다"고 한 것은 각각 그 침에 해당한 적응증이 있기 때문이다. 주해에 머리와 몸에 열이 나는 데는 참침(鑱鍼)이 좋고, 분육(分肉)에 기가 몰린 데는 원침(圓鍼)이 좋으며, 경맥의 기가 허약한 데는 시침(鍉鍼)이 좋고, 열을 내리고 피를 빼며 고질병을 치료하는 데는 봉침(鋒鍼)이 좋으며, 곪은 것을 째서 피고름을 빼는 데는 피침(鈹鍼)이 좋고, 음양을 고르게 하며 갑자기 생긴 비증(痺證)을 없애는 데는 원리침(圓利鍼)이 좋고, 경락을 조절하고 통비(痛痺)를 치료하는 데는 호침(毫鍼)이 좋으며, 비증이 몸의 깊은 곳과 관절 · 허리 · 등뼈에 몰린 데는 장침(長鍼)이 좋고 허풍(虛風)이 관절과 피부에 있는 데는 대침(大鍼)이 좋다고 씌어 있다. 이것은 바로 침에 따라 각각 해당한 적응증이 있다는 것을 말한 것이다.

◇ 製九鍼法

▷內經曰 虛實之要 九鍼最妙者 爲其各有所宜也 註云 熱在頭身 宜鑱鍼 分肉氣滿宜圓鍼 脈氣虛少宜鍉鍼 瀉熱出血發泄痼病宜鋒鍼 破癰腫出膿血宜鈹鍼 調陰陽去暴痺宜圓利鍼 治經絡中痛痺宜毫鍼 痺深居骨解 腰脊節腠之間者宜長鍼 虛風舍於骨解皮膚之間者宜大針 此之謂各有所宜也

○ 침은 아홉 가지가 있는데 아래와 같다.

▷鍼形有九 叙之于左

1. 참침

一曰鑱鍼

○ 길이는 1치 6푼이며 침 끝이 크고 예리하다. 주로 양기를 사(瀉)한다[영추].

▷長一寸六分 頭大末銳 主瀉陽氣《靈樞》

○ 너비는 5푼이고 길이가 1치 6푼이며, 침 끝이 크고 예리하다. 주로 머리에 열이 있는 것을 치료한다[역로].

▷平半寸 長一寸六分 頭大末銳 主熱在頭分《易老》

2. 원침

二曰圓鍼

○ 길이는 1치 6푼이고 침 끝이 알의 모양과 같이 생겼다. 분육의 사이를 스치기만 하고 기육(肌肉)을 상하지 않게 하며 분육에 몰린 기를 사한다[영추].

▷長一寸六分 鍼如卵形 揩摩分間 不得傷肌肉 以瀉分氣《靈樞》

○ 침 끝이 알의 모양과 같이 생겼는데 분육의 기병(氣病)에는 이 침을 쓰는 것이 좋다[역로].

▷鋒如卵形 肉分氣病宜用此《易老》

3. 시침

三曰鍉鍼

○ 길이는 3치 5푼이고, 침 끝이 기장이나 조의 꺼끄러기와 같이 뾰족하다. 경맥을 눌러 들어가지 않게 하고 찔러서 경맥의 기를 제대로 돌게 한다[역로].

▷長三寸半 鋒如黍粟之銳 主按脈勿陷 以致其氣《易老》

○ 경맥의 기가 허약한 데는 이 침을 쓰는 것이 좋다[역로].

▷脈氣虛少者宜此《易老》

4. 봉침

四曰鋒鍼

○ 길이는 1치 6푼이고 침날은 세모꼴이다. 고질병을 치료한다[역로].

▷長一寸六分 刃三隅 以發痼疾《易老》

○ 열을 내리고 피를 빼어 고질병을 치료한다[역로].

▷瀉熱出血 發泄痼疾《易老》

5. 피침

五曰鈹鍼

○ 길이는 4치이고 너비는 2푼 5리이며 끝은 칼날과 같

▷長四寸 廣二分半 末如劒鋒

다. 크게 곪은 것을 짼다[역로]. 以取大膿《易老》

○ 일명 파침(破鍼)이라고도 하며 옹종(癰腫)을 째어 피고름을 빼는 데 쓴다[역로]. ▷一名破鍼 用以破癰腫出膿血《易老》

6. 원리침 六曰圓利鍼

○ 길이가 1치 6푼이고 굵기는 소꼬리털 같고 둥글며 예리하고 침날의 가운데는 약간 굵다. 갑자기 생긴 사기[暴氣]를 없앤다[역로]. ▷長一寸六分 大如氂 且圓且銳 中身微大 以取暴氣《易老》

○ 침 끝은 털끝같이 가늘고 둥글며 잘 돌므로 음양을 고르게 하고 갑자기 생긴 사기를 없앤다[역로]. ▷尖如毫 且圓利 調陰陽去暴氣《易老》

7. 호침 七曰毫鍼

○ 길이는 3치 6푼이고 끝은 모기나 등에의 주둥이같이 날카로우며 천천히 놓고 오래 꽂아 둔다. 통비(痛痺)를 치료한다[역로]. ▷長三寸六分 尖如蚊虻喙 靜以徐往 微以久留 以取痛痺《易老》

○ 침 끝은 모기나 등에의 주둥이 같은데 경락을 고르게 하고 통비를 없앤다[역로]. ▷尖如蚊虻喙 調經絡去痛痺《易老》

8. 장침 八曰長鍼

○ 길이는 7치이고 침 끝이 예리하고 몸은 가늘다. 오래된 비증을 치료한다[역로]. ▷長七寸 鋒利身薄 可以取遠痺《易老》

○ 침 끝이 예리하므로 비증이 몸의 깊은 곳과 관절, 허리등뼈에 몰린 것을 없앤다[역로]. ▷鋒利 故取痺深居骨解 腰脊節腠之間者《易老》

9. 대침 九曰大針

○ 길이는 4치이고 끝은 못과 같으며 침날은 약간 둥글다. 관절의 적수(積水)를 뺀다[역로]. ▷長四寸 尖如挺其鋒微圓 以瀉機關之水《易老》

○ 쉬침(焠鍼)이라고도 하는데 허풍(虛風)이 관절과 피부 사이에 있는 것을 치료한다[역로]. ▷一名焠鍼 取風虛舍于骨解皮膚之間者《易老》

침 만드는 방법

○ 오랫동안 쓰던 말재갈 쇠로 침을 만드는 것이 제일 좋다[정요].

○ 쇠독을 없애는 방법은 오두(烏頭), 파두살(巴豆肉) 각각 40g, 마황 20g, 목별자(木鱉子)살 10개, 오매 5개를 침과 함께 은이나 질그릇에 넣고 물을 부은 다음 하루 동안 끓여서 꺼낸다. 이것을 씻어서 다시 아픔을 멈추는 약들인 몰약(沒藥), 유향(乳香), 당귀(當歸), 화예석(花蘂石) 각각 20g을 넣고 위와 같이 물에 하루 동안 달인 다음 꺼내어 주염열매물(皂角水)에 씻는다. 다시 개고기에 꽂아서 하루 동안 끓인다. 이것을 기왓가루로 깨끗하게 닦아 곧게 펴서 배추씨기름(菘子油)을 바른다. 늘 몸에 가까이 가지고 있는 것이 좋다[득효].

◇ 鍊鍼法

▷取久用馬啣鐵作鍼最妙《精要》

▷煮鍼 取烏頭巴豆肉各一兩 麻黃五錢 木鱉子肉十箇 烏梅五箇 右將鍼藥同入銀石器內 水煮一日 出洗之 再用止痛藥 沒藥 乳香 當歸 花蘂石各半兩 又如前水煮一日取出 以皂角水洗之 再於犬肉內煮一日 仍用瓦屑打磨淨端直 菘子油塗之 常近人氣爲妙《得效》

계절에 맞게 침놓는 법

○ 기(氣)가 봄에는 경맥(經脈)에 있고 여름에는 손락(孫絡)에 있으며 늦은 여름에는 살[肌肉]에 있고 가을에는 피부에 있으며 겨울에는 골수에 있다. 그러므로 사기(邪氣)는 늘 계절에 따라 기혈이 있는 곳에 침습한다. 그러므로 반드시 경기(經氣)에 맞게 그 사기를 치료하여야 혼란된 기가 생기지 않는다. 그렇지 않으면 혼란된 기가 생겨 서로 어울리게 된다[내경].

○ 병은 겉에 있는 것과 깊이 있는 것이 있으므로 침도 깊이 놓기도 하고 얕게 놓기도 하여 각각 그 정도에 알맞게 하며 지나치게 하지 말아야 한다. 만일 너무 깊이 놓으면 속이 상하고 너무 얕게 놓으면 겉이 막히는데 겉이 막히면 사기(邪氣)가 나오지 못한다. 침을 얕게 놓거나

◇ 四時鍼法

▷春氣在經脈 夏氣在孫絡 長夏氣在肌肉 秋氣在皮膚 冬氣在骨髓中 是故邪氣者 常隨四時之氣血而入客也 必從其經氣抗除其邪 則亂氣不生 反之則生亂氣相淫倂焉《內經》

▷病有浮 沈刺有淺深 各至其理無過其道 過之則內傷 不及則生外壅 壅則邪從之 淺深不得 反爲大賊 內動五藏 後生大病《內經》

▷春夏刺淺 秋冬刺深者 盖春夏

깊이 놓는 것을 알맞게 하지 못하면 도리어 해롭다. 그리하여 오장을 다치면 나중에 중병이 생긴다[내경].

○ 봄과 여름에는 침을 얕게 놓고 가을과 겨울에는 깊이 놓는다. 그것은 봄과 여름에는 대체로 양기(陽氣)가 겉에 있고 사람의 기도 겉에 있으므로 침을 얕게 놓아야 하고 가을과 겨울에는 양기가 깊이 들어가 있고 사람의 기도 깊이 있으므로 침을 깊이 놓아야 한다[난경].

陽氣在上 人氣亦在上 故當淺刺之 秋冬陽氣在下 人氣亦在下 故當深取之也《難經》

침놓는 깊이를 정하는 법

◇ 鍼刺淺深法

○ 족양명경에는 6푼 깊이로 놓고 10번 숨쉴 동안 꽂아두며, 족태양경에는 5푼 깊이로 놓고 7번 숨쉴 동안 꽂아두며, 족소양경에는 4푼 깊이로 놓고 5번 숨쉴 동안 꽂아둔다. 족태음경에는 3푼 깊이로 놓고 4번 숨쉴 동안 꽂아두며, 족소음경에는 2푼 깊이로 놓고 3번 숨쉴 동안 꽂아두며, 족궐음경에는 1푼 깊이로 놓고 2번 숨쉴 동안 꽂아둔다. 손의 음, 양경은 그의 기를 받는 길이 가까우므로 그 기가 빨리 온다. 그러므로 침을 놓는 것도 2푼 이상 깊이 놓지 말며 1번 숨쉴 동안 꽂아 둔다[영추].

▷足陽明 刺深六分 留十呼 足太陽 刺深五分 留七呼 足少陽 刺深四分 留五呼 足太陰 刺深三分 留四呼 足少陰 刺深二分 留三呼 足厥陰 刺深一分 留二呼 手之陰陽 其受氣之道近 其氣之來疾 其刺深者皆無過二分 其留皆無過一呼《靈樞》

○ 윗몸과 뼈에 가까운 곳은 침을 얕게 놓고 뜸도 적게 뜨는 것이 좋으며, 아랫몸과 살이 많은 곳은 침을 깊이 놓고 뜸을 많이 떠도 해롭지 않다[입문].

▷凡上體及當骨處 鍼入淺而灸宜少 凡下體及肉厚處 鍼可入深灸多無害《入門》

화침법

◇ 火鍼法

○ 뜸뜨는 것을 두려워하는 사람은 화침을 놓아야 한다. 침을 불 속에 넣어서 달구어 놓는 것을 화침(火鍼)이라고 한다[자생].

▷性畏艾灸者 當用火鍼 以鍼置火中令熱刺之 卽火鍼也《資生》

○ 뜸을 뜨지 말아야 할 여러 혈에는 침을 불에 달구어

▷凡諸穴忌灸之處 以鍼置火中

무자법(繆刺法)으로 놓으면 효과가 난다. 이것으로 불이 사람에게 좋다는 것을 알 수 있다[자생].

令熱 繆刺之卽效 乃知火不負人之說《資生》

○ 『내경』에 번침법(燔鍼法)이라고 하는 것이 즉 화침법이다[내경].

▷內經有燔鍼法 卽火鍼也《內經》

혈자리 잡는 법

◇ 點穴法

○ 혈자리를 잡을 때에는 몸가짐을 똑바로 하여야 한다. 팔다리를 구부리지 말아야 한다. 앉아서 혈자리를 잡을 때에는 몸을 숙이거나 젖히지 말며, 서서 혈을 잡을 때에는 몸을 한쪽으로 기울이지 않도록 해야 한다. 만일 혈자리를 바로잡지 못하면 살만 찌르거나 태워 아프기만 하고 아무런 효과도 보지 못한다[천금].

▷凡點穴時 須得身體平直 四肢無令拳縮 坐點無令俛仰 立點無令傾側 若孔穴不正 則徒燒肌肉 虛忍痛楚 無益於事《千金》

○ 대체로 혈을 앉아서 잡은 것은 앉아서 놓고, 서서 잡은 것은 서서 놓아야 하며, 누워서 잡은 것은 누워서 놓아야 한다. 앉거나 설 때에는 몸가짐을 똑바로 하여야 하며 혈을 잡은 뒤에 조금만 움직여도 혈의 위치가 달라질 수 있다[입문].

▷凡點穴 坐點則坐灸 立點則立灸 臥點則臥灸 坐立皆宜端直 若一動則不得眞穴《入門》

○ 옛날에는 노끈으로 치수를 쟀는데 노끈은 늘었다 줄었다 하여 정확하지 못하다. 그러므로 지금은 얇은 참대자로 치수를 재기 때문에 혈을 정확히 잡을 수 있다. 또한 밀 먹인 종이조각[蠟紙]으로 재기도 한다. 그런데 얇은 대자는 부러지기 쉽고 밀 먹인 종이는 손에 붙기 때문에 볏짚 속으로 하면 재기도 쉽고 더욱이 종이로 잴 때처럼 늘었다 줄었다 하는 일이 없으므로 좋다[자생].

▷古者用繩度量 繩多出縮 取穴不準 今以薄竹片 點量分寸 療病準的 亦有用蠟紙條量者 但薄篾易折 蠟紙亦粘手 惟取稻稈心量却易 尤勝於用紙之伸縮也《資生》

○ 사람은 늙은이와 젊은이가 있고, 키가 큰 사람과 작은 사람이 있으며, 살이 많은 사람과 여윈 사람이 있다. 그러므로 잘 생각하여 정확하게 재야 한다. 또한 살 위의 금과 뼈짬, 자개미, 마디, 우묵한 곳 등에 손으로 누르면

▷人有老少 體有長短 膚有肥瘦 皆須精思商量 準而折之 又以肌肉文理 節解 縫會 宛陷之中 及以手按之 病者快然 如此子細安

환자가 시원해 하는 곳들이 있으므로 이런 곳들을 자세하고도 세밀하게 살펴야 혈을 바로잡을 수 있다[천금].

詳用心者 乃得眞穴耳《千金》

○ 강소, 사천 지방에서는 뜸을 많이 뜨는데 아시혈을 쓴다. 즉 환자의 몸을 짚어 보아서 몹시 아픈 자리를 찾아 그곳이 혈이건 아니건 그 자리에 뜸을 뜨면 곧 낫는다. 이것이 즉 아시혈이라고 하는 것인데 침뜸이 다 효과가 있다. 『의학입문』에는 천응혈(天應穴)이라고 하였다[자생].

▷吳蜀多行灸法 有阿是穴之法 言人有病 卽令捏其上 若果當其處 不問孔穴 下手卽得便快 卽云阿是 灸刺皆驗 入門云 天應穴是也《資生》

치수 재는 법

◇ 量分寸法

○ 환자가 남자이면 왼손, 여자이면 오른손 가운뎃손가락 두번째 마디의 두 가로금 사이를 1치로 한다. 혈자리를 잡는 데와 뜸을 놓을 때 쓴다[국방].

▷取病人男左 女右中指第二節內 度兩橫紋相去爲一寸 應取穴及作炷分寸 並依此法《局方》

○ 남자는 왼손, 여자는 오른손 가운뎃손가락 두번째 마디의 안쪽 두 가로금 사이를 1치로 하는데 이것을 동신촌법(同身寸法)이라고 한다. 이것에 기초해서 혈을 잡아 치료하면 잘 낫기 때문에 지금은 이것을 기준으로 한다. 『동인』에는 가운뎃손가락 안쪽 금 사이를 1치로 잡는다고 하였는데 『내경』에 동신촌법이라고 한 것이 바로 이것이다[자생].

▷取男左女右手中指第二節內度兩橫文相去爲一寸 是謂同身寸 療病多愈 今以爲準 銅人曰取中指內文爲一寸 內經曰 同身寸是也《資生》

○ 『두한경』의 동신촌법에는 가운뎃손가락과 엄지손가락을 맞대어 가락지처럼 됐을 때 가운뎃손가락 안쪽에 나타나는 두 금 사이를 1치로 하였다.

▷竇漢卿同身寸法 以中指大指相屈如環 取內側交兩角爲一寸

○ 가운뎃손가락 안쪽 두 금 사이를 동신촌법으로 한 것은 대략적으로 쓰는 방법이다. 만일 머리와 가슴, 잔등과 배의 혈을 잡는 데는 동신촌법 밖에도 다른 방법이 있으므로 한 가지 방법만 고집하여서는 안된다[강목].

▷取中指內側爲同身寸者 大法也 若取頭部 膺腧部 背部 腹部同身寸外 又各有活法 不可執一也《綱目》

○ 손과 발도 동신촌법으로 잡는다[신응]. ▷手足部 並用同身寸取之《神應》

머리의 치수 ◇ 頭部寸

○ 앞이마의 머리털이 돋은 데로부터 뒷머리털이 돋은 끝까지 12등분하여 1자 2치로 한다. ▷前髮際至後髮際 折作十二節爲一尺二寸

○ 앞이마의 털 난 경계가 명확하지 않을 때에는 양쪽 눈썹의 가운뎃점으로부터 위로 3치 올라가서 그곳을 경계로 보고, 뒷머리털이 돋은 경계가 명확하지 않을 때에는 대추혈로부터 위로 3치 올라가서 그곳을 경계로 본다. 앞뒤의 경계가 다 똑똑하지 않을 때에는 양쪽 눈썹의 가운뎃점으로부터 대추혈까지를 1자 8치로 계산한다[신응]. ▷前髮際不明者 取眉心上行三寸 後髮際不明者 取大椎上行三寸 前後髮際不明者 共折作一尺八寸《神應》

○ 머리의 가로치수는 눈구석에서 눈초리까지를 1치로 하여 다 이 방법을 쓴다. ▷頭部橫寸 以眼內潮角至外潮角爲一寸 並用此法

○ 신정혈에서 곡차혈, 곡차혈에서 본신혈, 본신혈에서 두유혈까지 각각 1치 5푼이므로 신정에서 두유까지 모두 4치 5푼이다[신응]. ▷神庭至曲差 曲差至本神 本神至頭維 各一寸半 自神庭至頭維 共四寸半《神應》

가슴경혈의 치수 ◇ 膺腧部寸

○ 두 젖꼭지 사이를 8치로 하여 모두 이것을 기준으로 한다. 천돌혈에서 전중혈까지의 사이가 6치 8푼이고, 아래로 1치 6푼 내려가면 중정혈이며, 천돌혈로부터 중정혈까지는 모두 8치 4푼이다[신응]. ▷兩乳橫折作八寸 並用此法取之 自天突至膻中 直折作六寸八分 下行一寸六分爲中庭 上取天突下至中庭 共折作八寸四分《神應》

등의 치수 ◇ 背部寸

○ 대추혈에서 엉덩이뼈[尾骶骨]까지는 모두 21개의 등 ▷大椎穴下至尾骶骨 共二十一

뼈로 되어 있는데 3자로 계산한다.

椎 通折作三尺

○ 윗 7개의 등뼈는 매개 등뼈마다 1치 4푼 1리로 계산하여 모두 9치 8푼 7리이다.

▷上七椎 每椎一寸四分一釐 共九寸八分七釐

○ 가운데 7개의 등뼈는 각 등뼈마다 1치 6푼 1리이므로 몸 앞의 배꼽과 수평되는 14개의 등뼈까지가 모두 2자 1치 1푼 4리이다.

▷中七椎每椎一寸六分一釐 十四椎前與臍平 共二尺一寸一分四釐

○ 아래 7개의 등뼈는 매개 등뼈마다 1치 2푼 6리이다.

▷下七椎 每一寸二分六釐

○ 등의 두번째 줄은 등뼈에서 옆으로 각각 1치 5푼 나가 있으므로 등뼈너비 1치를 합하여 모두 4치로 보고 양쪽으로 가른다.

▷背第二行 挾脊各一寸半 除脊一寸 共折作四寸 分兩傍

○ 등의 세번째 줄은 등뼈에서 옆으로 각각 3치 나가 있으므로 등뼈 너비 1치를 합하여 모두 7치로 보고 양쪽으로 가른다[신응].

▷背第三行 挾脊各三寸 除脊一寸 共折作七寸 分兩傍《神應》

배의 치수

◇ 腹部寸

○ 배의 가운데 선에 있는 명치 끝으로부터 배꼽까지 8치로 계산한다. 만일 명치 끝이 잘 나타나지 않는 사람은 양쪽 갈비뼈가 마주 붙은 가운데로부터 배꼽중심까지를 모두 9치로 계산한다.

▷自中行心蔽骨下至臍 共折作八寸 人若無心蔽骨者 取岐骨下至臍心 共折作九寸

○ 배꼽중심에서 음모의 윗기슭에 있는 치골결합[橫骨毛際]까지 5치로 계산한다.

▷臍中至毛際橫骨 折作五寸取之

○ 가슴과 배의 너비는 양쪽 젖꼭지 사이를 8치로 한 것을 기준으로 하여 쓴다[신응].

▷膺部腹部橫寸 並用乳間八寸法取之《神應》

몸의 치수

◇ 人身尺寸

○ 사람의 키를 7자 5치로 본다. 머리털이 돋은 경계에서 아래턱까지 1자이다.

▷人有長七尺五寸者 髮以下至滯一尺

○ 후두결절[結喉]에서 명치끝까지는 1자 3치이다. ▷結喉至髑骬(鳩尾骨也) 一尺三寸

○ 명치끝에서 천추혈까지 8치이다. ▷髑骬至天樞八寸

○ 천추혈에서 음모의 윗기슭에 있는 치골[橫骨]까지는 6치 5푼이다. ▷天樞(穴名) 至橫骨六寸半

○ 치골에서 보골(輔骨) 안쪽 윗기슭까지 1자 8치이다. ▷橫骨至內輔上廉一尺八寸

○ 보골 안쪽 윗기슭부터 아랫기슭까지 3치 5푼이다. ▷內輔上廉至下廉三寸半

○ 보골 안쪽 아랫기슭에서 안쪽 복사뼈까지 1자 3치이다. ▷內輔下廉至內踝一尺三寸

○ 안쪽 복사뼈에서 발바닥까지 3치이다. ▷內踝至地三寸

○ 또한 오금에서 발등까지 1자 6치이다. ▷又膝膕地跗屬一尺六寸

○ 발등에서 발바닥까지 3치이다. ▷跗屬至地三寸

○ 어깨에서 팔굽까지 1자 7치이다. ▷又肩至肘一尺七寸

○ 팔굽에서 손목까지 1자 2치 5푼이다. ▷跗至腕一尺二寸半

○ 손목에서 가운뎃손가락 첫마디까지 4치이다. ▷腕至中指本節四寸

○ 손가락 첫마디에서 손가락 끝까지 4치 5푼이다[영추]. ▷本節至末四寸半《靈樞》

일부법

◇ 一夫法

○ 일부법이란 손을 엎어놓고 네 손가락을 쭉 펴서 마주 붙인 다음 위아래 마디를 가로로 1번 잰 것을 말한다[자생]. ▷凡量一夫之法 覆手併舒四指 對度四指上下節橫過 爲一夫也《資生》

뜸쑥 만드는 법

◇ 製艾法

○ 약쑥잎(艾葉)은 여러 가지 병을 치료하기 위하여 뜸뜨는 데 쓴다. 음력 3월 3일이나 5월 5일에 잎을 뜯어서 햇볕에 말리어 쓴다. 길섶에서 무성하게 자란 것과 여러 해 묵은 것이 좋다[입문]. ▷艾葉主灸百病 三月三日五月五日採葉暴乾 以覆道者爲佳 經陳久方可用《入門》

○ 단오날 해가 뜨기 전에 쑥(艾) 가운데서 좋은 것을 골라 뜯은 것으로 뜸을 뜨면 효과가 크다. 또한 음력 3월 3일에 뜯은 약쑥(艾)을 쓰면 더 좋다[유취].

▷端午日日未出時 於艾中 以意求其似人者輒採之 以灸殊有效 又云三月三日艾 用灸極妙《類聚》

○ 오래 두어서 누렇게 된 약쑥잎(陳久黃艾葉) 적당한 양을 절구에 넣고 나무공이로 약간씩 잘 찧어 가는 체로 쳐서 푸른 찌꺼기(靑滓)를 버리고, 다시 찧고 또 쳐서 부드러우면서도 누렇게 될 때까지 찧어 쓴다[국방].

▷取陳久黃艾葉 不以多少 入臼內 用木杵輕擣令熟 以細篩隔去靑滓 再擣再篩 直至柔細黃熟爲度用之《局方》

○ 또한 약쑥잎(艾葉)을 잘 찧어 푸른 찌꺼기를 버리고 흰 것만 모아 유황을 넣고 비벼 쓰면 더욱 좋다[입문].

▷艾熟擣 去靑取白 入硫黃涑之用尤妙《入門》

뜸봉 만드는 법

◇ 作艾炷法

○ 뜸봉의 밑바닥 너비는 3푼, 길이도 3푼으로 한다. 만일 이보다 작으면 혈을 덮어씌우지 못해 경맥에 자극을 주지 못하므로 불기운이 통하지 못한다. 그러면 병을 낫게 할 수 없다. 뼈대가 강하고 혈기가 왕성한 사람에게는 뜸봉을 약간 더 크게 할 수 있으며, 어린이에게는 밀알(小麥)만하게 하거나 혹은 참새똥(雀糞)만하게 할 수 있다[국방].

▷艾炷 根下廣三分 長亦三分 若減此 則不覆孔穴不中經脈 火氣不行 亦不能除病 强壯人亦可稍增令大 小兒則可如小麥大 或如雀糞大《局方》

○ 뜸봉은 작은 참대젓가락 대가리에 대고 만든다. 병이 생긴 경맥의 굵기가 굵은 실과 같으므로 거기에 맞게 만들어 뜨면 된다. 그러므로 뜸봉이 작아도 병이 나을 수 있다. 그러나 뱃속의 산가(疝瘕), 현벽(痃癖), 기괴(氣塊), 복량(伏梁) 등의 병에는 반드시 뜸봉이 커야 한다[입문].

▷艾炷依小竹筯頭作之 其病脈?細 狀如巨線 但令當脈灸之 艾炷雖小亦能愈疾 如腹內疝瘕痃癖 氣塊 伏梁等疾 惟須大艾炷也《入門》

불붙이는 법

◇ 取火法

○ 예로부터 뜸을 뜨는 데는 8가지 나무(소나무, 측백나무, 참대나무, 느릅나무, 뽕나무, 대추나무, 탱자나무, 귤

▷古來用火灸病 忌八般木火(松木 栢木 竹木 楡木 桑木 棗木

나무)로는 불을 붙이지 말라고 하였다. 지금은 나무불을 쓰지 않으며 참기름으로 등불을 만들어 그 등불로 쑥대에 불을 붙여 뜸봉에 불을 붙인다. 그러면 뜸자리를 눅여 주며 뜸자리가 나을 때까지 아프지 않다. 밀로 만든 초[蠟燭]가 더 좋다.

枳木 橘木)今則不用木火 只以清油點燈 燈上燒艾莖點灸 兼滋潤灸瘡 至愈已來 且無疼痛 用蠟燭更佳

○ 또한 돋보기로 햇빛을 쪼이면서 쑥(艾)에 불을 붙여 뜸을 떠도 좋다. 그 다음 화조(火照)에 햇빛을 쪼이면서 쑥(艾)에 불을 붙이기도 한다. 화조는 즉 화경(火鏡)이다. [국방].

▷又火珠耀日 以艾承之 遂得火出 此火灸病爲良 次有火照耀日 以艾引之 便得火出 此火亦可 火照卽火鏡也《局方》

○ 돌을 마주쳐서 불을 붙여도 좋은데 지금 사람들은 부시를 쓴다. 잿물먹인 종이로 부시깃을 만들어 불을 붙여 쓸 수 있다[자생].

▷凡取火者 宜敲石取火 今人以鐵鈍刀擊石 先以紙灰爲火丸 在下承之 亦得火可用《資生》

뜸뜨는 시간

◇ 下火灸時法

○ 뜸은 한낮이 지나서 떠야 한다. 이 때는 음기(陰氣)가 오기 전이므로 뜸이 붙지 않는 법이 없다. 오전과 이른 아침에는 곡기(穀氣)가 허하여 어지럼증을 일으킬 수 있으므로 침과 뜸을 삼가하는 것이 좋다. 이것은 일반적인 방법이고, 급할 때에는 예외로 할 수 있다. 만일 날이 흐리고 비가 오거나 바람이 불고 눈이 올 때에는 잠깐 중지하였다가 날이 개인 다음에 떠야 한다. 뜸을 뜰 때에 배가 몹시 부르거나 고픈 것, 술을 마시거나 날것과 찬것, 굳은 음식(硬物)을 먹는 것은 좋지 않다. 또한 생각과 근심을 지나치게 하거나 성을 내서 욕을 하거나 상이 나서 슬퍼하거나 한숨 쉬는 것 등은 다 좋지 못하므로 삼가하는 것이 매우 좋다[천금].

▷凡下火灸時 皆以日正午以後 乃可下火 灸之之時 謂陰氣未至 灸無不着 午前平旦 穀氣虛 令人癲眩 不得鍼灸 愼之愼之 其大法如此 卒急者不可用此例也 若遇陰雨風雪 暫時且停 候待清明乃可灸之 灸時不得傷飽 大飢 飮酒 食生冷硬物 及思慮 愁憂 嗔怒 呼罵 喪葬 嘆息 一切不祥 忌之大吉《千金》

뜸뜨는 법

◇ 灸法

○ 병을 치료할 때, 일반적으로 겨울에는 덥게 하는 것이 좋기 때문에 뜸을 뜬다[중경].

治病大法 冬宜溫及灸《仲景》

○ 모든 병에 약과 침으로 낫지 않는 것은 반드시 뜸을 떠야 한다[입문].

▷凡病藥之不及 鍼之不到 必須灸之《入門》

○ 『영추』에 "처져 내려가는(陷下) 데는 뜸을 뜨라"고 하였는데 『동원』은 "처져 내려간다는 것은 피모(皮毛)가 풍한을 이겨내지 못하여 양기가 처져 내려간다는 것을 의미한다"고 말하였다.

▷靈樞曰 陷下則灸之 東垣云 陷下者 皮毛不任風寒 知陽氣下陷也

○ 또 처져 내려가면 뜸만 뜨라고 하였는데, 뜸만 뜬다는 것은 침을 놓지 않고 뜸만 뜬다는 것을 말한다[강목].

▷又曰 陷下則徒灸之 徒灸謂不鍼只灸也《綱目》

○ 『내경』에 "처져 내려가면 뜸을 뜨라"고 한 것은 하늘과 땅 사이에는 오직 음과 양의 두 기만 있는데, 양은 겉에 있고 위에 있으며, 음은 속에 있고 아래에 있다. 이제 밑한 아래로 처져 내려간다는 것은 양기가 아래로 처져 내려가 음혈(陰血) 속으로 들어가면, 음이 오히려 위로 올라가서 양기를 덮어 맥과 증상이 다 찬기운이 겉에 있는 것처럼 나타나는데 이것을 말한 것이다. 이때에는 뜸을 떠야 한다. 『내경』에 "북쪽지방의 사람들은 뜸을 뜨는 것이 좋나"고 하였는데 그것은 겨울에 몹시 추운 곳이므로 양기가 속에 잠복되어 있기 때문이어서 다 뜸을 뜨는 것이 좋다[동원].

▷經云 陷下則灸之者 天地間無他 惟陰與陽二氣而已 陽在外在上 陰在內在下 今言陷下者 陽氣下陷入陰血之中 是陰反居其上而覆其陽 脈證俱見寒 在外者則灸之 內經云 北方之人宜灸焫 爲冬寒大旺 伏陽在內 皆宜灸之《東垣》

○ 허약한 사람에게는 뜸을 떠서 화기(火氣)가 원양(元陽)을 도와주게 하며, 실(實)한 사람에게는 뜸을 떠서 실한 사기(邪氣)가 화기를 따라 퍼져 나가게 해야 한다. 한증(寒證)에는 뜸을 떠서 그 기를 다시 덥게 해야 하며, 열증(熱證)에는 뜸을 떠서 몰린 열기를 밖으로 퍼져 나가게 해야 한다. 이것은 불은 마른 [燥]데로 간다는 것이다.

▷虛者灸之 使火氣以助元陽也 實者灸之 使實邪隨火氣而發散也 寒者灸之 使其氣之復溫也 熱者灸之 引鬱熱之氣外發 火就燥之義也《入門》

[입문].

○ 머리와 얼굴은 모든 양(陽)이 모이는 곳이며, 가슴은 소음군화와 소양상화가 있는 곳이므로 많이 뜨는 것은 좋지 않고, 등과 배에는 비록 많이 뜬다고 하나 음(陰)이 허(虛)하고 화(火)가 있는 사람은 좋지 못하며, 다만 팔다리의 혈에는 많이 떠도 좋다[입문].

▷頭面諸陽之會 胸膈二火之地 不宜多灸 背腹雖云多灸 陰虛有火者不宜 惟四肢穴最妙《入門》

○ 뜸을 뜰 때에 먼저 양(陽)의 부분을 뜨고 다음에 음(陰)의 부분을 뜬다고 한 것은, 처음에 머리 왼쪽에서부터 점차 아래로 내려 뜨고 다음에는 머리 오른쪽에서부터 점차 내려 뜬다는 것이다. 이것은 위를 먼저 뜨고, 다음에 아래로 내려가면서 뜬다는 것이다[천금].

▷凡灸當先陽後陰 言從頭向左而漸下 次後從頭向右而漸下 乃先上後下也《千金》

○ 먼저 위를 뜨고 다음에 아래를 뜨며, 먼저 적게 뜨고 다음에 많이 뜬다[명당].

▷先灸於上 後灸於下 先灸於少後灸於多《明堂》

○ 뜸을 뜰 때에는 먼저 양의 부분을 뜨고 다음에 음의 부분을 뜨며, 먼저 위를 뜨고 다음에 아래를 뜨며 먼저 적게 뜨고 다음에 많이 뜬다[입문].

▷灸則先陽後陰 先上後下 先少後多《入門》

뜸의 장수를 결정하는 법

◇ 壯數多少法

○ 뜸봉 한 개의 힘이 어른 한 사람의 힘과 같다고 하여 장(壯)이라고 하였다.

▷着艾一炷 如人丁壯之力 故謂之壯

○ 대체로 머리에는 7장에서 49장까지 뜬다.

▷凡頭頂止於七壯 至七七壯而止

○ 구미혈과 거궐혈은 가슴과 배에 있는 혈이기는 하나 뜸은 28장을 넘지 말아야 한다. 만일 많이 뜨면 심력(心力)이 약해지게 된다. 만일 머리의 혈에 많이 뜨면 정신을 잃고 팔다리의 혈에 많이 뜨면 혈맥이 마르고 팔다리가 가늘어지며 힘이 없어진다. 정신을 잃었던 데다가 몸까지 여위면 오래 살지 못한다[자생].

▷鳩尾巨闕雖是胸腹穴 灸不過四七壯 若灸多 令人永無心力 如頭上穴 若灸多 令人失精神 臂脚穴若灸多 令人血脈枯渴四肢細而無力 旣失精神 又加細瘦 卽令人短壽《資生》

○ 팔다리의 혈에 뜸을 뜨면 다만 풍사(風邪)를 없앨 뿐

▷四肢但去風邪 不宜多灸 七壯

이므로 많이 뜨는 것은 좋지 못하다. 7장~49장까지 뜨는데 자기 나이수보다 장수(壯數)가 넘으면 안 된다.[자생]

至七七壯止 不得過隨年數《資生》

○ 어린이가 난 지 7일부터 돌까지는 7장 이상 뜨지 말며, 뜸봉의 크기는 참새똥만하게 해야 한다.[자생]

▷凡小兒七日以上 周年以下 不過七壯 炷如雀屎《資生》

뜸자리를 헐게 하는 법

◇ 發灸瘡法

○ 뜸을 떠서 병을 치료하는데 장수(壯數)를 넉넉히 떴다고 하여도 뜸자리가 헐어서[瘡] 고름[膿]이 나지 않으면 병이 낫지 않는다. 만일 뜸자리가 헐지 않으면 오래된 신발 밑창을 뜨겁게 하여 뜸자리를 문댄다. 그러면 3일 후에 뜸자리가 헐면서 고름이 나오고 병이 저절로 낫는다.[국방]

▷凡着灸療病 雖然數足 若不得瘡發膿出 其疾不愈 如灸瘡不發 取故履底灸令熱熨之 三日卽發膿出自然愈疾《局方》

○ 또는 껍질이 붉은 파(赤皮蔥) 3~5대에서 푸른 부분을 버리고 잿불에 묻어 구워 익힌 다음 짓찧어 뜸자리를 10여 번 문지르면 3일 후에 저절로 헐면서 고름이 나오고 병이 곧 낫는다.[국방]

▷又取赤皮蔥三五莖 去其青 於煻灰火中煨熟拍破 熱熨灸瘡十餘遍 三日自發膿出卽愈《局方》

○ 뜸을 뜬 다음에 뜸자리가 헐면 그 병은 곧 낫고, 헐지 않으면 그 병은 낫지 않는다. 뜸 뜬 다음에 2~3일 지나도 뜸자리가 헐지 않을 때에는 뜸자리 위에 다시 2~3장 뜨면 곧 헌다.[자생]

▷凡着艾灸得瘡發 所患卽差 不得瘡發 其疾不愈 灸後過數 三日不發 可於瘡上 再灸兩三壯卽發《資生》

뜸자리가 헌 것을 치료하는 법

◇ 療灸瘡法

○ 뜸을 떠서 병을 치료할 때에는 불이 꺼진 다음에 곧 껍질이 붉은 파와 박하를 달인 물로 뜸자리를 따뜻하게 씻으면 뜸자리 속으로부터 풍사가 몰려 나오고 경맥이 잘 통하게 된다. 뜸자리의 헌데 딱지가 떨어진 다음에 동남쪽으로 뻗은 복숭아나무 가지와 푸르고 연한 버드나무

▷凡着灸治病 纔住火 便用赤皮蔥薄荷煎湯 溫溫淋洗灸瘡 令驅逐風氣於瘡口內出 兼令經脈往來不滯於瘡下 若灸瘡退痂後 取東南桃枝及青嫩柳枝等分 煎湯

가지 각각 같은 양을 달인 물로 씻어주면 뜸자리 속에 있던 모든 풍사를 없앨 수 있다. 만일 뜸자리가 거멓게 되면서 허는 데는 위의 약에 고수[胡荽]를 더 넣고 달인 물로 씻으면 새살이 살아나온다. 몹시 아픈 데는 위의 약에 황련(黃連)을 더 넣고 달인 물로 씻으면 곧 낫는다[국방].

溫洗灸瘡 能護灸瘡中諸風 若瘡內黑爛潰者 加胡荽煎洗 自能生好肉 若疼痛可忍 加黃連煎洗 立有神效《局方》

○ 뜸자리가 헐었으면 봄에는 버들개지, 여름에는 대청[竹膜], 가을에는 새솜[新綿], 겨울에는 토끼 배의 희고 가는 털을 쓴다. 고양이 배의 털을 붙이는 것이 더 좋다[자생].

▷凡貼灸瘡 春用柳絮 夏用竹膜 秋用新綿 冬用兎腹下白細毛 猫兒腹下毛更佳《資生》

○ 뜸자리가 헌 것이 낫지 않는 데는 쇠똥(牛屎) 태운 재를 덥게 하여 붙인다.

▷灸瘡不差 牛屎燒熱灰付之

○ 백모향(白茅香)의 꽃을 찧어서 붙인다.

▷白茅香花 搗付之

○ 가래나무(楸葉) 잎이나 뿌리껍질을 찧어서 가루내어 붙인다[본초].

▷楸葉或根皮 搗爲末付之《本草》

○ 뜸자리가 헌 것이 오랫동안 아물지 않는 데는 황련, 감초마디(甘草節), 구릿대(白芷), 황단(黃丹), 참기름(香油)을 같이 달여 만든 고약을 붙인다[단심].

▷灸瘡久不合 黃連 甘草節 白芷 黃丹 香油 同煎膏貼之《丹心》

○ 뜸자리가 부으면서 아픈 데는 염교흰밑동(薤白)을 썰어서 돼지기름과 식초에 하룻밤 담갔다가 약한 불에 달여서 찌꺼기를 버리고 바른다.

▷灸瘡腫痛 取薤白切 與猪脂及苦酒浸經宿 微火煎 去滓付之

○ 복룡간 달인 물을 덥게 하여 씻고 담근다[본초].

▷伏龍肝 煮水令熱 淋漬之《本草》

○ 뜸자리가 헐면서 피가 계속 나오는 데는 쪽물 들인 푸른 천 태운 재를 붙인다.

▷灸瘡出血不止 藍青布燒灰付之

○ 예장초를 짓찧어 붙인다.

▷鱧腸草搗付之

○ 백초상과 진주조개껍질을 가루 내어 뿌려 준다[본초].

▷百草霜蚌粉爲末 乾糝《本草》

○ 뜸자리가 헐어서 오랫동안 낫지 않는 데는 내탁황기원과 지통생기산을 쓰는 것이 좋다[제방].

▷灸瘡久不差 宜用內托黃芪元 止痛生肌散《諸方》

내탁황기원

◇ 內托黃芪元

○ 침과 뜸에 경락이 상하여 고름이 계속 나오면서 오랫동안 낫지 않는 것을 치료한다. 황기 320g, 당귀 120g, 육계 · 목향 · 유향 · 침향 · 각각 40g을 가루내어 녹두가루 120g과 함께 생강즙으로 쑨 풀에 반죽한 다음 벽오동씨만하게 알약을 만든다. 매번 50~70알씩 끓인 물로 먹는다.[득효]

▷治鍼灸傷經絡 流膿不止 久不差 黃芪八兩 當歸三兩 肉桂 木香 乳香 沈香各一兩 右爲末以菉豆粉四兩 薑汁煮糊和丸 梧子大 熟水下五七十丸《得效》

지통생기산

◇ 止痛生肌散

○ 적응증은 위와 같다.

모려 20g, 한수석(달군 것) · 활석 각각 8g을 가루낸다. 먼저 약물로 씻고 뿌려 준다.[자생]

▷治同上 牡蠣粉五錢 寒水石煅 滑石各二錢 右爲末 先以藥水洗後糝之《資生》

몸조리하는 법

◇ 調養法

○ 뜸뜨기 전에 열을 내는 음식을 먹지 말고 신(腎)을 자양하는 약을 먹어야 한다. 또한 뜸자리를 잡는 데는 그 요혈(要穴)을 잡아야 하고 너무 많이 떠서는 안 된다. 많이 뜨면 기혈이 감당하지 못할 수도 있다. 기해혈에 뜸을 뜨거나 배꼽뜸[煉臍]을 뜰 때에는 누워서 뜨지 않는다. 평소에 화사(火邪)가 성한 사람에게는 기해혈에만 뜸을 떠야 하나 족삼리혈을 같이 떠서 화사(火邪)를 없애도 된다. 뜸뜬 다음에 뜸자리가 헐지 않을 때에는 성질이 더운 약을 먹는 것은 좋지 않다. 이미 뜸자리가 헌 다음에는 성질이 찬 약을 먹는 것은 좋지 않다. 반드시 비위(脾胃)를 보하여 뜸자리가 저절로 헐게 하여야 하며, 외용약(外用藥)을 쓸 필요는 없다. 뜸자리가 헐 때에는 오한과 신열이 나도 함부로 약을 먹지 말아야 하며, 딱지가 떨어진 다음에는 대청[竹膜]이나 종이를 3~5일간 붙여둔다. 그

▷凡灸預却熱物 服滋腎藥 及灸選其要穴 不可太過 恐氣血難當 灸氣海及煉臍 不可臥灸 素火盛者 雖單灸氣海 亦必灸三里瀉火 灸後未發 不宜熱藥 已發不宜凉藥 常須調護脾胃 竢其自發 不必外用藥物 發時或作寒熱 亦不可妄服藥餌 落痂後用竹膜紙貼 三五日 次以麻油水粉煎膏貼之 膿多者一日一易 膿少者兩日一易 使膿出多而疾除也 務宜撙節飮食 戒生冷 油膩 魚鰕 笋蕨量食牛肉 小鷄 長肉時方可量用猪 屠老鴨之類 謹避四氣 七情 六

다음에는 참기름에 물분(水粉)을 달여서 고약을 만들어 붙이는데 고름이 많이 나오면 하루에 한 번씩 바꾸어 붙이고, 고름이 적게 나오면 2일에 한 번씩 바꾸어 붙인다. 고름이 다 나오면 병이 낫는다. 될수록 음식을 조절해야 하며 ,생것과 찬것, 기름진 것과 물고기, 새우(鰕), 참대순(笋), 고사리(蕨)등을 먹지 말아야 한다. 쇠고기와 닭고기는 조금씩 먹을 수 있고 새살이 살아나올 때에는 돼지똥집[猪肚]과 오리고기 등을 적당히 먹을 수 있다. 4기(四氣), 7정(七情), 6욕(六慾)은 될수록 피하여야 한다[입문].

慾《入門》

○ 뜸뜬 다음에는 돼지고기, 물고기, 술, 국수 등 풍(風)을 일으키는 것, 날것과 찬 음식 등을 먹지 말아야 한다. 그 중에서도 닭고기는 제일 나쁘고 성생활은 더욱 나쁘다.

▷灸後忌食猪 魚 酒 麵 動風 生冷等物 鷄肉最毒 而房勞尤甚也

○ 또한 찬물을 마시거나 찬물에 손발을 씻지 말아야 한다.[자생]

▷亦忌飮水 及將水 濯手足《資生》

침과 뜸을 같이하지 말아야 한다는데 대하여

◇ 鍼灸不可並施

○ 『내경』에는 "침을 놓으면 뜸을 뜨지 말아야 하고, 뜸을 뜨면 침을 놓지 말아야 한다. 서투른 의사는 침을 놓고는 또 뜸을 뜨며 뜸을 뜨고는 또 침을 놓는다"고 하였다. 지금 의사들은 『내경』의 글을 잘못 이해하고 침을 놓고는 뜸을 뜨며 뜸을 뜨고는 또 침을 놓는 일이 있다. 이것은 의학책에 어떤 혈은 어느 곳에 있는데 침을 몇 푼 놓으며 뜸은 몇 장 뜬다고 한 것을 잘 알지 못한 것이다. 이 말은 만일 침을 놓으려면 몇 푼 놓아야 하고 뜸을 뜨려면 몇 장 떠야 하며 그 혈에 뜸을 떴으면 다시 침을 놓지 말고 침을 놓았으면 다시 뜸을 뜨지 말라는 것이다. 그런데 지금 의사들은 대체로 뜸을 뜨는데, 반드시 먼저 뜸 3장을 뜨고 이어 침을 놓은 다음 또 뜸을 몇 장

▷內經言 鍼而不灸 灸而不鍼 庸醫鍼而復灸 灸而復鍼 後之醫者 不明軒岐之道 鍼而復灸 灸而復鍼者有之 殊不知書中所言 某穴在某處 或鍼幾分 或灸幾壯 此言若用鍼當用幾分 若用灸當用幾壯 謂其穴灸者不可復鍼 鍼者不可復灸矣 今之醫者 凡灸必先灸三壯乃用鍼 復灸數壯 謂之透火艾之說 是不識書中軒岐之旨也《神應》

뜨면서 이렇게 하여야 약쑥기운이 들어간다고 하는데 이것은 『내경』의 본뜻을 알지 못하는 것이다[신응].

○ 옛날 굉강(宏綱)선생은 "배의 혈에는 침을 놓고, 또 뜸을 몇 장 떠서 그 혈을 고정시키고 딴 곳에는 이렇게 하지 말라"고 하였는데 이것은 의사들이 그때그때 쓰는 방법을 말한 것이다[신응].

▷昔宏綱先生嘗言 惟腹上用鍼 隨灸數壯 以固其穴 他處忌之 云此亦醫家權變之說也《神應》

○ 『침경』(곧 『영추경』이다)에 "침은 몇 푼 놓고 뜸은 몇 장 뜬다고 하였는데 침을 놓고 이어 뜸을 뜨는 것이 어떤가" 하고 물으니 대답하기를 "침을 놓을 때에는 침만 놓고 뜸을 뜰 때에는 뜸만 떠야 한다. 그러므로 침을 놓은 다음에는 뜸을 뜨지 말고, 뜸을 뜬 다음에는 침을 놓지 말아야 한다"고 하였다[강목].

▷問鍼經云(卽靈樞經也) 鍼幾分 灸幾壯 鍼訖而後灸何也 曰 鍼則鍼 灸則灸 若鍼而不灸 若灸而不鍼《綱目》

○ 뜸을 뜬 다음에는 침을 놓지 말아야 하고, 침을 놓은 다음에는 뜸을 뜨지 말아야 한다. 『침경』에는 이와 같이 똑똑하게 씌어 있는데 서투른 의사들이 침과 뜸을 같이 놓아 공연히 환자의 살만 지진다[입문].

▷灸而勿鍼 鍼而勿灸 鍼經爲此常丁寧 庸醫鍼灸一齊用 徒施患者炮烙刑《入門》

침과 뜸에 견디지 못하는 것

◇ 不耐鍼灸

○ 황제가 "침을 놓거나 뜸을 뜰 때에 얼마나 아픈가"고 하니 소유(少兪)는 "뼈가 강하고 힘줄이 약하며, 살이 부드럽고 피부가 두터운 사람은 아픈 것을 잘 견딘다"고 하였다. 황제는 "뜸뜰 때에 견디어 낼 수 있겠는가를 어떻게 알 수 있는가"고 하니 소유는 "살빛이 검고 뼈가 단단하면 뜸을 뜨는데 잘 견딘다."고 하였다. 황제가 "침놓을 때에 아파서 견디지 못하는 것을 어떻게 알 수 있는가"고 하니 소유는 "살이 굳고 피부가 얇으면 침놓을 때에 아픈 것을 견디지 못한다"고 하였다[영추].

▷帝問曰 鍼石火焫之痛 何如 少兪曰 人之骨强筋弱肉 緩皮膚厚者耐痛 帝曰 其耐火焫者何以知之 少兪曰 加以黑色而美骨者 耐火焫 帝曰 其不耐鍼石之痛者 何以知之 少兪曰 堅肉薄皮者不耐鍼石之痛也《靈樞》

침은 계절과 날씨에 맞추어야 한다는 데 대하여

◇ 用鍼須合天時

○ 날씨가 따뜻하고 맑으면 혈이 많아지고 위기(衛氣)가 떠오르므로 혈(血)이 쉽게 나오고 기는 용이하게 돈다. 날씨가 차고 흐리면 혈(血)이 엉기고 몰리며 위기는 가라앉는다. 초생달이 뜰 때는 혈기(血氣)가 맑아지기 시작하고 위기가 돌기 시작하며, 달이 다 둥글어지면 혈기가 튼튼해지고 근육이 굳어지며, 달이 다 줄어들면 살이 줄어들고 경락(經絡)이 허하여지며 위기는 없어지고 형체만 남는다. 그러므로 계절과 날씨에 맞추어 혈기를 조화시켜야 한다. 즉 날씨가 차면 침을 놓지 말고, 날씨가 따뜻하면 의심하지 말고 침을 놓으며, 달이 둥글어지기 시작할 때에는 사(瀉)하지 말고, 달이 다 둥글어졌을 때에는 보(補)하지 말며, 달이 다 줄어들었을 때에는 치료하지 말아야 한다. 이렇게 하는 것이 때에 맞게 하는 것이다. 달이 둥글어지기 시작할 때에 사하면 장(臟)이 허하여진다고 하고, 달이 둥글어졌을 때에 보하면 혈기(血氣)가 넘쳐서 경락으로 가서 혈(血)이 머물러 있는데, 이것을 중실(重實)이라고 한다. 달이 다 줄어진 다음에 치료하면 경락이 혼란되고 음양이 뒤섞이며 진기와 사기가 갈라지지 못하고 가라앉아 머물러 있으므로 겉은 허해지고 속은 혼란되어 음사(淫邪)가 생긴다[내경].

▷天溫日明 則人血淖液而衛氣浮 故血易瀉氣易行 天寒日陰 則人血凝泣而衛氣沈 月始生 則血氣始精衛氣始行 月廓滿 則血氣實肌肉堅 月廓空 則肌肉減經絡虛衛氣去形獨居 是以因天時而調血氣也 是以天寒無刺 天溫無凝 月生無瀉 月滿無補 月廓空無治 是謂得時而調之 故日月生而瀉是謂藏虛 月滿而補 血氣揚溢 絡有留血 命曰重實 月廓空而治是謂亂經 陰陽相錯 眞邪不別 沈以留止 外虛內亂 淫邪乃起《內經》

침의 보사법

◇ 鍼補瀉法

○ 먼저 몸이 살쪘는가 여위었는가를 보고 기(氣)의 허실을 조절해야 한다. 실(實)한 것은 사(瀉)하고 허(虛)한 것은 보(補)하여야 한다. 반드시 먼저 혈맥(血脈)을 통하게

▷必先度其形之肥瘦 以調其氣之虛實 實則瀉之 虛則補之 必先去血脉而後調之 無問其病 以

한 다음에 조절하여야 하며, 어떤 병이든지 나을 때까지 치료하여야 한다[내경].

平爲期《內經》

○ 허한 것을 보한다는 것은 먼저 슬슬 쓸어주고 꾹 눌렀다 놓기도 하며, 밀면서 누르기도 하고 퉁겨서 불어나게도 하고 손톱으로 혈을 꾹 누르고 침을 놓는 것을 말한다. 이렇게 한 다음 침을 놓아 경락의 기운을 통하게 하면 기가 밖으로 나가지 못한다. 또는 신기(神氣)가 나가지 못하게 한 다음 숨을 내쉰 뒤에 침을 놓고 오랫동안 놓아 두어 기가 돌게 하기도 한다. 그 다음 숨을 들이쉴 때에 침을 빼면 기가 나가지 못한다. 이와 같이 혈을 손으로 눌렀다 놓았다 하여 기가 통하였다 막혔다 하게 되면 신기(神氣)가 남아 있게 되고 대기(大氣)가 머물러 있게 된다. 이것을 보(補)한다고 한다.

▷補虛者 必先捫而循之 切而散之 推而按之 彈而怒之 抓而下之 通而取之 外引其門 以閉其神 呼盡納鍼 靜而久留 以氣至爲故 候吸引鍼 氣不得出 各在其處 推闔其門 令神氣存 大氣留止 命曰補

○ 실(實)한 것을 사(瀉)한다는 것은 숨을 들이쉴 때에 침을 꽂아 기가 거슬리지 않게 하며 오랫동안 놓아 두어 사기(邪氣)가 펴져 나가지 못하게 하고 숨을 들이쉴 때에 침을 돌리어 침감이 오도록 하며, 숨을 내쉴 때에 침을 빼기 시작하고 숨을 다 내쉰 다음에 침을 빼면 대기(大氣)가 나가게 되는데 이것을 사한다고 한다[내경].

▷瀉實者 吸則納鍼 無令氣忤 靜以久留 無令邪布 吸則轉鍼 以得氣爲故 候呼引鍼 呼盡乃去 大氣皆出故 命曰瀉《內經》

○ 침을 놓을 줄 아는 사람은 왼손을 잘 쓰고, 침을 놓을 줄 모르는 사람은 오른손만 쓴다. 침을 놓을 때에는 반드시 먼저 왼손으로 그 침놓을 자리를 눌렀다 놓았다 하며 퉁겨서 불어나게 하고 손톱으로 누르고 침을 꽂으면 침감이 맥과 같이 온다. 침은 가볍게 찔러서 침감이 오게 한다. 이렇게 눌러 밀면서 침을 놓는 것을 보(補)한다고 하고 비비면서 빼는 것을 사(瀉)한다고 한다[난경].

▷知爲鍼者 信其左 不知爲鍼者 信其右 當刺之時 必先以左手厭按其所鍼滎腧之處 彈而怒之 爪而下之 其氣之來 如動脈之狀 順鍼而刺之 得氣因推而納之 是謂補 動而伸之 是謂瀉《難經》

○ 보(補)하는 것은 경맥(經脈)을 따라 밀면서 침을 놓고 왼손으로 침구멍(鍼孔)을 막으며, 천천히 침을 빼고 빨리 침자리를 누르는 것이다. 사(瀉)하는 것은 경맥의 주행과

▷補者隨經脈推而納之 左手閉鍼孔 徐出鍼而疾按之 瀉者迎經脈動而伸之 左手閉鍼孔 疾出鍼

반대로 밀면서 빼고, 왼손으로 침구멍을 막는다. 침은 빨리 빼고 천천히 누른다. 이렇게 경맥의 주행과 같은 방향으로 하는 것을 보한다고 하고, 반대로 하는 것을 사한다고 한다[난경].

而徐按之 隨而濟之是謂補 迎而奪之是謂瀉《難經》

○ 허(虛)한 데는 보법(補法)을 쓰고, 실(實)한 데는 사법(瀉法)을 써야 한다. 해석에 실한 데 사법을 쓴다는 것은 침을 놓아 음기가 세게 돌아와서 침 밑이 차게 된 다음에 침을 빼는 것이며, 허한 데 보법을 쓴다는 것은 침을 놓아 양기가 세게 돌아와서 침밑이 더워진 다음에 침을 뺀다는 것이라고 씌어 있다. 주해에 주요한 것은 침감이 있어야 효과가 있다고 하였다[내경].

▷刺虛者須其實 刺實者須其虛 解云 刺實須其虛者 爲鍼陰氣隆至 鍼下寒乃去鍼也 刺虛須其實者 爲鍼陽氣隆至 鍼下熱乃去鍼也 註云 要以氣至而有效也《內經》

○ 기에는 두 가지가 있는데, 하나는 사기(邪氣)이고, 다른 하나는 곡기(穀氣)이다. 사기가 오는 것은 급하고 빠르며 곡기가 오는 것은 더디고 고르다. 급하고 빠른 것은 보하여도 실해지지 않고 사하여도 허하여지지 않으며, 더디고 고른 것은 보하면 쉽게 실하여지고, 사하면 쉽게 허하여진다.

▷候氣有二 一曰邪氣 二曰穀氣 邪氣來也 緊而疾 穀氣來也 徐而和 緊而疾者補而未實 瀉而未虛也 徐而和者補而已實 (已當作易)而已虛也

○ 맥이 실한 것은 깊이 찔러서 그 기를 빼고, 맥이 허한 것은 얕게 찔러서 정기(精氣)를 나가지 못하게 하며, 그 경맥을 자양하고 사기만 나가게 한다[영추].

▷脈實者 深刺之以泄其氣 脈虛者 淺刺之使精氣無得出 以養其脈 獨出其邪氣也《靈樞》

○ 왼손으로 꼭 누르는 것은 기를 헤치기 위한 것이고, 오른손으로 가볍게 천천히 찌르는 것은 아프지 않게 하기 위한 것이다[강목].

▷左手重而切按 欲令氣散 右手輕而徐入 不痛之因也《綱目》

침을 놓을 때 역증과 순증을 가려야 한다

◇ 用鍼宜審逆順

○ 황제가 "형(形)과 기(氣)에서 역증(逆證)과 순증(順證)을 어떻게 아는가"고 하니 기백은 "형과 기가 부족하고 병사가 실한 것은 사기가 성한 것이므로 급히 사(瀉)하여

▷帝曰 形氣之逆順奈何 岐伯曰 形氣不足 病氣有餘 是邪勝也 急瀉之 形氣有餘 病氣不足 急

야 하며, 형과 기가 실하고 병사가 부족한 데는 급히 보(補)하여야 하며, 형과 기가 부족하고 병사도 부족한 것은 음과 양이 다 허(虛)한 것이므로 침을 놓을 수 없다. 만일 침을 놓으면 허한데 더 허해져서 음양이 다 없어지고 혈기도 다 없어져 오장이 허해지고 힘줄과 뼈, 골수가 말라 늙은 사람은 죽고 젊은 사람은 다시 회복되지 못한다. 형과 기가 실하고 병사도 실한 것은 음과 양이 다 실한 것이므로 급히 사기를 사하여 허하고 실한 것을 고르게 하여야 한다. 그러므로 실한 데는 사하고 허한 데는 보한다는 것이 이것을 말하는 것이다"라고 하였다[영추].

補之 形氣不足 病氣不足 此陰陽俱不足也 不可刺之 刺之重不足 重不足則陰陽俱竭 血氣皆盡 五藏空虛 筋骨髓枯 老者絶滅 壯者不復矣 形氣有餘 病氣有餘 此謂陰陽俱有餘也 急瀉其邪 調其虛實 故曰 有餘者瀉之 不足者補之 此之謂也《靈樞》

○ 침을 놓을 때 역증과 순증을 모르고 놓으면 안 된다. 진기와 사기가 상박되어 실하여졌을 때에 보하면 음양이 사방으로 넘쳐서 장위(腸胃)는 막히고 간과 폐가 붓는다. 음과 양이 서로 섞여 허해진 때에 사하면 경맥이 비고 혈기가 고갈되며, 장위가 쭈그러들고 피부가 얇아지며, 땀구멍이 마르고 털은 윤기가 없어지는데 죽을 수 있다. 그러므로 침을 놓는데 주요한 것은 음과 양을 조절할 줄 아는 것이다. 음과 양을 조절하면 정기가 맑아지고 형과 기가 고르게 되며 신기가 속에 있게 된다. 그러므로 유능한 의사는 기를 고르게 하고, 서투른 의사는 맥을 혼란시키고, 무식한 의사는 기를 끊어 생명을 위험하게 한다. 그러므로 기술이 떨어지는 사람은 침을 삼가해야 한다[영추].

▷刺不知逆順 眞邪相薄 滿而補之 則陰陽四溢 腸胃充郭 肝肺內䐜 陰陽相錯 虛而瀉之 則經脈空虛 血氣枯竭 腸胃僻皮膚薄着 毛腠夭焦 予之死期 故曰 用鍼之要 在于知調陰與陽 調陰與陽 精氣乃光 合形與氣 使神內藏 故曰 上工平氣 中工亂脈 下工絶氣危生 故曰 下工不可不愼也《靈樞》

다섯 탈증에는 침으로 사하지 말아야 한다

◇ 五奪勿用鍼瀉

○ 황제가 "무엇을 5탈(五奪)이라고 하는가"고 하니 기백은 "몹시 여윈 것을 1탈이라고 하고, 피를 많이 흘린 뒤를 2탈이라고 하며, 땀을 많이 흘린 뒤를 3탈이라고 하

▷帝曰 何謂五奪 岐伯曰 形肉已脫 是一奪也 大失血之後 是二奪也 大汗出之後 是三奪也

고, 설사를 심하게 한 뒤를 4탈이라고 하며, 해산하고 하혈한 뒤를 5탈이라고 하는데 다 침으로 사할 수 없다"고 하였다[영추].

大泄之後 是四奪也 新産下血之後 五奪也 皆不可鍼瀉《靈樞》

침법에 사(瀉)만 있고 보(補)는 없다는 데 대하여

◇ 鍼法有瀉無補

○ 침놓는 데는 비록 보하고 사하는 법이 있다고 하나, 나는 다만 사하는 것만 있고 보하는 것은 없다고 생각한다. 『내경』에 사한다는 것을 맞받아가서 빼앗는 것이라고 한 것은 침으로 그 경맥에 오는 기를 맞받아가서 빼는 것이므로 실한 것을 사한다고 한 것이고, 보한다는 것은 따라 가면서 구제해 준다는 것이다. 침으로 경맥의 가는 기를 따라 가면서 침을 놓아 머무르게 한다는 것이므로 반드시 허한 것을 보한다고는 할 수 없다. 그렇지 않으면 무엇 때문에 『내경』에서 화끈화끈하게 열이 날 때 침을 놓지 말고, 분명하지 못한 맥이 나올 때 침을 놓지 말며, 땀이 뚝뚝 떨어질 때에 침을 놓지 말고, 몹시 피로한 사람, 몹시 배가 고픈 사람, 몹시 갈증이 나는 사람, 음식을 금방 먹어 배가 부른 사람, 몹시 놀란 사람에게는 다 침을 놓지 말라고 하였겠는가.
또 형과 기가 부족하고 병사도 부족한 것은 음양이 다 부족한 것이므로 침을 놓을 수 없으며, 침을 놓으면 그 기가 더욱 부족해져 늙은 사람은 아주 죽고, 젊은 사람은 회복되지 않는다고 하였겠는가. 이런 말들은 다 침치료법에는 사법만 있고 보법은 없다는 것을 말한 것이다. 모든 허손(虛損)으로 위험한 병과 오래된 병은 다 침을 놓는 것이 좋지 않다.[입문]

▷鍼刺雖有補瀉之法 予恐但有瀉而無補焉 經謂瀉者迎而奪之 以鍼迎其經脈之來氣而出之 固可以瀉實也 謂補者 隨而濟之 以鍼隨其經脈之去氣而留之 未必能補虛也 不然內經何以曰 無刺熇熇之熱 無刺渾渾之脈 無刺漉漉之汗 無刺大勞人 無刺大飢人 無刺大渴人 無刺新飽人 無刺大驚人 又曰 形氣不足 病氣不足 此陰陽皆不足 不可刺 刺之則重竭其氣 老者絶滅 壯者不復矣 若此等語 皆有瀉無補之謂也 凡虛損危病 久病俱不宜用鍼《入門》

뜸의 보사법

◇ 灸補瀉法

○ 뜸에도 불로 하는 보법(補法)과 사법(瀉法)이 있다. 불로 하는 보법은 살에까지 뜸쑥이 다 타들어간 다음에 불이 꺼지게 하는 것이고, 사법은 불이 살에까지 타들어 가기 전에 쓸어버리고 입으로 불어주는 것이다. 이것은 바람이 주로 발산시키기 때문이다[단심].

▷灸法有補瀉火 若補火 艾滅至肉 若瀉火 不要至肉便掃除之 用口吹之 風主散故也《丹心》

○ 불로 보하는 것은 그 불을 불지 않고 반드시 저절로 꺼지게 하는 것이며, 불로 사하는 것은 불을 빨리 불어 뜸쑥이 타서 꺼지게 하는 것이다[영추].

▷以火補者 毋吹其火 須自滅也 以火瀉者 疾吹其火 傳至艾 須其火滅也《靈樞》

침뜸에 삼가야 할 것

◇ 鍼灸禁忌

무릇 침놓는데 있어서 금할 것.

凡鍼刺之禁

○ 침은 성생활 직후에는 놓지 말고, 침을 놓은 다음에는 곧 성생활을 하지 말아야 한다.

▷新內勿刺 已刺勿內

○ 침을 놓은 다음에는 곧 술을 마시지 말아야 하며, 술을 마신 다음에는 침을 놓지 말아야 한다.

▷已刺勿醉 已醉勿刺

○ 성낸 뒤에 바로 침을 놓지 말며, 침을 놓은 다음에는 성을 내지 말아야 한다.

▷新怒勿刺 已刺勿怒

○ 몹시 피로하였을 때에는 침을 놓지 말며, 침을 놓은 다음에는 피로하게 하지 말아야 한다.

▷新勞勿刺 已刺勿勞

○ 배가 몹시 부른 때에는 침을 놓지 말며, 침을 놓은 다음에는 배가 부르게 먹지 말아야 한다.

▷已飽勿刺 已刺勿飽

○ 배가 고플 때에는 침을 놓지 말며, 침을 놓은 다음에는 배가 고프지 않게 해야 한다.

▷已飢勿刺 已刺勿飢

○ 갈증이 날 때에는 침을 놓지 말며, 침을 놓은 다음에 갈증이 나지 않게 해야 한다.

▷已渴勿刺 已刺勿渴

○ 몹시 놀라고 무서워한 뒤에는 반드시 그 기가 안정된

▷大驚大恐 必定其氣乃刺之

다음에 침을 놓아야 한다.

○ 수레를 타고 온 사람은 밥 먹을 동안만큼 누워서 쉬게 한 다음 침을 놓으며, 걸어온 사람은 10리를 걸어갈 동안만큼 앉아서 쉬게 한 다음 침을 놓아야 한다[영추].

▷乘車來者 臥而休之 如食頃乃刺之 出行來者 坐而休之 如行十里久乃刺之《靈樞》

○ 몹시 취한 다음에는 침을 놓지 말아야 한다. 놓으면 기가 혼란된다. 몹시 성낸 다음에 침을 놓지 말아야 한다. 놓으면 기가 거슬러 오른다. 심히 피로한 다음에 침을 놓지 말아야 하며, 식사를 많이 한 뒤와 몹시 배가 고픈 사람, 몹시 갈증이 난 사람, 몹시 놀란 사람에게는 다 침을 놓지 말아야 한다[내경].

▷無刺大醉 令人氣亂 無刺大怒 令人氣逆 無刺大勞 令人氣逆 無刺大勞人 無刺新飽人 無刺大飢人 無刺大渴人 無刺大驚人《內經》

○ 미(微)하고 삭(數)한 맥이 나타나면 뜸을 뜨지 말아야 한다. 그것은 화(火)가 사기(邪氣)로 되어 답답한 것이 치밀어 오르고, 허한 것도 따라 가고 실한 것도 따라 가서 피를 맥 속으로 흩어지게 하기 때문이다. 불기운은 미약하지만 속으로 들어가는 데는 힘이 있어 뼈를 마르게 하고 힘줄을 상하게 하며 피가 잘 돌지 못하게 한다.

▷微數之脈 愼不可灸 因火爲邪 則爲煩逆 追虛逐實 血散脈中 火氣雖微 內攻有力 焦骨傷筋 血難復也

○ 맥이 부(浮)하면 땀을 내어 풀어야 하는데 뜸을 뜨면 사기가 따라 나갈 데가 없어지고 불기운 때문에 더 성하여져서 허리 아래가 반드시 무겁고 저리게 된다. 이것을 화역(火逆)이라고 한다.

▷脈浮應以汗解 用火灸之 則邪無從出 因火而盛 從腰以下必重而痺 名曰 火逆

○ 맥이 부하고 열이 심한데 도리어 뜸을 뜨면 실한 것을 더 실하게 하는 것이고, 허한 것을 더 허하게 하는 것이다. 불기운 때문에 기가 동하면 반드시 목구멍이 마르고 피를 토하고 뱉는다[중경].

▷脈浮熱甚而反灸之 此爲實實虛虛 因火而動 必咽燥吐唾血《仲景》

침놓는 데는 기술이 있어야 한다

◇ 鍼要得術

○ 오장에 병이 생긴 것은 마치 가시가 든 것 같고 때가 묻어 더러워진 것과 같으며, 맺힌 것(結) 같고 막힌 것

▷五臟之有疾也 譬猶刺也 猶汚也 猶結也 猶閉也 善用鍼者 取

(閉) 같으므로, 침을 잘 놓을 줄 아는 사람은 그 병을 치료하는 것이 마치 가시를 빼내는 것 같고 때를 씻어버리는 것 같으며 맺힌 것을 푸는 것과 같고 막힌 것을 터뜨리는 것과 같다. 그러므로 병이 비록 오래되었어도 치료할 수 있다. 그런데 치료할 수 없다고 하는 것은 그 사람이 기술이 없기 때문이다[영추].

其疾也 猶拔刺也 猶雪汚也 猶解結也 猶決閉也 疾雖久猶可畢也 言不可治者未得其術也《靈樞》

○ 한(寒)과 열(熱)이 서로 부딪치는 데는 잘 조절하여 고르게 하고, 허하고 실한 것이 어울렸을 때에는 터뜨려서 통하게 할 줄 알아야 하며, 좌우가 고르지 못할 때에는 돌아가게 하고, 위의 기(上氣)가 부족할 때에는 밀어서 올리고, 아래의 기(下氣)가 부족할 때에는 쌓아서 따르게 하며, 음양이 다 허하면 뜸을 떠야 한다[영추].

▷寒與熱爭 能合而調之 虛與實隣 知決而通之 左右不調 犯而行之 上氣不足 推而揚之 下氣不足 積而從之 陰陽皆虛 火自當之《靈樞》

침놓는 데 유능한 의사와 서투른 의사

◇ 鍼有上工中工

○ 유능한 의사는 병이 생기기 전에 치료하고, 서투른 의사는 병이 이미 생긴 것을 치료한다고 하는데, 이것은 무슨 말인가. 병이 생기기 전에 치료한다는 것은 간(肝)에 병이 생기면 간병은 응당 비(脾)에 전한다는 것을 알고 먼저 그 비의 기를 실하게 하여 간의 사기를 받지 않게 하므로 이런 것을 병이 생기기 전에 치료한다고 한다. 서투른 의사는 간에 병이 생긴 것을 보고 그것이 전해가는 것을 모르기 때문에 열심히 간만 치료하므로 이런 것을 이미 병이 생긴 것을 치료한다고 한다.[난경]

▷上工治未病 中工治已病者 何謂也 曰 所謂治未病者 見肝之病 則知肝當傳之於脾 故先實其脾氣 無令得肝之邪也 故曰 治未病焉 中工見肝之病 不曉相傳 但一心治肝 故曰 治已病也《難經》

침이 들어가 살에 붙는 것

◇ 鍼入着肉

○ 황제가 "침이 들어가 살에 붙는 것은 무슨 까닭인가" 고 하니 기백은 "열기(熱氣)가 침에 작용하면 침이 뜨거

▷帝曰 鍼入而肉着者何也 岐伯曰 熱氣因于鍼則鍼熱 熱則肉着

워지고, 침이 뜨거워지면 살이 침에 붙어서 단단하여진다"고 하였다.[영추]

于鍼 故堅焉《靈樞》

십이경맥의 순행과 수혈

◇ 十二經脈流注腧穴

○ 십이경맥은 수삼양, 수삼음, 족삼양, 족삼음을 합한 것을 말한다.

▷十二經者 手三陽 手三陰 足三陽 足三陰 合爲十二經也

○ 절(節)이 어울리는(交) 데가 365곳이라 하였는데, 절이라는 것은 신기(神氣)가 나드는 곳이며 피부, 살, 힘줄, 뼈가 아니다. 신기는 정기(正氣)인데 신기가 나드는 곳에 정기가 순행한다고 한다. 정(井), 형(滎), 유(腧), 경(經), 합(合)은 기본유혈이다[영추].

▷節之交 三百六十五會 所言節者 神氣之所遊行出入也 非皮肉筋骨也 又曰 神氣者 正氣也 神氣之所遊行出入者 流注也 井滎腧經合者 本輸也《靈樞》

○ 십이경맥은 하나의 경맥인데 대체로 12개로 갈라 놓았을 뿐이다[동원].

▷十二經一脈也 略爲十二分而已也《東垣》

수태음폐경의 순행

◇ 手太陰肺經流注

○ 수태음경맥은 중초(中焦, 중부혈)에서 시작하여 아래로 내려가 대장과 연계되고, 위(胃)의 분문을 따라 횡경막을 뚫고 올라가 폐에 연락되고, 폐기관 옆을 따라 올라가 겨드랑이 밑(천부혈)으로 가서 팔죽지(어깨 아래에서 팔뚝 위를 통틀어 팔죽지라고 한다) 안쪽으로 내려가서 수소음심경의 앞으로 내려가 팔굽(팔뚝 위와 팔죽지 아래와 연결된 곳을 팔굽이라고 한다. 곧 척택혈이다)의 가운데로 내려간다. 다시 팔뚝(팔죽지 아래와 손바닥 위를 팔뚝이라고 하며 팔뚝에는 2개의 뼈가 있다) 안쪽뼈의 아래로 가로 내려가 촌구(寸口, 경거혈과 태연혈)를 지나 어복으로 올라가 어제혈을 거쳐 엄지손가락 끝(少商穴)으로 나간다. 그 갈라진(열결혈에서) 가지는 손목 뒤에서 곧추 집게손가락 안쪽으로 나와 그 끝으로 나간다(수양명경맥과 연계된다).

▷手太陰之脈 起於中焦(中府穴)下絡大腸 環循胃口 上膈屬肺 從肺系橫出腋下(天府穴)下循 臑內(肩下臂上通名曰臑)行少陰心主之前 下肘中(臂上臑下接處曰 肘卽尺澤穴)循臂內(臑下掌上各曰 臂臂有二骨) 上骨下廉入寸口(經渠穴 太淵穴) 上魚循魚際(魚際穴) 出大指之端(少商穴)其支者(列缺穴) 從腕後 直出次指內廉 出其端(交入手陽明)

시동병(是動病)은 폐가 몹시 불어나서 숨이 차고 기침이

是動則 病肺脹滿 膨膨而喘咳

나며, 결분 속이 아프고 심하면 두 손을 마주 잡고 정신이 아찔해진다. 이것을 비궐(臂厥)이라고 하는데, 주로 폐(肺)와 관련된 병이다.

缺盆中痛 甚則交兩手而瞀 此謂臂厥 是主肺

소생병(所生病)은 기침이 나고 숨이 차서 헐떡거리고 답답하며 가슴이 그득하고, 팔죽지와 팔뚝(臑臂)의 안쪽 앞이 아프고 차며, 손바닥에 열이 난다.

所生病者 咳嗽上氣喘喝 煩心胸滿 臑臂內前廉痛厥 掌中熱

이 경맥의 기가 실하면 어깨와 등이 아프며 풍한이 침입하여 기가 실하여지면 땀이 나고, 중풍이 생기고 오줌이 잦으며 하품을 한다. 기가 허하면 어깨와 등이 아프고 시리며 숨을 제대로 쉴 수 없다. 기가 실할 때에는 촌구맥이 인영맥보다 3배나 크며 허할 때에는 도리어 촌구맥이 인영맥(人迎脈)보다 작다.[영추].

氣盛有餘則肩背痛 風寒汗出 中風小便數而欠 氣虛則肩背痛寒少氣不足以息 盛者寸口大三倍於人迎 虛者則寸口反小於人迎也《靈樞》

○ 이 경맥의 경기는 매일 아침 인시(새벽 3~5시)에 중부혈에서 시작하여 팔뚝을 따라 내려가 소상혈에 가서 끝난다[입문].

▷每朝寅時 從中府起 循臂下行至少商穴止《入門》

수태음폐경 좌우 모두 22혈

◇ 手太陰肺經左右凡二十二穴

소상(小商) 2혈

◇ 少商二穴

○ 엄지손가락의 손톱눈 안쪽 모서리에서 부추잎만큼 떨어진 곳에 있으며 수태음경이 시작되는 곳이니 정혈(井穴)이다. 침은 1푼을 놓으며 3번 숨쉴 동안 꽂아 둔다. 사(瀉)할 때에는 5번 숨쉴 동안 꽂아 둔다. 뜸은 뜨지 말아야 한다[동인].

在手大指端內側 爪甲角如韭葉 太陰脈之所出爲井 入一分留三呼 瀉五吸 禁不可灸《銅人》

○ 피를 빼서 여러 장기의 열[臟熱]을 없앤다[영추].

▷出血以瀉諸藏之熱《靈樞》

○ 삼릉침(三稜鍼)으로 찔러서 약간 피를 빼면 여러 장기에 몰린 열이 없어진다.

▷以三稜鍼刺之 微出血 泄諸藏熱湊

○ 목안이 붓고 막혀 물과 음식을 넘기지 못하는 데 침을 놓으면 곧 낫는다[자생].

▷咽中腫塞 水粒不下 鍼之立愈《資生》

어제(魚際) 2혈

◇ 魚際二穴

○ 엄지손가락 밑마디 뒤 안쪽 경맥이 퍼져 나간 가운데 있으며 수태음경이 흐르는 곳이니 형혈(滎穴)이다. 침은 2푼을 놓으며 3번 숨쉴 동안 꽂아 둔다. 뜸은 뜨지 말아야 한다[입문].

在手大指本節後內側 散脈中 手太陰脈之所流爲滎 鍼入二分 留三呼 禁不可灸《入門》

태연(太淵) 2혈

◇ 太淵二穴

○ 태천(太泉)이라고도 한다. 손바닥 뒤 가로간 금의 안쪽 끝에 있는 우묵한 곳이다. 또는 어제혈에서 뒤로 1치 올라가 우묵한 곳이라고도 하였다. 수태음경이 쏠리는 곳이니 유혈(腧穴)이다. 침은 2푼을 놓고 뜸은 3장을 뜬다[동인].

一名太泉 在手掌後橫文頭陷中 一云在魚後一寸陷者中 手太陰脈之所注爲腧 鍼入二分 可灸三壯《銅人》

경거(經渠) 2혈

◇ 經渠二穴

○ 촌구맥 가운데에 있다. 수태음경이 가는 곳이니 경혈(經穴)이다. 침은 2푼을 놓고 3번 숨쉴 동안 꽂아 둔다. 뜸은 뜨지 말아야 한다. 뜸을 뜨면 정신을 상한다[동인].

在寸口脈中 手太陰脈之所行爲經 鍼入二分 留三呼 禁不可灸 灸之則傷人神《銅人》

열결(列缺) 2혈

◇ 列缺二穴

○ 손목에서 비스듬히 1치 5푼 올라가서 두 손을 맞잡을 때 집게손가락 끝이 닿는 곳의 두 힘줄과 뼈 사이에 있다. 수태음경의 낙혈(絡穴)이다. 여기서 갈라져 수양명경맥으로 간다. 침은 2푼을 놓으며 3번 숨쉴 동안 꽂아 두고 사할 때에는 5번 숨쉴 동안 꽂아 두며 뜸은 7장을 뜬다[자생].

在去腕側 上一寸五分 以手交叉 中指末兩筋兩骨罅中 手太陰絡 別走陽明 鍼入二分 留三呼 瀉五吸 可灸七壯《資生》

공최(孔最) 2혈

◇ 孔最二穴

○ 손목 옆에서 위로 7치 올라가 우묵한 가운데에 있다. 수태음경의 극혈(郄穴)이다. 침은 3푼을 놓고 뜸은 5장을

在側腕上七寸 宛宛中 手太陰之郄 鍼入三分 可灸五壯《銅人》

뜬다[동인].

척택(尺澤) 2혈

○ 팔굽의 안쪽 다발진 금 가운데에 있다[동인].

○ 팔굽 가운데 맥이 뛰는 곳에 있다. 또한 팔굽 가운데 다발진 금 위에 맥이 뛰는 곳에 있다[강목].

○ 팔을 구부렸다 폈다 하면 가로 금이 생기는 곳의 힘줄과 뼈 사이 우묵한 곳에 있다. 또한 팔굽 가운데 다발진 금 위에 두 힘줄 가운데 맥이 뛰는 곳에 있다[자생].

○ 수태음경의 합혈(合穴)이다. 침은 3푼을 놓고 뜸은 5장을 뜬다[동인].

○ 또 뜸을 뜨지 못한다고도 했다[입문].

◇ 尺澤二穴

▷在肘約文中《銅人》

▷肘中之動脈也 又云 肘中約文上 動脈中《綱目》

▷在臂屈伸橫文中 筋骨罅陷中 又云 肘中約上 兩筋動脈中《資生》

▷手太陰脈之所入爲合 鍼入三分 可灸五壯《銅人》

▷一云 不宜灸《入門》

협백(俠白) 2혈

○ 천부혈 아래 팔굽 위로 5치 올라가 맥이 뛰는 곳에 있다. 침은 3푼을 놓으며 뜸은 5장을 뜬다[동인].

◇ 俠白二穴

在天府下 在肘上五寸 動脈中 鍼入三分 可灸五壯《銅人》

천부(天府) 2혈

○ 겨드랑이에서 아래로 3치 내려가 팔죽지 안쪽 맥이 뛰는 가운데 있으며, 팔을 들어 코에 갔다 대고 혈을 잡는다. 침은 3푼을 놓고 3번 숨쉴 동안 꽂아 둔다. 뜸은 뜨지 말아야 한다[동인].

◇ 天府二穴

在腋下三寸 臑臂內廉 動脈中 擧手以鼻取之 鍼入三分 留三呼 禁不可灸《銅人》

운문(雲門) 2혈

○ 거골혈 아래의 기호혈에서 옆으로 2치 나가 우묵한 곳, 손을 대면 맥이 뛰는 곳에 있는데 팔을 들고 혈을 잡는다[동인].

○ 인영혈 아래 둘째 갈비뼈 사이에서 2치 4푼 떨어져 있다[자생].

◇ 雲門二穴

▷在巨骨下 挾氣戶傍二寸陷中 動脈應手 擧臂取之《銅人》

▷在人迎下 第二骨間 相去二寸四分《資生》

○ 뜸은 5장을 뜨며 침은 3푼을 놓는다. 깊이 찌르면 기를 거슬리게 하기 때문에 좋지 않다[갑을].

▷可灸五壯 鍼入三分 刺深則使人氣逆 故不宜深刺《甲乙》

중부(中府) 2혈

◇ 中府二穴

○ 폐의 모혈(募穴)이며 응중혈(膺中穴)이라고도 한다. 운문혈에서 아래로 1치 내려가 우묵한 곳이며 젖꼭지 위 세번째 갈비뼈 사이 손을 대면 맥이 뛰는 곳에 있다. 목을 뒤로 젖히고 혈을 잡는데 수태음경맥과 족태음경맥이 모이는 곳이다. 침은 3푼 놓고 3번 숨쉴 동안 꽂아 두며 뜸은 5장을 뜬다[동인].

肺之募也 一名膺中腧 在雲門下一寸陷中 乳上三肋間 動脈應手 仰而取之 手足太陰之會也 鍼入三分留三呼 可灸五壯《銅人》

수양명대장경의 순행

◇ 手陽明大腸經流注

○ 수양명경맥은 집게손가락 끝 안쪽(상양혈)에서 시작하여 손가락 윗쪽 변두리를 따라(밑마디 앞은 이간혈, 밑마디 뒤는 삼간혈) 올라가 엄지손가락과 집게손가락이 갈라진 뼈 사이(합곡혈)를 지나 위로 두 힘줄 가운데(양계혈)로 가서 팔뚝 윗쪽(편력혈)을 따라 올라가 팔굽 바깥쪽(곡지혈)으로 간다. 그 다음 위로 올라가 팔죽지 바깥쪽 앞 변두리를 따라 어깨로 올라가서 우골(髃骨, 견우혈) 앞쪽으로 나왔다가 다시 올라가 주골(柱骨)이 모이는 곳(천정혈)으로 나와서 아래로 내려가 결분에 들어가 폐에 연락하고 횡경막을 뚫고 내려가서 대장에 속하게 되었다. 그 한 가지는 결분에서 목으로 올라가 뺨을 뚫고 아랫잇몸으로 들어 갔다가 다시 나와 입술을 돌아 인중혈에서 양쪽 경맥이 교차된다. 즉 왼쪽의 것은 오른쪽으로 가고 오른쪽의 것은 왼쪽으로 가서 각각 콧날개 옆(영향혈)에서 끝난다(여기서부터 족양명에 들어가 교차된다.)

▷手陽明之脈 起於大指次指之端內側(商陽穴) 循指上廉(本節前二間穴 本節後三間穴) 出合谷兩骨之間(合谷穴) 上入兩筋之中(陽谿穴) 循臂上廉(偏歷穴) 入肘外廉(曲池穴)上循臑外前廉上肩出髃骨之前廉(肩髃穴) 上出柱骨之會上(天鼎穴) 下入缺盆 絡肺下膈 屬大腸 其支者從缺盆上頸 貫頰入下齒中 還出挾口 交人中(穴名) 左之右 右之左 上挾鼻孔(迎香穴自此交入足陽明)

시동병은 이가 아프고 광대뼈 부위가 붓는다. 이것은 주로 진액과 관련되는 병이다. 소생병은 눈이 누렇고 입이 마르며, 맑은 콧물이 흐르거나 코피가 나고 후비(喉痺)가 생기며, 어깨 앞쪽과 팔죽지가 아프고, 엄지손가락과 집게손가락이 아파서 쓰지 못한다.

是動則病齒痛頔腫 是主津 所生病者 目黃 口乾 鼽衄 喉痺 肩前臑痛 大指次指痛不用

이 경맥의 기가 실하면 경맥이 지나가는 부위에 열이 나고 부으며, 허하면 춥고 떨리는 것이 멎지 않는다. 실할 때에는 인영맥이 촌구맥보다 3배나 크고, 허할 때에는 반대로 인영맥(人迎脈)이 촌구보다 작다.[영추]

氣有餘 則當脈所過者熱腫 虛則寒慄不復 盛者人迎大三倍於寸口 虛者人迎反小於寸口也《靈樞》

○ 이 경맥의 경기는 묘시(5~7시)에 상양혈에서 시작하여 영향혈(迎香穴)에 가서 끝난다[입문].

▷卯時自少商穴起 至迎香穴止《入門》

수양명대장경 좌우 모두 40혈

◇ 手陽明大腸經左右凡二十四穴

상양(商陽) 2혈

◇ 商陽二穴

○ 일명 절양(絶陽)이라고도 한다. 집게손가락 손톱눈 안쪽 모서리에서 부추잎만큼 떨어진 속에 있다. 수양명경맥이 나오는 곳이니 정혈(井穴)이다. 침은 1푼을 놓고 1번 숨쉴 동안 꽂아 두고 뜸은 3장을 뜬다 [동인].

▷一名絶陽 在手大指次指內側去爪甲角如韭葉 手陽明脈之所出也爲井 鍼入一分 留一呼 可灸三壯《銅人》

이간(二間) 2혈

◇ 二間二穴

○ 일명 간곡(間谷)이라고도 한다. 집게손가락 밑마디 앞 안쪽 우묵한 곳에 있다. 수양명경맥이 흐르는 곳이니 형혈(滎穴)이다. 침은 3푼을 놓고 3번 숨쉴 동안 꽂아 두며 뜸은 3장을 뜬다[동인].

一名間谷 在手大指次指本節前內側陷中 手陽明脈之所流爲滎 鍼入三分 留三呼 可灸三壯《銅人》

삼간(三間) 2혈

◇ 三間二穴

○ 일명 소곡(少谷)이라고도 한다. 집게손가락 밑마디 뒤 안쪽 우묵한 곳에 있다. 수양명경맥이 쏠리는 곳이니 유

一名少谷 在手大指次指本節後內側陷中 手陽明脈之所注爲腧

혈(腧穴)이다. 침은 3푼을 놓으며 3번 숨쉴 동안 꽂아 두고 뜸은 3장을 뜬다[동인].

鍼入三分 留三呼 可灸三壯《銅人》

합곡(合谷) 2혈

◇ 合谷二穴

○ 일명 호구(虎口)라고도 한다. 엄지손가락과 집게손가락이 갈라진 뼈 사이 우묵한 곳에 있다[동인].

一名虎口 在手大指次指岐骨間陷中《銅人》

○ 엄지손가락과 집게손가락의 두 뼈 사이 우묵한 곳, 손을 대면 맥이 뛰는 곳에 있다[자생]. 수양명경맥이 지나는 곳이니 원혈(原穴)이다. 침은 3푼을 놓으며 6번 숨쉴 동안 꽂아 두고 뜸은 3장을 뜬다. 임신부에게는 침을 놓지 못한다. 그것은 태아를 상하기 때문이다[동인].

▷在手大指次指兩骨罅間 宛宛中 動脈應手《資生》

▷手陽明脈之所過爲原 鍼入三分 留六呼 可灸三壯

▷姙婦不可刺 損胎氣《銅人》

양계(陽谿) 2혈

◇ 陽谿二穴

○ 일명 중괴(中魁)라고도 한다. 손목 윗쪽 두 힘줄 사이 우묵한 곳에 있으며 수양명경맥이 가는 곳이니 경혈(經穴)이다. 침은 3푼을 놓으며 7번 숨쉴 동안 꽂아 두고 뜸은 3장을 뜬다[동인].

▷一名中魁 在手腕中上側 兩筋間陷者中 手陽明脈之所行爲經 鍼入三分 留七呼 可灸三壯《銅人》

편력(偏歷) 2혈

◇ 偏歷二穴

○ 손목에서 위로 3치 올라가서 있다. 수양명경의 낙혈(絡穴)이다. 수태음경맥으로 갈라지는 곳이다. 침은 3푼을 놓으며 7번 숨쉴 동안 꽂아 두고 뜸은 3장을 뜬다[동인].

▷在腕中後三寸 手陽明絡 別走太陰 鍼入三分 留七呼 可灸三壯《銅人》

온류(溫留) 2혈

◇ 溫留二穴

○ 일명 역주(逆注)라고도 하며 또는 지두(池頭)라고도 한다. 손목 뒤에서 작은 사람은 5치, 큰 사람은 6치 올라가서 있다[동인]. 손목에서 뒤로 5치와 6치 사이에 있다고도 했다[자생]. 수양명경의 극혈(郄穴)이다. 침은 3푼을

▷一名逆注 一名池頭 在腕後小士五寸大士六寸《銅人》

▷在腕後五寸六寸間《資生》

▷手陽明郄 鍼入三分 可灸三壯

놓고 뜸은 3장을 뜬다[동인]. 큰 사람, 작은 사람이란 어른과 어린이를 말한다[강목].

《銅人》

▷大士小士 卽大人小兒也《綱目》

하렴(下廉) 2혈

◇ 下廉二穴

○ 보골(輔骨) 아래의 상렴혈부터 1치 내려와서 있다[동인].

○ 또는 곡지혈에서 앞으로 5치 되는 곳에 살이 두드러진 곳의 옆에 있다[입문].

○ 침은 5푼을 놓으며 5번 숨쉴 동안 꽂아 두고 뜸은 3장을 뜬다[동인].

▷在輔骨下　去上廉一寸《銅人》

▷在曲池前五寸　兌肉分外斜《入門》

▷鍼入五分　留五呼　可灸三壯《銅人》

상렴(上廉) 2혈

◇ 上廉二穴

○ 수삼리혈에서 1치 아래에 있다[동인].

○ 곡지혈에서 앞으로 4치 되는 곳에 있다[입문].

○ 양명경의 회혈(會穴)에 이르러 나뉘는 곳에서 밖으로 비스듬히 나가 있다[강목].

○ 침은 5푼을 놓으며 뜸은 5장을 뜬다[동인].

▷在三里下一寸《銅人》

▷在曲池前四寸《入門》

▷其分獨抵陽明之會外斜《綱目》

▷鍼入五分 可灸五壯《銅人》

수삼리(手三理) 2혈

◇ 三里二穴

○ 곡지혈에서 2치 아래에 있다[동인].

○ 누르면 두드러지는 살에 있다[강목].

○ 침은 2푼을 놓으며 뜸은 3장을 뜬다[동인].

▷在曲池下二寸《銅人》

▷按之肉起 銳肉之端《綱目》

▷鍼入二分 可灸三壯《銅人》

곡지(曲池) 2혈

◇ 曲池二穴

○ 팔굽 바깥쪽 보골에서 팔굽을 구부리면 두 뼈가 구부러지는 가운데에 있다[동인].

○ 팔굽 바깥쪽 보골에서 팔굽을 구부리면 두 뼈 사이에 가로 생기는 금의 끝에 있다. 혈을 잡을 때에는 손을 가슴에 대고 잡는다[입문].

▷在肘外輔骨　屈肘曲骨之中《銅人》

▷在肘外輔 屈肘 兩骨中文頭盡處 以手拱胸取之《入門》

○ 수양명경맥이 들어가는 곳이니 합혈(合穴)이다. 침은 5푼을 놓으며 7번 숨쉴 동안 꽂아 두고 뜸은 3장을 뜬다[영추].

▷手陽明脈之所入爲合 鍼入五分 留七呼 可灸三壯《靈樞》

주료(肘髎) 2혈

◇ 肘髎二穴

○ 팔굽의 대골(大骨) 밖에 큰 힘줄 가까이 우묵한 곳에 있다. 뜸은 3장을 뜨며 침은 3푼을 놓는다[동인].

▷在肘大骨外廉 近大筋陷中 可灸三壯 鍼入三分《銅人》

오리(五里) 2혈

◇ 五里二穴

○ 팔굽에서 3치 올라가 안쪽으로 뻗은 큰 경맥의 가운데에 있다. 뜸은 10장을 뜨며 침은 놓지 말아야 한다[동인].

▷在肘上三寸 行向裏 大脈中央 可灸十壯 禁不可鍼《銅人》

○ 『내경』에 "대금(大禁) 25는 천부혈에서 5치 아래에 있다"고 하였으며 주해에는 오리혈이라고 하였다. 대금이라는 것은 침놓는 것을 절대로 금한다는 것이다.

▷內經曰 大禁二十五 在天府下五寸 註云 五里穴也 大禁者 禁不可刺也

○ 오리혈에 사침하면 오장의 기가 도중에서 멎는다. 그것은 1개 장의 기가 대개 5번 오는데 5번 찔러 사하면 오장의 기운이 다 없어지는 것으로 된다. 즉 25번 사하면 오장의 유혈 기운이 다 없어진다. 이것이 그 원기를 빼앗는다는 것이다. 얕게 찌르면 집안에 들어가 죽고 깊이 찌르면 문 앞에서 죽는다. 이것을 후세에까지 전하여 침을 놓지 말게 하여야 한다[영추].

▷迎之五里 中道而止 五至而已 五往而藏之 氣盡矣 故五五二十五而竭其輸矣 此所謂奪其天氣也 故曰 闚門而刺之者 死於家中 入門而刺之者 死於堂上 傳之後世 以爲刺禁《靈樞》

비노(臂臑) 2혈

◇ 臂臑二穴

○ 팔굽에서 위로 7치 올라가 두드러진 살 끝에 있으며 팔을 펴고 혈을 잡는다. 수양명경의 낙맥이다. 침은 3푼을 놓으며 뜸은 3장을 뜬다[동인].

▷在肘上七寸䐃肉端 平手取之 手陽明絡 鍼入三分 可灸三壯《銅人》

○ 견우혈에서 좀 내려가 두 힘줄과 뼈 사이 우묵한 곳에 있다. 팔을 펴고 혈을 잡으며 팔에 힘을 주지 말아야 한

▷在肩髃一夫 兩筋兩骨罅陷宛中 平手取之 不得拏手令急 其

다. 힘을 주면 혈이 막힌다. 뜸을 뜨는 것이 좋으며 침은 놓지 말아야 한다[자생].

穴卽閉 宜灸不宜刺《資生》

견우(肩髃) 2혈

◇ 肩髃二穴

○ 일명 중견정(中肩井)이라고도 하며 또는 편골(扁骨)이라고도 한다. 어깨끝 두 뼈 사이 우묵한 곳에 있다. 팔을 들고 혈을 잡는다[동인].

▷一名中肩井 一名肩骨 在骨端兩骨間 陷者宛宛中 擧臂取之《銅人》

○팔죽지뼈 윗끝과 어깨끝 두 뼈 사이에 있다[자생].

▷在髆骨頭 肩端兩骨間《資生》

○ 침은 6푼을 놓으며 6번 숨쉴 동안 꽂아둔다. 침을 놓으면 어깨와 팔의 열기를 내린다. 뜸은 7~14장까지 뜨며 만일 반신불수 때에는 49장까지 뜬다.

▷鍼入六分 留六呼 刺則泄肩臂熱氣 可灸七壯至二七壯 若灸偏風不遂 至七七壯止

○ 당(唐)나라의 고적흠(庫狄欽)이 풍비(風痺)로 팔을 펴지 못하는 것을 진권(甄權)이 이 혈에 침을 놓아 곧 낫게 하였다[동인].

▷唐庫狄欽患風痺 手不得伸 甄權鍼此穴立愈《銅人》

거골(巨骨) 2혈

◇ 巨骨二穴

○ 어깨 끝에서 위로 올라가 뼈가 갈라진 사이 우묵한 곳에 있다. 침은 1치 5푼을 놓으며 뜸은 5장을 뜬다[동인].

▷在肩端上行 兩叉骨罅間陷中 鍼入一寸半 可灸五壯《銅人》

천정(天鼎) 2혈

◇ 天鼎二穴

○ 목의 옆 결분에서 곧추 올라가 부돌혈에서 1치 뒤에 있다[동인].

▷在側頸 缺盆直扶突後一寸《銅人》

○ 목의 결분의 기사혈(氣舍穴)에서 1치 5푼 뒤에 있다[강목].

▷在頸缺盆 氣舍後一寸五分《綱目》

○ 침은 3푼을 놓으며 뜸은 3장을 뜬다[동인].

▷鍼入三分 可灸三壯《銅人》

영향(迎香) 2혈

◇ 迎香二穴

○ 일명 충양(衝陽)이라고도 하며 화료혈에서 위로 1치 올라가 콧구멍 옆으로 5푼 나가 있다. 침은 3푼을 놓으며

▷一名衝陽 在禾髎上一寸 鼻孔傍五分 鍼入三分 留三呼 禁不

3번 숨쉴 동안 꽂아 두고 뜸은 뜨지 말아야 한다[동인].

可灸《銅人》

부돌(扶突) 2혈

◇ 扶突二穴

○ 일명 수혈(水穴)이라고도 하는데 인영혈에서 1치 5푼 뒤에 있다[동인].

○ 또는 기사혈에서 1치 5푼 뒤에 있다[강목].

○ 턱자개미(曲頰)에서 1치 아래에 있으며 목을 뒤로 젖히고 혈을 잡는다[입문].

○ 침은 3푼을 놓으며 뜸은 3장을 뜬다[동인].

▷一名水穴 在人迎後一寸 五分《銅人》

▷在氣舍後一寸五分《綱目》

▷在曲頰下一寸 仰而取之《入門》

▷鍼入三分 可灸三壯《銅人》

회료(禾髎) 2혈

◇ 禾髎二穴

○ 일명 장빈(長頻)이라고도 하는데 콧구멍 아래 수구혈 옆 5푼 되는 곳에 있다. 침은 2푼을 놓으며 뜸은 뜨지 말아야 한다[동인].

▷一名長頻 直鼻孔下 挾水溝傍五分 鍼入二分 禁不可灸《銅人》

족양명위경의 순행

◇ 足陽明胃經流注

○ 족양명경맥은 콧마루가 교차되는 데서 시작하여 옆으로 수태양경맥에 연락하고, 코 밖(迎香穴)을 따라 아래로 내려와 윗잇몸 가운데로 들어갔다가 나와 입술을 돌아서 아래로 내려가 승장에서 교차되고 다시 턱을 따라 뒤로 돌아가서 대영혈로 나와 협거(頰車)를 에돌아 위로 올라가 귀 앞의 객주인(客主人)을 지나 머리털이 돋은 경계를 따라 이마로 간다.

足陽明之脈 起於鼻之交頞中 傍約太陽之脈 下循鼻外(迎香穴) 入上齒中 還出挾口 環脣下交承漿(穴名) 却循頤後下廉出大迎(穴名) 循頰車(穴名) 上耳前過客主人(穴名) 循髮際至額顱

그 한 가지는 대영혈에서 인영혈 앞으로 내려가 울대를 따라 결분에 들어갔다가 횡경막을 뚫고 내려가 위에 속하고 비에 연락된다. 그 곧은 가지는 결분을 따라 젖 안쪽 변두리를 거쳐 배꼽을 끼고 다시 내려가 기충혈 속으로 들어간다. 그 한 가지는 위의 유문 부위에서 시작하여

其支者從大迎前下人迎(穴名) 循喉嚨 入缺盆 下膈屬胃絡脾 其直者 從缺盆下乳內廉 下挾臍入氣衝中(穴名) 其支者 起胃下口循腹裏 下至氣衝中而合以下

뱃속을 따라 기충혈 속에 이르러 곧추 가는 가지와 합쳐 비관혈로 내려가 복토혈에 이르고 다시 내려가 종지뼈(넙적다리뼈와 정강이뼈가 맞닿은 곳을 종지뼈라고 하는데 슬개골을 말하는 것이다) 속으로 들어가서 정강이뼈의 바깥쪽 변두리(즉 상렴, 하렴, 해계 혈이다)를 따라 발등(충양혈)으로 내려가 가운뎃발가락 안쪽 사이(함곡혈)로 들어간다. 그 한 가지는 무릎 아래 3치 되는 곳에서 갈라져 내려가 발잔등 가운데 뼈 사이(내정혈)로 들어간다. 다른 한 가지는 발등에서 갈라져 두 번째 발가락으로 들어가서 그곳(여태혈이다. 여기에서 족태음경맥과 연락되었다) 끝으로 나갔다.

髀關(穴名)抵伏兎(穴名)　下入膝臏中(腿下脛上　接處曰　膝臏謂膝之盖骨也)　下循箭外廉(卽上廉　下廉　解谿穴也)　下足跗(足面曰趺衝陽穴也)　入中指內間(陷谷穴)　其支者　下膝三寸而別下入中指外間(內庭穴)　其支者 別跗上入大指間出其端(厲兌穴也 自此出交入足太陰)

시동병은 오싹오싹 춥고 떨리며, 기지개를 잘하고 하품을 자주 하며, 얼굴(이마를 말한 것이다)이 거멓게 된다. 병이 들면 사람과 불을 싫어하고, 나무가 부딪치는 소리를 들으면 깜짝 놀라며, 가슴이 두근거려서 문을 닫고 혼자 있으려 하며, 심하면 높은 곳에 올라가 노래를 부르며, 발가벗고 달아나며, 배가 끓으면서 불러 오른다. 이것을 한궐(한은 정강이뼈의 별명이다)이라고 한다. 이것은 주로 혈과 관련된 병이다.

是動則病凄凄然振寒　善伸數欠顔黑(顔卽額也)　病至則惡人與火 聞木音則惕然而驚 心動欲獨閉户牖而處 甚則欲上高而歌 棄衣而走　賁響腹脹　是謂骭厥(骭卽脛之別名) 是主血

소생병은 광증, 학질, 온병을 앓고 땀이 나며, 코가 메고 코피가 나며 ,입이 비뚤어지고 입술에 구진이 돋으며, 목안이 붓고 후비가 생기며, 배에 물이 차고 무릎이 부으면서 아프다. 그리고 가슴, 젖, 기가혈 부위, 다리, 복토혈 부위, 정강이뼈 바깥쪽 변두리, 발등이 다 아프며, 가운뎃발가락을 쓰지 못하게 된다.

所生病者 狂瘧 溫淫汗出 鼽衄口喎 脣胗 頸腫 喉痺 大腹水腫膝臏腫痛 循膺 乳 街 股 伏兎箭外廉 足跗上皆痛 中指不用

이 경맥의 기가 실하면 몸 앞쪽에 열이 나며, 그 기가 위에 몰려 실해지면 음식이 잘 소화되어 배가 자주 고프며 오줌빛이 누르고, 기가 허하면 몸앞이 다 차며 뱃속이 차고 배가 팽팽하게 불러 오른다. 실할 때에는 인영맥이 촌

氣盛則身以前皆熱　其有餘於胃則　消穀善飢尿色黃　氣不足則身以前皆寒 胃中寒則脹滿 盛者人迎大三倍於寸口　虛者人迎反

구맥보다 3배나 크고 허할 때에는 인영맥이 도리어 촌구보다 작다[영추].

小於寸口也《靈樞》

○ 이 경맥의 경기는 매일 진시(7~9시)에 영향혈로부터 시작하여 승읍혈에서 교차되고 위로 올라가 두유혈에까지 간다. 다른 가지는 인영혈로 내려와 가슴과 배를 따라 내려가 발가락의 여태혈에서 끝난다[입문].

▷辰時自迎香穴交與承泣穴 上行至頭維 對人迎循胸腹 下至足指厲兌穴止《入門》

○ 족양명경맥은 여태에서 시작되어 상대(顙大)에서 끝났다. 상대는 겸이(鉗耳, 귀)이다[영추].

▷陽明根于厲兌 結于顙大 顙大者鉗耳也《靈樞》

족양명위경 좌우 모두 90혈

◇ 足陽明胃經左右凡九十穴

여태(厲兌) 2혈

◇ 厲兌二穴

○ 엄지발가락 다음 두번째 발가락 발톱 바깥모서리에서 부추잎(韭葉)만큼 떨어져 있다. 족양명경이 나오는 곳이니 정혈(井穴)이다. 침은 1푼을 놓고 뜸은 1장을 뜬다[동인].

▷在足大指次指端外側 去爪甲如韭葉 足陽明脈之所出爲井 鍼入一分 可灸一壯《銅人》

내정(內庭) 2혈

◇ 內庭二穴

○ 엄지발가락 다음 두번째 발가락 바깥쪽 우묵한 곳에 있다[동인].

▷在足大指次指外間陷中《銅人》

○ 두번째 발가락과 가운뎃발가락이 갈라진 사이 우묵한 곳에 있다[입문].

▷在足次指與三指岐骨間陷中《入門》

○ 족양명경이 흐르는 곳이니 형혈(滎穴)이다. 침은 3푼을 놓으며 10번 숨쉴 동안 꽂아 두고 뜸은 3장을 뜬다[동인].

▷足陽明脈之所流爲滎 鍼入三分 留十呼 可灸三壯《銅人》

함곡(陷谷) 2혈

◇ 陷谷二穴

○ 엄지발가락 다음 두번째 발가락 바깥쪽 밑마디 뒤 우묵한 곳에 있으며 내정혈에서 2치 위에 있다. 족양명경맥

▷在足大指次指外間 本節後陷中 去內庭二寸 足陽明脈之所注

이 쏠리는 곳이니 유혈이다. 침은 3푼을 놓으며 7번 숨쉴 동안 꽂아 두고 뜸은 3장을 뜬다[동인].

爲腧 鍼入三分 留七呼 可灸三壯《銅人》

충양(衝陽) 2혈

◇ 衝陽二穴

○ 일명 회원(會原)이라고도 하는데 발등에서 위로 5치 올라가 뼈 사이 맥이 뛰는 곳, 함곡에서 3치 뒤에 있다[동인].

▷一名會原 在足趺上五寸 骨間動脈 去陷谷三寸《銅人》

○ 내정혈에서 위로 5치 올라가 뼈 사이 맥이 뛰는 곳에 있다[입문].

▷在內庭上五寸骨間動脈《入門》

○ 발등에서 위로 5치 올라가 우묵한 가운데 있으며 발을 쳐들었다 놓았다 하면서 잡는다.

▷在足趺上五寸 陷者中 搖足而得之《靈樞》

○족양명경맥이 지나는 곳이니 원혈(原穴)이다. 침은 5푼을 놓고 10번 숨쉴 동안 꽂아 두며 뜸은 3장을 뜬다[동인].

▷足陽明脈之所過爲原 鍼入五分 留十呼 可灸三壯《銅人》

해계(解谿) 2혈

◇ 解谿二穴

○ 충양혈에서 뒤로 1치 5푼 나가 발목 위의 우묵한 곳에 있다[동인].

▷在衝陽後一寸半 腕上陷中《銅人》

○ 충양혈에서 위로 1치 5푼 올라가 우묵한 곳에 있다[영추].

▷上衝陽一寸半 陷者中《靈樞》

○ 발목 위의 짚신끈을 매는 곳에 있으며 내정혈에서 6치 5푼 올라가 있다[입문].

▷在足腕上 繫草鞋帶處 去內庭上六寸半《入門》

○ 족양명경맥이 가는 곳이니 경혈(經穴)이다. 침은 5푼을 놓으며 5번 숨쉴 동안 꽂아 두고 뜸은 3장을 뜬다[동인].

▷足陽明脈之所行爲經 鍼入五分 留五呼 可灸三壯《銅人》

풍륭(豊隆) 2혈

◇ 豊隆二穴

○ 바깥쪽 복사뼈에서 위로 8치 올라가 정강이뼈 바깥쪽 변두리 사이 우묵한 곳에 있다.

▷在外踝上八寸 下廉箭骨外廉間陷中

○ 족양명경의 낙혈(絡穴)이며 여기서 갈라져서 족태음 경맥으로 간다. 침은 3푼을 놓고 뜸은 3장을 뜬다[동인].

▷足陽明絡 別走太陰 鍼入三分 可灸三壯《銅人》

하거허(下巨虛) 2혈

◇ 下巨虛二穴

○ 일명 하렴(下廉)이라고도 하는데 상렴혈에서 3치 아래에 있다[동인].

▷一名下廉 在上廉下三寸《銅人》

○ 족삼리혈에서 6치 아래에 있으며, 발을 들고 혈을 잡는다[입문].

▷在三里下六寸 當擧足取之《入門》

○ 상렴혈에서 아래로 3치 내려가 두 힘줄과 뼈 사이 우묵한 곳에 있으며, 걸터 앉히고 혈을 잡는다[자생].

▷在上廉下三寸 兩筋兩骨罅陷宛宛中 蹲坐取之《資生》

○ 침은 8푼을 놓으며 뜸은 3장을 뜬다[동인].

▷鍼入八分 可灸三壯《銅人》

조구(條口) 2혈

◇ 條口二穴

○ 하렴혈에서 위로 1치, 상렴혈에서 아래로 1치 되는 곳에 있다[동인].

▷在下廉上一寸 上廉下一寸《銅人》

○ 족삼리혈에서 5치 아래에 있으며, 발을 들고 혈을 잡는다[입문].

▷在三里下五寸 擧足取之《入門》

○ 침은 3푼을 놓으며 뜸은 뜨지 말아야 한다[입문].

▷鍼入三分 禁不可灸《入門》

상거허(上巨虛) 2혈

◇ 上巨虛二穴

○ 일명 상렴(上廉)이라고도 하는데 족삼리혈에서 3치 아래에 있다[동인].

▷一名上廉 在三里下三寸《銅人》

○ 무릎에 있는 독비혈에서 정강이뼈 바깥쪽으로 6치 아래에 있으며 발을 들고 혈을 잡는다.

▷在膝犢鼻下 箭外廉六寸 擧足取之

○ 족삼리혈에서 아래로 3치 내려가 두 힘줄과 뼈 사이 우묵한 곳에 있다[자생].

▷在三里下三寸 兩筋兩骨罅陷宛宛中《資生》

○ 침은 8푼을 놓고 뜸은 3장을 뜬다. 또는 나이수만큼 뜸을 뜨기도 한다[동인].

▷鍼入八分 可灸三壯 一云隨年數爲壯《銅人》

족삼리(足三里) 2혈

◇ 三里二穴

○ 무릎에서 아래로 3치 내려가 정강이뼈 바깥쪽 큰 힘줄 안쪽 우묵한 곳에 있다[동인].

▷在膝下三寸 窈骨外 大筋內宛宛中《銅人》

○ 무릎에서 아래로 3치 내려가 정강이뼈 바깥쪽 변두리의 두 힘살 사이 우묵한 곳에 있다[내경].

▷在膝下三寸 陷中 窈骨外廉 兩筋肉分間《內經》

○ 독비혈에서 아래로 3치 내려가 정강이뼈 바깥쪽 변두리의 살 사이에 있다[입문].

▷在犢鼻下三寸 骭骨外廉分肉間《入門》

○ 자기 손바닥으로 무릎뼈를 싸쥘 때 가운뎃손가락 끝이 닿는 곳이다[득효].

▷以手約膝 取中指梢盡處是穴《得效》

○ 꾹 누르면 발의 부양맥(趺陽脈)이 나타나지 않고 조금 누르면 태충맥(太衝脈)이 뛰지 않는 곳이다[자생].

▷深則足趺陽脈不見 按之 太衝脈不動 是正穴《資生》

○ 족양명경맥이 들어가는 곳이니 합혈(合穴)이다. 침은 1치를 놓으며 뜸은 7장을 뜬다(또는 3장을 뜨기도 한다)[동인].

▷足陽明脈之所入爲合 鍼入一寸 可灸七壯(一云三壯)《銅人》

○ 『명당경』에는 "사람이 30살이 지나서는 족삼리혈에 뜸을 뜨지 않으면 기가 눈으로 치밀어 오르게 된다"고 하였다.

▷明堂云 人年三十以上 若不灸三里 令氣上衝目

○ 족삼리혈에서 3치 아래가 상렴혈이고 거기서 다시 3치 아래가 하렴혈인데 대장은 상렴혈에 속하고 소장은 하렴혈에 속하며 다 족양명위경과 연관되어 있다. 그러므로 대장과 소장은 다 위에 속한다[영추].

▷三里下三寸爲上廉 復下三寸爲下廉 大腸屬上廉 小腸屬下廉 足陽明胃脈也 然則是大腸小腸皆屬于胃也《靈樞》

○ 족삼리혈을 잡는 데는 부양맥을 눌러서 뛰지 않아야 제대로 혈을 잡은 것이다[단심].

▷點三里穴 但按 趺陽脈不應 方是正穴《丹心》

독비(犢鼻) 2혈

◇ 犢鼻二穴

○ 무릎(膝臏) 아래 정강이뼈의 윗쪽 뼈마디와 큰 힘줄(大筋) 사이에 있다[동인].

▷在膝臏下 骭骨上骨解 大筋中《銅人》

○ 무릎 아래 정강이뼈 사이, 큰 힘줄 사이에 있다[자생].

▷膝臏下 骭挾罅大筋中《資生》

○ 슬안혈 밖에 큰 힘줄이 우묵하게 들어간 곳에 있다.

▷在膝頭眼外側 大筋陷中 鍼入

침은 6푼을 놓고 뜸은 뜨지 말아야 한다[입문]. 六分 禁不可灸《入門》

양구(梁丘) 2혈 ◇ 梁丘二穴

○ 무릎에서 위로 2치 올라가 두 힘줄 사이에 있다. 족양명경의 극혈(郄穴)이다. 침은 3푼을 놓고 뜸은 3장을 뜬다[동인]. ▷在膝上二寸 兩筋間 足陽明之郄 鍼入三分 可灸三壯《銅人》

음시(陰市) 2혈 ◇ 陰市二穴

○ 일명 음정(陰鼎)이라고도 하는데 무릎에서 위로 3치 올라가 복토혈 아래 우묵한 곳에 있다[동인]. ▷一名陰鼎 在膝上三寸 伏兎下陷中《銅人》

○ 무릎 안쪽 보골 뒤 큰 힘줄 아래 작은 힘줄 위에 있는데 무릎을 구부리고 혈을 잡는다[자생]. ▷在膝內輔骨後 大筋下小筋上 屈膝得之《資生》

○ 무릎 위 복토혈에서 아래로 2치 내려가 무릎을 기준으로 하여 잡는다[강목]. ▷在膝上 當伏兎下行二寸 臨膝取之《綱目》

○ 침은 3푼을 놓으며 7번 숨쉴 동안 꽂아 두고 뜸은 뜨지 않는다[동인]. ▷鍼入三分 留七呼 禁不可灸《銅人》

비관(髀關) 2혈 ◇ 髀關二穴

○ 무릎 위 복토혈 뒤 뒤섞인 금[交文]의 가운데 있다[동인]. ▷在膝上 伏兎後交文中《銅人》

○ 무릎 위 복토혈 뒤 넙적다리뼈에서 가로간 금 가운데 있다[입문]. ▷在膝上 伏兎後胯骨橫文中《入門》

○ 침은 6푼을 놓고 뜸은 3장을 뜬다[동인]. ▷鍼入六分 可灸三壯《銅人》

복토(伏兎) 2혈 ◇ 伏兎二穴

○ 일명 외구(外丘)라고도 하는데 무릎에서 위로 6치 올라가 살이 두드러진 곳에 있다. 또는 무릎뼈에서 7치 위에 있다고도 한다[동인]. ▷一名外丘 在膝上六寸 起肉是 一云在膝盖上七寸《銅人》

○ 무릎에서 넙적다리로 6치 올라가 안쪽으로 향해 있으 ▷在膝髀罅上六寸向裏 正跪正

며 바로 앉아 혈을 잡는다[입문]. 坐而取之《入門》
○ 침은 5푼을 놓으며 뜸은 뜨지 말아야 한다[동인]. ▷鍼入五分 禁不可灸《銅人》

기충(氣衝) 2혈 ◇ 氣衝二穴
○ 일명 기가(氣街)라고도 하는데 귀래혈(歸來穴) 아래, 샅에서 위로 1치 올라가 맥이 뛰는 곳에 있다[동인]. ▷一名氣街 在歸來下鼠鼷上一寸 動脈中《銅人》
○ 배꼽 아래 횡골(橫骨)의 양쪽 끝 샅 위에 있다[자생]. ▷在腹臍下橫骨兩端 鼠鼷上《資生》
○ 천추혈(天樞穴)에서 아래로 8치 내려가 맥이 뛰는 곳에 있다[입문]. ▷在天樞下八寸 動脈《入門》
○ 뜸은 7장을 뜨며 침은 놓지 말아야 한다[동인]. ▷可灸七壯 禁不可鍼《銅人》

귀래(歸來) 2혈 ◇ 歸來二穴
○ 수도혈에서 2치 아래에 있다[동인]. ▷在水道下二寸《銅人》
○ 천추혈에서 7치 아래에 있다[입문]. ▷在天樞下七寸《入門》
○ 침은 8푼을 놓으며 뜸은 5장을 뜬다[동인]. ▷鍼入八分 可灸五壯《銅人》

수도(水道) 2혈 ◇ 水道二穴
○ 대거혈에서 아래로 3치, 천추혈에서 5치 아래에 있다. 침은 2치 5푼을 놓으며 뜸은 5장을 뜬다[동인]. ▷在大巨下三寸 天樞下五寸 鍼入二寸五分 可灸五壯《銅人》
*. 대거혈에서 아래로 1치, 천추혈에서 3치 아래인데 오기인 듯(편집자) * 在大巨下一寸 天樞下三寸(편집자)

대거(大巨) 2혈 ◇ 大巨二穴
○ 외릉혈에서 1치 아래에 있다. 침은 5푼을 놓고 뜸은 5장을 뜬다[동인]. ▷在外陵下一寸 鍼入五分 可灸五壯《銅人》

외릉(外陵) 2혈 ◇ 外陵二穴
○ 천추혈에서 1치 아래에 있다. 침은 8푼을 놓으며 뜸은 5장을 뜬다[동인]. ▷在天樞下一寸 鍼入八分 可灸五壯《銅人》

천추(天樞) 2혈

◇ 天樞二穴

○ 일명 장계(長谿) 또는 곡문(谷門)이라고도 하는데 대장경의 모혈(募穴)이다. 황유혈(肓腧穴)에서 옆으로 1치 5푼, 배꼽에서 2치 옆에 있다[동인].

▷一名長谿 一名谷門 大腸之募也在肓腧傍一寸五分 挾臍二寸《銅人》

○ 혼백이 있는 곳이므로 침을 놓지 못하며, 배꼽까지 합하여 각각 3치 옆으로 나와 있다[자생].

▷魂魄之舍 不可鍼 合臍相去各三寸《資生》

○ 배꼽에서 3치 옆에 있다[입문].

▷平臍傍各三寸《入門》

○ 침은 8푼을 놓으며 7번 숨쉴 동안 꽂아 두고 뜸은 100장까지 뜰 수 있다[동인].

▷鍼入八分 留七呼 可灸百壯《銅人》

활육문(滑肉門) 2혈

◇ 滑肉門二穴

○ 태일혈에서 1치 아래에 있다. 침은 8푼을 놓고 뜸은 5장을 뜬다[동인].

▷在太一下一寸 鍼入八分 可灸五壯《銅人》

태을(太乙) 2혈

◇ 太乙二穴

○ 관문혈에서 1치 아래에 있다. 침은 8푼을 놓고 뜸은 5장을 뜬다[동인].

▷在關門下一寸 鍼入八分 可灸五壯《銅人》

관문(關門) 2혈

◇ 關門二穴

○ 양문혈에서 1치 아래에 있다. 침은 8푼 놓고 뜸은 5장 뜬다[동인].

▷在梁門下一寸 鍼入八分 可灸五壯《銅人》

양문(梁門) 2혈

◇ 梁門二穴

○ 승만혈에서 1치 아래에 있다. 침은 8푼을 놓고 뜸은 5장을 뜬다[동인].

▷在承滿下一寸 鍼入八分 可灸五壯《銅人》

승만(承滿) 2혈

◇ 承滿二穴

○ 불용혈에서 1치 아래에 있다[동인].

▷在不容下一寸《銅人》

○ 거궐혈에서 옆으로 1치 5푼 나가 있다[자생].

▷挾巨闕兩傍 各一寸半《資生》

○ 침은 8푼을 놓으며 뜸은 5장을 뜬다[동인]. ▷鍼入八分 可灸五壯《銅人》

불용(不容) 2혈 ◇ 不容二穴

○ 유문혈(幽門穴)에서 옆으로 1치 5푼 나가 있다[동인]. ▷在幽門傍相去各一寸五分《銅人》

○ 유문혈에서 옆으로 각각 1치 5푼, 임맥(任脈)에서 2치 옆으로 나가 네번째 갈비뼈 끝에 있다[강목]. ▷在幽門兩傍各一寸五分 去任脈二寸直四肋端《綱目》

○ 거궐혈에서 옆으로 3치 나가 있으며 몸을 똑바로 하고 혈을 잡는다[입문]. ▷平巨闕傍三寸 挺身取之《入門》

○ 구미혈(鳩尾穴) 옆의 젖꼭지에서 3치 아래에 있다[자생]. ▷挾鳩尾當乳下三寸《資生》

○ 침은 5푼을 놓으며 뜸은 5장을 뜬다[동인]. ▷鍼入五分 可灸五壯《銅人》

유근(乳根) 2혈 ◇ 乳根二穴

○ 유중혈에서 아래로 1치 4푼 내려가 우묵한 곳에 있다. 혈은 몸을 뒤로 젖히고 잡는다[동인]. ▷在乳中下一寸四分陷中 仰而取之《銅人》

○ 젖꼭지에서 1치 6푼 아래에 있다. 『입문』과 『자생』에는 다 1치 6푼에 있다고 하였다[강목]. ▷在當乳下一寸六分 入門資生並云一寸六分《綱目》

○ 침은 3푼을 놓으며 뜸은 5장을 뜬다[동인]. ▷鍼入三分 可灸五壯《銅人》

유중(乳中) 2혈 ◇ 乳中二穴

○ 젖꼭지의 가운데이다[동인]. ▷當乳中是《銅人》

○ 즉 젖꼭지의 가운데에 있다[입문]. ▷卽乳頭上也《入門》

○ 침은 2푼을 놓으며 뜸은 뜨지 말아야 한다[입문]. ▷鍼宜淺刺二分 禁不可灸《入門》

응창(膺窓) 2혈 ◇ 膺窓二穴

○ 옥예혈에서 1치 6푼 아래에 있다. 침은 3푼을 놓으며 뜸은 5장을 뜬다[동인]. ▷在屋翳下一寸六分 鍼入三分 可灸五壯《銅人》

옥예(屋翳) 2혈

◇ 屋翳二穴

○ 고방혈에서 아래로 1치 6푼 내려가 우묵한 곳에 있는데, 몸을 젖히고 혈을 잡는다. 침은 3푼을 놓으며 뜸은 5장을 뜬다[동인].

▷在庫房下一寸六分陷中 仰而取之 鍼入三分 可灸五壯《銅人》

고방(庫房) 2혈

◇ 庫房二穴

○ 기호혈에서 아래로 1치 6푼 내려가 우묵한 곳에 있는데, 몸을 젖히고 혈을 잡는다. 침은 3푼을 놓으며 뜸은 5장을 뜬다[동인].

▷在氣户下一寸六分陷中 仰而取之 鍼入三分 可灸五壯《銅人》

기호(氣戶) 2혈

◇ 氣户二穴

○ 거골혈 아래 유부혈에서 옆으로 2치 나가 우묵한 곳에 있다. 몸을 젖히고 혈을 잡는다. 침은 3푼을 놓고 뜸은 5장을 뜬다[동인].

▷在巨骨下 挾腧府兩傍 相去各二寸陷中 仰而取之 鍼入三分 可灸五壯《銅人》

○ 기호혈로부터 유근혈까지 6개 혈은 임맥에서 각각 옆으로 4치 나와 있으며 이 6개 혈은 각각 1치 6푼씩 떨어져 있다[자생].

▷自氣户至乳根六穴 去膺中行各四寸 遞相去各一寸六分《資生》

결분(缺盆) 2혈

◇ 缺盆二穴

○ 일명 천개(天蓋)라고도 하는데 어깨 앞의 꺾쇠뼈[橫骨] 위 우묵한 곳에 있다. 뜸은 3장을 뜨고 침은 놓지 말아야 한다[동인].

▷一名天盖 在肩前橫骨陷中 可灸三壯 禁不可鍼《銅人》

○ 어깨 앞쪽 6개 혈 가운데서 노회(臑會)가 제일 밖에 있고 그 다음이 견우혈이며 가장 안쪽에 있는 것이 결분혈이다[강목].

▷肩前廉六穴 臑會極外 肩髃次之 缺盆極裏《綱目》

기사(氣舍) 2혈

◇ 氣舍二穴

○ 목을 곧게 한 다음 인영혈 아래, 천돌혈 옆의 우묵한 곳에 있다. 침은 3푼을 놓고 뜸은 3장을 뜬다[동인].

▷在頸直人迎下 挾天突傍陷中 鍼入三分 可灸三壯《銅人》

수돌(水突) 2혈

○ 일명 수문(水門)이라고도 하는데 목의 큰 힘줄 앞 인영혈에서 곧추 내려가 있다. 침은 3푼을 놓으며 뜸은 3장을 뜬다[동인].

◇ 水突二穴

▷一名水門 在頸大筋前直人迎下 鍼入三分 可灸三壯《銅人》

인영(人迎) 2혈

○ 일명 오회(五會)라고도 하는데 목 대맥이 뛰는 곳에 있으며 울대 끝에서 옆으로 1치 5푼 나가 있다. 몸을 젖히고 혈을 잡으며 5장의 기가 모이는 곳이다. 침은 4푼을 놓는다. 만일 너무 깊이 놓으면 죽는다. 뜸은 뜨지 말아야 한다[동인].

◇ 人迎二穴

▷一名五會 在頸帶脉動應手 挾結喉兩傍各一寸五分 仰而取之 以候五藏氣 鍼入四分 若過深則殺人 禁不可灸《銅人》

대영(大迎) 2혈

○ 턱자개미에서 앞으로 1치 2푼 나가 뼈가 우묵한 가운데의 맥이 뛰는 곳에 있다. 또는 입 아래로서 양 어깨 뼈가 닿는 곳이다. 침은 3푼을 놓고 7번 숨쉴 동안 꽂아두며 뜸은 3장을 뜬다[동인].

◇ 大迎二穴

▷在曲頷前一寸二分 骨陷中動脈 又以口下當兩肩取之 鍼入三分 留七呼 可灸三壯《銅人》

지창(地倉) 2혈

○ 일명 위유(胃維)라고도 하는데 입아귀에서 4푼 옆에 있다[동인].

○ 혈 아래에서 맥이 약하게 뛰는 것 같은 곳이다[강목].

○ 침은 3푼을 놓고 5번 숨쉴 동안 꽂아 두며 뜸은 14~49장까지 뜬다. 뜸봉을 크게 하면 입이 비뚤어진다. 그럴 때에는 다시 승장혈에 49장 뜨면 곧 낫는다[동인].

◇ 地倉二穴

一名胃維 挾口吻傍四分外《銅人》

▷如近下有脈微微動者是《綱目》

▷鍼入三分 有五呼 日可灸二七壯至七七壯止 艾炷若大 口轉喎 却灸承漿七七壯卽愈《銅人》

거료(巨髎) 2혈

○ 콧구멍에서 옆으로 8푼 나가 눈동자와 직선 되는 곳에 있다. 침은 3푼을 놓고 뜸은 7장을 뜬다[동인].

◇ 巨髎二穴

在挾鼻孔傍八分 直目瞳子 鍼入三分 可灸七壯《銅人》

사백(四白) 2혈

◇ 四白二穴

○ 눈에서 아래로 1치 내려가 눈동자와 직선 되는 곳에 있다. 침은 3푼을 놓는다. 만일 침을 깊이 놓으면 눈이 거멓게 된다. 뜸은 7장을 뜬다[동인].

在目下一寸 直目瞳子 鍼入三分 若鍼深 令人目烏色 可灸七壯《銅人》

승읍(承泣) 2혈

◇ 承泣二穴

○ 눈에서 아래로 7푼 내려가 눈동자와 직선 되는 곳에 있다. 침은 놓지 말아야 한다. 침을 놓으면 눈이 거멓게 된다. 뜸은 3장을 뜬다[동인].

▷在目下七分 直目瞳子 禁不宜鍼 鍼之令人目烏色 可灸三壯《銅人》

협거(頰車) 2혈

◇ 頰車二穴

○ 일명 기관(機關)이라고도 하는데 귀 아래 턱자개미 끝의 앞에 있는 우묵한 곳에 있다. 옆으로 누워 입을 벌리고 혈을 잡는다[동인].

▷一名機關 在耳下曲頰端近前陷中 側臥開口取之《銅人》

○ 귀에서 아래로 8푼 내려가 약간 앞으로 나가 턱자개미 끝 우묵한 곳에 있다. 입을 벌리면 우묵하게 들어간다[입문].

▷在耳下八分 小近前曲頰端陷中 開口有空《入門》

○ 침은 4푼을 놓는데 침감이 오면 곧 뺀다. 뜸은 7~49장까지 뜬다[동인].

▷鍼入四分 得氣卽瀉可灸七壯至七七壯《銅人》

하관(下關) 2혈

◇ 下關二穴

○ 상관혈(上關穴) 아래에 있다[동인].

▷在上關下《銅人》

○ 객주인혈(즉 상관혈)의 아래, 귀 앞의 맥이 뛰는 아래 변두리에 있다[강목].

▷在客主人下卽(上關穴) 耳前動脈下廉《綱目》

○ 입을 다물면 우묵하게 들어가고 입을 벌리면 없어지는데 옆으로 누워서 입을 다물고 혈을 잡는다[입문].

▷合口有空 張口則閉 宜側臥閉口取穴《入門》

○ 침은 4푼을 놓는데 침감이 오면 빼고 뜸은 뜨지 말아야 한다[동인].

▷鍼入四分 得氣卽瀉 禁不可灸《銅人》

○ 얼굴 옆과 귀 앞에 있는 12개 혈 가운데서 두유혈이

▷側面部在耳前十二穴 頭維居

제일 위에 있고 다음에 화료혈과 객주인혈이 있으며 그 다음에 이문혈(耳門穴)이 있고, 또 그 다음에 청회혈(聽會穴)이 있으며 하관혈이 제일 아래에 있다[강목].

上 禾店客主人次之 耳門又次之 聽會又次之 下關居下《綱目》

두유(頭維) 2혈

◇ 頭維二穴

○ 이마의 모서리 털난 경계에서 위로 올라가 본신혈(本神穴)에서 1치 5푼 옆에 있다. 침은 3푼을 놓고 뜸은 뜨지 말아야 한다[동인].

▷在額角入髮際 本神傍一寸五分 鍼入三分 禁不可灸《銅人》

족태음비경의 순행

◇ 足太陰脾經流注

○ 족태음경맥은 엄지발가락 끝(은백혈)에서 시작하여 발가락 안쪽 흰살경계(대도혈)을 따라 내민 뼈 뒤(태백혈)를 지나 안쪽 복사뼈 앞쪽(상구혈)으로 올라가 장딴지(장딴지는 정강이의 고기배 같은 데다)에 간다. 계속하여 정강이뼈 뒤를 따라 족궐음경맥의 앞에서 교차되어 올라가 무릎과 허벅다리 앞쪽(음릉천혈)을 따라 뱃속으로 들어가 비에 속하고 위에 연락되었다. 그리고 횡경막을 뚫고 올라가 목을 끼고 혀뿌리에 가서 혀 밑에서 갈라진다. 그 한 가지는 위로 좇아 올라가 갈라져 횡경막을 뚫고 올라가 심(心)으로 간다(여기서 수소음경맥과 연계된다).

▷足太陰之脈 起於大指之端(隱白穴) 循指內側白肉際(大都穴) 過核骨後(太白穴) 上內踝前廉(商丘穴) 上腨內(腨謂脛之魚腹也)循骻骨後交出厥陰之前上循膝股內前廉(陰陵泉穴)入腹 屬脾 絡胃 上膈 挾咽 連舌本 散舌下 其支者 復從胃別上膈 注心中(自此交入手少陰)

시동병은 혀뿌리가 뻣뻣해지고 음식을 먹으면 구토를 하며 위(胃)가 아프고 헛배가 부르며 트림을 많이 하고 대변을 누거나 방귀가 나가면 시원하여 나은 것 같지만 온몸이 무겁다. 이것은 주로 비와 관련된 병이다. 소생병은 혀뿌리가 아프고 몸을 움직일 수 없으며 음식이 소화되지 않고 가슴이 답답하며 명치끝이 격렬하게 아프고 한학(寒瘧)을 앓으며 설사가 난다. 오줌이 나가지 않으며 황달이 생기고 편안히 자지 못하며, 서 있기 힘들고 허벅

是動則病舌本强 食則嘔 胃脘痛 腹脹善噫 得後與氣則快然如衰 身體皆重 是主脾

所生病者 舌本痛 體不能動搖 食不下 煩心 心下急痛 寒瘧 溏瘕泄 水下 黃疸 不能臥 强立股膝內腫厥 足大指不用

다리와 무릎이 붓고 차며, 엄지발가락을 쓰지 못한다.

이 경맥의 기가 실할 때에는 촌구맥이 인영맥보다 3배나 크며, 허할 때에는 촌구맥이 도리어 인영맥보다 작다[영추].

盛者寸口大三倍於人迎 虛者寸口反小於人迎也《靈樞》

이 경맥의 경기는 사시(9~11시)에 충양혈에서 시작하여 은백혈에서 교차된 다음 다리와 배를 따라 위로 올라가 겨드랑이 아래 대포혈에 가서 끝난다[입문].

巳時自衝陽過 交與隱白 循腿腹上行 至腋下大包穴止《入門》

○ 족태음경맥은 은백혈에서 시작하여 태창혈에 가서 끝난다[영추].

▷太陰根于隱白 結于太倉《靈樞》

족태음비경 좌우 모두 42혈

◇ 足太陰脾經凡左右四十二穴

은백(隱白) 2혈

◇ 隱白二穴

○ 엄지발가락 발톱눈 안쪽 모서리에서 부추잎만큼 떨어진 곳에 있다. 족태음맥이 나오는 곳이니 정혈이다. 침은 1푼을 놓으며 3번 숨쉴 동안 꽂아 두고 뜸은 뜨지 말아야 한다[동인].

▷在足大指端內側 去爪甲角如韭葉 足太陰脈之所出爲井 鍼入一分 留三呼 禁不可灸《銅人》

대도(大都) 2혈

◇ 大都二穴

○ 엄지발가락 안쪽으로 밑마디의 뒤 우묵한 곳에 있다[동인].

▷在足大指內側 本節後陷中《銅人》

○ 밑마디 안쪽 흰살의 경계에 있다[자생].

▷在本節內側白肉際《資生》

○ 족태음맥이 흐르는 곳이니 형혈(滎穴)이다. 침은 2푼을 놓으며 7번 숨쉴 동안 꽂아 두고 뜸은 3장 뜬다[영추].

▷足太陰脈之所流爲滎 鍼入二分 留七呼 可灸三壯《靈樞》

태백(太白) 2혈

◇ 太白二穴

○ 엄지발가락 안쪽 도드라진 뼈 아래의 우묵한 곳에 있다. 족태음맥이 쏠리는 곳이니 유혈(腧穴)이다. 침은 3푼을 놓고 7번 숨쉴 동안 꽂아 두며 뜸은 3장을 뜬다[동인].

▷在足大指內側 核骨下陷中 足太陰脈之所注爲腧 鍼入三分 留七呼 可灸三壯《銅人》

공손(公孫) 2혈

◇ 公孫二穴

○ 엄지발가락 밑마디 뒤에서 1치 떨어진 곳에 있다[동인].

▷在足大指本節之後一寸《銅人》

○ 태백혈 뒤에서 1치 되는 우묵한 곳에 있다[입문].

▷在太白後一寸陷中《入門》

○ 족태음경의 낙혈(絡穴)이다. 여기서 갈라져 족양명경맥으로 간다. 침은 4푼을 놓으며 뜸은 3장을 뜬다[동인].

▷足太陰絡別走陽明 鍼入四分 可灸三壯《銅人》

상구(商丘) 2혈

◇ 商丘二穴

○ 발의 안쪽 복사뼈 아래에서 약간 앞으로 우묵한 곳에 있다. 족태음맥이 가는 곳이니 경혈(經穴)이다. 침은 3푼을 놓으며 7번 숨쉴 동안 꽂아 두고 뜸은 3장을 뜬다[동인].

▷在足內踝骨下微前陷中 足太陰脈之所行爲經 鍼入三分 留七呼 可灸三壯《銅人》

삼음교(三陰交) 2혈

◇ 三陰交二穴

○ 안쪽 복사뼈에서 위로 3치 올라가 뼈 아래 우묵한 곳에 있다[동인].

▷在內踝上三寸 骨下陷中《銅人》

○ 뼈와 힘줄 사이에 있다[입문].

▷在骨後筋前《入門》

○ 족태음경맥, 족궐음경맥, 족소음경맥이 모이는 곳이다. 침은 3푼을 놓고 뜸은 3장을 뜬다.

▷足太陰厥陰少陰之會 鍼入三分 可灸三壯

○ 옛날 송(宋)나라 태자(太子)가 유능한 의사였는데 한 임신부를 진찰하고는 태아가 여자라고 하였고, 서문백(徐文伯)은 진찰을 하고 남자와 여자인 쌍태아라고 하였다. 태자가 성질이 급하여 배를 째고 보려고 하니, 문백이 말하기를 내가 침을 놓아 떨구겠다고 하고 침으로 삼음교혈에는 사하고 합곡혈에는 보하였더니 과연 태아가 떨어졌는데 문백의 말과 같았다. 그러므로 임신부에게는 침을 놓지 말아야 한다[동인].

▷昔有宋太子善醫術 逢一孕婦 診曰 是一女 徐文伯診曰 此一男一女也 太子性急 欲剖視之 文伯曰 臣請鍼之 瀉足三陰交 補手合谷 應鍼而落 果如文伯之言 故姙娠不可刺《銅人》

누곡(漏谷) 2혈

◇ 漏谷二穴

○ 안쪽 복사뼈에서 위로 6치 올라가 우묵한 곳에 있다. 침은 3푼을 놓고 뜸은 뜨지 말아야 한다[동인].

▷在內踝上六寸 骨下陷中 鍼入三分 禁不可灸《銅人》

지기(地機) 2혈

◇ 地機二穴

○ 일명 비사(脾舍)라고도 한다. 족궐음경맥과 교차된 곳에서 위로 1치 올라가 우묵한 곳에 있으며 무릎에서 5치 아래에 있다. 족태음경의 극혈(郄穴)이다[동인].

▷一名脾舍 在別走上一寸空中 在膝下五寸 足太陰之郄《銅人》

○ 무릎에서 아래로 내려가 큰 뼈 뒤에 있는데 다리를 펴고 혈을 잡는다[입문].

▷在膝下五寸 大骨後伸足取之《入門》

○ 침은 3푼을 놓으며 뜸은 3장을 뜬다[동인].

▷鍼入三分 可灸三壯《銅人》

음릉천(陰陵泉) 2혈

◇ 陰陵泉二穴

○ 무릎의 안쪽 보골 아래 우묵한 곳에 있는데 다리를 펴고 혈을 잡는다[동인].

▷在膝下內側 輔骨下陷中 伸足乃得之《銅人》

○ 무릎의 안쪽 보골 아래 우묵한 곳에 있다[자생].

▷在膝內側 輔骨下陷中《資生》

○ 무릎을 구부리고 혈을 잡는다[입문].

▷曲膝取之《入門》

○ 족태음경의 합혈이며 침은 5푼을 놓고 7번 숨쉴 동안 꽂아 두며 뜸을 뜨지 말아야 한다[입문].

▷足太陰脈之所合 鍼入五分 留七呼 禁不可灸《入門》

혈해(血海) 2혈

◇ 血海二穴

○ 무릎 안쪽 위로 흰살 경계를 따라 3치 올라가 있다[동인].

▷在膝臏上內廉白肉際三寸《銅人》

○ 무릎 안쪽으로 3치 위에 있는 힘줄 사이 흰살 경계에 있다[입문].

▷在膝臏上三寸內廉 骨後筋前白肉際《入門》

○ 침은 5푼을 놓으며 뜸은 3장을 뜬다[동인].

▷鍼入五分可灸三壯《銅人》

기문(箕門) 2혈

◇ 箕門二穴

○ 물고기 배처럼 도드라진 살(魚腹) 위에서 힘줄이 지나

▷在魚腹上 越筋間 陰股內動脈

간 사이, 허벅다리 안쪽에 손을 대면 맥이 뛰는 곳에 있다[동인].

應手《銅人》

○ 허벅다리 위의 두드러진 힘줄 사이에 있다[영추].

▷在股上起筋間《靈樞》

○ 혈해혈(血海穴)에서 위로 6치 올라가서 허벅다리쪽에 손을 대면 맥이 뛰는 힘줄 사이에 있다[입문]

▷在血海上六寸 陰股內動脈應手筋間《入門》

○ 뜸은 3장을 뜨며 침은 놓지 말아야 한다[입문].

▷可灸三壯 禁不可鍼《入門》

충문(衝門) 2혈

◇ 衝門二穴

○ 일명 자궁(慈宮)이라고도 하는데 위로 5치 올라가면 대횡혈(大橫穴)이 있고 부사혈(府舍穴) 아래에 있는 횡골(橫骨)의 양쪽 끝 가로간 금의 가운데 맥이 뛰는 곳에 있다. 침은 7푼을 놓으며 뜸은 5장을 뜬다[동인].

▷一名慈宮上去大橫五寸 在府舍下橫骨兩端 約文中動脈 鍼入七分 可灸五壯《銅人》

부사(府舍) 2혈

◇ 府舍二穴

○ 복결혈(腹結穴)에서 아래로 2치, 대횡혈(大橫穴)에서 아래로 3치 되는 곳에 있으며 족태음경맥과 음유맥(陰維脈), 족궐음 경맥이 모이는 곳이다. 이 3경맥은 위와 아래 세 곳으로 배에 들어가 간과 비에 연락하고 심과 폐에 모였다가 옆구리로부터 어깨 위로 올라갔다. 이 혈은 족태음경의 극혈이며 발의 삼음경과 삼양경의 갈라진 곳이다. 침은 7푼을 놓으며 뜸은 5장을 뜬다[동인].

▷在腹結下二寸 大橫下三寸 足太陰陰維厥陰之會 此三脈 上下三入腹 絡肝脾結心肺 從脇上至肩 此太陰郄 三陰陽明之別 鍼入七分 可灸五壯《銅人》

복결(腹結) 2혈

◇ 腹結二穴

○ 일명 장굴(腸窟) 또는 복굴(腹屈)이라고도 하는데 대횡혈에서 3치 아래에 있다. 침은 7푼을 놓고 뜸은 5장을 뜬다[동인].

▷一名腸窟 一名腹屈 在大橫下三寸 鍼入七分 可灸五壯《銅人》

대횡(大橫) 2혈

◇ 大橫二穴

○ 복애혈(腹哀穴)에서 1치 6푼 아래에 있다[동인].

▷腹哀下一寸六分《銅人》

○ 배꼽에서 수평으로 4치 5푼 옆에 있다[입문]. ▷平臍傍四寸半《入門》

○ 장문혈에서 6치 아래에 있다[자생]. ▷去章門合爲六寸《資生》

○ 침은 7푼을 놓으며 뜸은 5장을 뜬다[동인]. ▷鍼入七分 可灸五壯《銅人》

○ 기문혈(期門穴)에서 충문혈(衝門穴)까지는 정중선에서 각각 4치 5푼씩 나가 있다[자생]. ▷自期門至衝門 去腹中行 各當四寸半《資生》

복애(腹哀) 2혈 ◇ 腹哀二穴

○ 일월혈(日月穴)에서 1치 6푼 아래에 있다. 침은 3푼을 놓고 뜸은 뜨지 말아야 한다[동인]. ▷在日月下一寸六分 鍼入三分 禁不可灸《銅人》

식두(食竇) 2혈 ◇ 食竇二穴

○ 천계혈에서 아래로 1치 6푼 내려가 우묵한 곳에 있다. 팔을 들고 혈을 잡는다. 침은 4푼을 놓으며 뜸은 5장을 뜬다[동인]. ▷在天谿下一寸六分陷中 去臂取之 鍼入四分 可灸五壯《銅人》

천계(天谿) 2혈 ◇ 天谿二穴

○ 흉향혈에서 아래로 1치 6푼 내려가 우묵한 곳에 있다. 몸을 젖히고 혈을 잡는다. 침은 4푼을 놓으며 뜸은 5장을 뜬다[동인]. ▷在胸鄕下一寸六分陷中 仰而取之 鍼入四分 可灸五壯《銅人》

흉향(胸鄕) 2혈 ◇ 胸鄕二穴

○ 주영혈에서 아래로 1치 6푼 내려가 우묵한 곳에 있다. 몸을 젖히고 혈을 잡는다. 침은 4푼을 놓고 뜸은 5장을 뜬다[동인]. ▷在周榮下一寸六分陷中 仰而取之 鍼入四分 可灸五壯《銅人》

주영(周榮) 2혈 ◇ 周榮二穴

○ 중부혈에서 아래로 1치 6푼 내려가 우묵한 곳에 있다. 몸을 젖히고 혈을 잡는다. 침은 4푼을 놓고 뜸은 뜨지 말아야 한다[동인]. ▷在中府下一寸六分陷中 仰而取之 鍼入四分 可灸五壯《銅人》

대포(大包) 2혈

◇ 大包二穴

○ 연액혈(淵腋穴)에서 3치 아래에 있다. 비경의 대락(大絡)이다. 가슴과 옆구리에 분포되고 제9 갈비뼈 사이로 나왔다. 침은 3푼을 놓으며 뜸은 3장을 뜬다[동인].

▷在淵腋下三寸 此脾之大絡 包胸脇中 出九肋間 鍼入三分 可灸三壯《銅人》

○ 운문, 중부, 주영, 흉향, 천계, 식두 6개 혈은 정중선에서 각각 6치 6푼씩 나가 있다[자생].

▷雲門 中府 周榮 胸鄕 天谿 食竇六穴 去膺中行 各六寸六分《資生》

수소음심경의 순행

◇ 手少陰心經流注

○ 수소음경맥은 심(心)에서 시작하여 심계(心系)에 속하고 횡경막을 뚫고 내려가 소장에 락(絡)하고 한 가지는 심계로부터 울대를 끼고 올라가 눈에서 끝났다. 곧바로 가는 가지는 다시 심계로부터 폐로 올라갔다가 겨드랑이 밑으로 나와서 팔죽지 뒤쪽을 따라 수태음경맥과 수궐음심포락경맥의 뒤로 가서 팔굽 안(소해혈)으로 내려와 팔뚝 안쪽 뒤(영도혈)를 따라 손바닥 뒤 뾰족한 뼈의 끝(신문혈)에 이르고 손바닥 안쪽 뒤(소부혈)로 들어가 새끼손가락 안쪽으로 따라 그 끝(소충혈이며 여기서부터 수태양경에 연계되었다)에 가서 끝난다.

▷手少陰之脈 起於心中 出屬心系 下膈 絡小腸 其支者從心系上挾咽喉 繫目 其直者復從心系却上肺 下出腋下 下循臑內後廉 行太陰心主之後 下肘內(少海穴)循臂內後廉(靈道穴) 抵掌後銳骨之端(神門穴) 入掌後內後廉(少府穴) 循小指之內 出其端(少衝穴自此交入手太陽)

시동병은 목이 마르고 가슴이 아프며 목이 말라 물을 마시려고 하는데, 이것을 비궐이라고 한다. 이것은 주로 심과 관련된 병이다. 소생병은 눈이 누렇고 옆구리가 아프며 팔죽지와 팔뚝 안쪽 뒤 변두리가 아프고 차며 손바닥이 단다.

是動則病 嗌乾 心痛 渴而欲飮 是謂臂厥 是主心

所生病者 目黃 脇痛 유臂乃後廉通厥 掌中熱

이 경맥의 기가 실할 때에는 촌구맥이 인영맥보다 두배가 크고, 허할 때에는 촌구맥이 인영맥보다 오히려 작다[영추].

盛者寸口大再倍於人迎 虛者寸口反小於人迎也《靈樞》

○ 이 경맥의 경기는 오시(11~13시)에 대포혈로부터 시

▷午時自大包交與極泉 循臂行

작하여 극천혈에 연락되고 팔을 따라 새끼손가락 끝 소충혈까지 가서 끝난다[입문].

至 小指少衝穴止《入門》

수소음심경 좌우 모두 18혈

◇ 手少陰心經左右凡一十八穴

소충(少衝) 2혈

◇ 少衝二穴

○ 일명 경시(經始)라고도 하는데 새끼손가락 손톱눈 안쪽 모서리에서 부추잎만큼 떨어진 곳에 있다. 수소음맥이 나오는 곳이니 정혈(井穴)이다. 침은 1푼을 놓으며 뜸은 3장을 뜬다[동인].

▷一名經始 在手小指端內側 去爪甲角如韭葉 手少陰脈之所出爲井 鍼入一分 可灸三壯《銅人》

소부(少府) 2혈

◇ 少府二穴

○ 새끼손가락 밑마디 뒤 우묵한 곳에 노궁혈과 직선으로 있다. 수소음맥이 흐르는 곳이니 형혈이다. 침은 2푼을 놓으며 뜸은 3장을 뜬다[동인].

▷在手小指本節後陷中 直勞宮 手少陰脈之所流爲滎 鍼入二分 可灸五壯《銅人》

신문(神門) 2혈

◇ 神門二穴

○ 일명 태충(兌衝) 또는 중도(中都)라고도 하는데 손바닥 뒤 예골 끝 맥이 뛰는 우묵한 곳에 있다. 수소음맥이 쏠리는 곳이니 유혈(腧穴)이다. 침은 3푼을 놓으며 7번 숨쉴 동안 꽂아 두고 뜸은 7장을 뜬다[동인].

▷一名兌衝 一名中都 在掌後銳骨之端動脈陷中 手少陰脈之所注爲腧 鍼入三分 留七呼 可灸七壯《銅人》

○ 『내경』에 "심은 견고하여 사기가 들어가지 못하므로 수소음경맥만은 유혈이 없다. 그러므로 그 밖의 경맥에는 병들고 심에는 병들지 않았을 때 이 경맥이 지나간 손바닥 뒤 예골끝에서 혈을 잡으라"고 하였는데 그 혈이 바로 신문혈이다[강목].

▷內經言 心臟堅固 邪不能容 故 手少陰獨無輸 其外經病而藏不病者 獨取其經於掌後銳骨之端 神門穴是也《綱目》

음극(陰郄) 2혈

◇ 陰郄二穴

○ 손바닥 뒤 맥이 뛰는 곳에 있으며 손목에서 5푼 올라

▷在掌後脈中 去腕五分《銅

가 있다[동인].

人》

○손바닥 뒤에서 위로 5푼 올라가 맥이 뛰는 가운데 있으며 수소음경의 극혈이다. 침은 3푼을 놓고 뜸은 7장을 뜬다[입문].

▷在掌後五分 動脈中 手少陰郄 鍼入三分 可灸七壯《入門》

통리(通里) 2혈

◇ 通里二穴

○손목 뒤에서 1치 위에 있으며 수소음경의 낙혈이다. 여기서 갈라져 수태양경맥으로 간다. 침은 3푼을 놓으며 뜸은 3장을 뜬다[동인].

▷在腕後一寸 手少陰絡別走太陽 鍼入三分 可灸三壯《銅人》

영도(靈道) 2혈

◇ 靈道二穴

○ 손바닥 뒤에서 1치 5푼 위에 있으며 수소음경맥이 가는 곳이니 경혈이다. 침은 3푼 놓고 뜸은 3장 뜬다[동인].

▷在掌後一寸五分 手少陰脈之所行爲經 鍼入三分 可灸三壯《銅人》

소해(少海) 2혈

◇ 少海二穴

○ 일명 곡절(曲折)이라고 하는데 팔굽 안쪽 변두리 관절 뒤의 우묵한 곳에 있다[동인].

▷一名曲折 在肘內廉節後陷中《銅人》

○ 팔굽 안쪽 대골외측 팔꿈치 끝에서 5푼 떨어져 있다[강목].

▷在肘內大骨外 去肘端五分《綱目》

○팔굽 안쪽 관절 뒤 우묵한 곳의 맥이 뛰는 곳에 있는데, 팔굽을 구부리고 혈을 잡는다[자생].

▷在肘內廉節後陷中 動脈應手 屈肘得之《資生》

○ 팔굽 안쪽 가로간 금 끝의 우묵한 가운데 있다. 팔을 구부려 손이 머리에 닿게 한 다음 혈을 잡는다[입문].

▷肘內廉橫紋頭盡處陷中 曲手向頭取之《入門》

○ 수소음맥이 들어가는 곳이니 합혈(合穴)이다. 침은 3푼을 놓으며 뜸은 3장을 뜬다[동인].

▷手少陰脈之所入爲合 鍼入三分 可灸三壯《銅人》

청령(靑靈) 2혈

◇ 靑靈二穴

○ 팔굽에서 3치 위에 있다. 팔굽을 편 다음 팔 안쪽, 겨

▷在肘上三寸 伸肘擧臂取之 可

드랑이 아래 팔을 들고 혈을 잡는다. 뜸은 7장을 뜨며 침은 놓지 말아야 한다[동인].

灸七壯 禁不可鍼《銅人》

극천(極泉) 2혈

◇ 極泉二穴

○ 팔죽지 안쪽 겨드랑이 아래의 두 힘줄 사이에 혈맥이 가슴으로 들어간 곳에 있다. 침은 3푼을 놓으며 뜸은 7장을 뜬다[동인].

▷在臂內 腋下筋間動脈入胸處 鍼入三分 可灸七壯《銅人》

수태양소장경의 순행[手太陽小腸經流注]

◇ 手太陽小腸經流注

○ 수태양경맥은 새끼손가락 끝(소택혈)에서 시작하여 손잔등 바깥쪽(밑마디 앞은 전곡혈이고 밑마디 뒤는 후계혈이다)을 따라 손목(손목 앞은 완골혈이고 손목 가운데는 양곡혈이다)으로 올라가 복사뼈로 나온다. 다음에 팔뼈아래 모퉁이를 따라 곧바로 올라가 팔굽 안쪽의 두 뼈 사이(소해혈)로 나와 팔죽지 바깥쪽 뒤 변두리를 따라 올라가 어깨짬으로 나온 다음 어깨뼈를 돌아서 올라가 결분으로 들어가 겨드랑이쪽으로 갔다가 심을 얽고 식도를 따라 횡경막을 뚫고 내려가 위(胃)를 거쳐 소장에 가서 끝난다. 그 한 가지는 결분에서 목을 지나 뺨으로 올라가 눈초리로 갔다가 다시 귀로 들어간다. 다른 한 가지는 뺨에서 갈라져 콧마루로 올라가 코를 거쳐 눈구석으로 나와 비스듬히 광대뼈(광대뼈라는 것은 뺨의 뼈를 말하는 것이다. 여기서 족태양방광경에 연락된다)에서 끝났다.

▷手太陽之脈 起於小指之端(少澤穴) 循手外側(本節前前谷穴 本節後 後谿穴) 上腕(腕前腕骨穴 腕中陽谷穴) 出踝中 直上循臂骨下廉 出肘內側 兩骨之間(小海穴) 上循臑外後廉 出肩解 繞肩甲 交肩上 入缺盆 向腋 絡心 循咽 下膈 抵胃 屬小腸 其支者從缺盆 貫頸上頰 至目銳眥 却入耳中 其支者別頰上䪼 抵鼻 至目內眥 斜絡於顴(顴頰骨也 自此交入足太陽)

시동병(是動病)은 목이 아프고 턱이 부어 목을 돌릴 수 없고 어깨가 빠지는 것 같으며 팔죽지가 꺾어지는 것 같다. 이것은 주로 진액과 관련된 병이다. 소생병은 귀가 먹고 눈이 누러며 뺨과 턱이 붓고 목과 어깨, 팔죽지, 팔

是動則病嗌痛 頷腫 不可回顧 肩似拔 臑似折 是主液 所生病者 耳聾 目黃 頰頷腫 頸肩臑肘臂外後廉痛

굽, 팔뚝의 바깥쪽 뒤 변두리가 아프다.

이 경맥의 기가 실할 때에는 인영맥이 촌구맥보다 2배나 크고 허할 때에는 인영맥이 도리어 촌구맥보다 작다[영추].

盛者人迎再倍於寸口 虛者人迎反小於寸口也《靈樞》

○ 이 경맥의 경기는 미시(13~15시)에 소충혈에서 시작하여 소택혈에서 교차되며 팔굽을 따라 위로 올라가 청궁혈에 가서 끝난다[입문].

▷未時自少衝交與少澤 循肘上行至聽宮穴止《入門》

수태양소장경 좌우 모두 38혈

◇ 手太陽小腸經左右凡三十八穴

소택(少澤) 2혈

◇ 少澤二穴

○ 일명 소길(少吉)이라고도 하는데 새끼손가락 손톱눈 바깥 모서리에서 부추잎만큼 떨어져 있다. 수태양맥이 나오는 곳이니 정혈(井穴)이다. 침은 1푼을 놓으며 2번 숨쉴 동안 꽂아 두고 뜸은 3장을 뜬다[동인].

▷一名少吉 在手小指之端外側去爪甲角下如韭葉 手太陽脈之所出爲井 鍼入一分 留二呼 可灸一壯《銅人》

전곡(前谷) 2혈

◇ 前谷二穴

○ 새끼손가락 바깥쪽 밑마디 앞 우묵한 곳에 있다. 수태양경맥이 흐르는 곳이니 형혈(滎穴)이다. 침은 1푼을 놓으며 3번 숨쉴 동안 꽂아 두고 뜸은 3장을 뜬다[동인].

▷在手小指外側 本節前陷中 手太陽脈之所流爲滎 鍼入一分 留三呼 可灸三壯《銅人》

후계(後谿) 2혈

◇ 後谿二穴

○ 새끼손가락 밑마디 뒤 바깥쪽 우묵한 가운데 있다[동인].

▷在手小指外側 本節後陷中《銅人》

○ 밑마디 뒤 가로간 금의 끝에 있다. 주먹을 쥐고 혈을 잡는다[입문].

▷本節後橫文尖盡處 握掌取之《入門》

○ 수태양맥이 쏠리는 곳이니 유혈(腧穴)이다. 침은 2푼을 놓으며 3번 숨쉴 동안 꽂아 두고 뜸은 3장을 뜬다[동인].

▷手太陽脈之所注爲腧 鍼入二分 留三呼 可灸三壯《銅人》

완골(腕骨) 2혈

◇ 腕骨二穴

○ 손잔등쪽 손목(팔 아래와 손바닥 위의 관절을 손목이라고 한다) 앞의 두드러진 뼈 아래 우묵한 곳에 있다[동인].

▷在手外側腕前(臂下 掌上節處曰 腕) 起骨下陷中《銅人》

○ 손바닥 뒤 바깥쪽 두드러진 뼈 아래 우묵한 곳에 있는데 주먹을 쥐고 혈을 잡는다[입문].

▷在掌後外側 高骨下陷中 握掌向內取之《入門》

○ 손잔등쪽 손목뼈 앞에 있다[영추].

▷在手外側 腕骨之前《靈樞》

○ 수태양맥이 지나는 곳이니 원혈(原穴)이다. 침은 2푼을 놓으며 3번 숨쉴 동안 꽂아 두고 뜸은 3장을 뜬다[동인].

▷手太陽脈之所過爲原 針入二分 留三呼 可灸三壯《銅人》

양곡(陽谷) 2혈

◇ 陽谷二穴

○ 손잔등쪽 예골의 아래 우묵한 곳이 있다. 수태양맥이 순행하는 경혈(經穴)이다. 침은 2푼을 놓는데 3번 숨쉴 동안 꽂아 두고 뜸은 3장을 뜬다[동인].

▷在手外側腕中 銳骨下陷中 手太陽脈之所行爲經 鍼入二分 留三呼 可灸三壯《銅人》

양로(養老) 2혈

◇ 養老二穴

○ 손잔등쪽 복사뼈 위의 뼈짬에 있으며 손목에서 뒤로 1치 나가 우묵한 곳에 있다. 침은 3푼을 놓고 뜸은 3장을 뜬다[동인].

▷在手踝骨上一空 在腕後一寸陷中 針入三分 可灸三壯《銅人》

지정(支正) 2혈

◇ 支正二穴

○ 완골혈에서 5치 뒤에 있다[동인].

▷在腕骨後五寸《銅人》

○ 손목에서 5치 뒤, 양로혈에서 4치 올라가 우묵한 곳에 있다[자생].

▷在腕後五寸 去養老四寸陷中《資生》

○ 수태양경의 낙혈(絡穴)이며 수소음경맥으로 갈라져 간다. 침은 3푼을 놓고 뜸은 3장을 뜬다[동인].

▷手太陽絡 別走少陰 鍼入三分 可灸三壯《銅人》

소해(小海) 2혈

◇ 小海二穴

○ 팔굽 안쪽 대골 밖에 팔꿈치 끝에서 5푼 떨어진 우묵한 곳에 있다[동인].

▷在肘內大骨外 去肘端五分陷中《銅人》

○ 팔을 구부리고 손을 머리로 가게 한 다음 혈을 잡는다. 또는 팔굽을 구부리고 잡기도 한다[입문].

▷屈手向頭取之 又云屈肘得之《入門》

○ 수태양경의 합혈(合穴)이다. 침은 2푼을 놓으며 뜸은 3장을 뜬다[동인].

▷手太陽脈之所入爲合 針入二分 可灸三壯《銅人》

견정(肩貞) 2혈

◇ 肩貞二穴

○ 어깨뼈 위 두 뼈의 관절 사이에 있고 견우혈 뒤 우묵한 곳에 있다[동인].

▷在肩曲胛上兩骨解間 肩髃後陷中《銅人》

○ 견우혈 뒤 두 뼈 사이에 있다[입문].

▷在肩髃後 兩骨罅間《入門》

○ 침은 8푼을 놓으며 뜸은 뜨지 말아야 한다[입문].

▷鍼入八分 禁不可灸《入門》

노유(臑兪) 2혈

◇ 臑兪二穴

○ 견료혈 뒤 대골 아래 어깨뼈 위의 우묵한 가운데 있는데 팔을 들고 혈을 잡는다. 침은 8푼을 놓으며 뜸은 3장을 뜬다[동인].

▷在肩髎後 大骨下 胛上廉陷中 擧臂取之 鍼入八分 可灸三壯《銅人》

천종(天宗) 2혈

◇ 天宗二穴

○ 병풍혈 뒤 대골(大骨) 아래 우묵한 가운데 있다. 침은 5푼을 놓으며 6번 숨쉴 동안 꽂아 두고 뜸은 3장을 뜬다[동인].

▷在秉風後 大骨下陷中 鍼入五分 留六呼 可灸三壯《銅人》

병풍(秉風) 2혈

◇ 秉風二穴

○ 천료혈 바깥쪽 어깨 위 작은 우골 뒤에 있다. 팔을 들면 우묵하게 들어가 있다[동인].

▷在天髎外 肩上 小髃骨後 擧臂有空《銅人》

○ 천종혈 앞 작은 우골 뒤에 있다[입문].

▷在天宗前 小髃後《入門》

○ 침은 5푼을 놓으며 뜸은 5장을 뜬다[동인].

▷鍼入五分 可灸五壯《銅人》

곡원(曲垣) 2혈

◇ 曲垣二穴

○ 어깨 중앙의 굽은 어깨뼈 가운데의 우묵한 곳에 있다. 손으로 누르면 아픈 것을 느끼는 곳이다. 침은 5푼을 놓으며 뜸은 10장을 뜬다[동인].

▷在肩中央 曲胛陷中 按之應手痛 鍼入五分 可灸十壯《銅人》

견외유(肩外兪) 2혈

◇ 肩外兪二穴

○ 어깨뼈 위의 모퉁이 등뼈대에서 3치 떨어진 우묵한 곳에 있다[동인].

▷在肩胛上廉 去脊三寸陷中《銅人》

○ 대저혈(大杼穴)에서 옆으로 3치 나가 있다[입문].

▷去大杼傍三寸《入門》

○ 침은 6푼을 놓으며 뜸은 3장을 뜬다[동인].

▷鍼入六分 可灸三壯《銅人》

견중유(肩中兪) 2혈

◇ 肩中兪二穴

○ 어깨뼈 안쪽 등뼈대에서 2치 나가서 우묵한 곳에 있다[동인].

▷在肩胛內廉 去脊二寸陷中《銅人》

○ 대저혈에서 옆으로 2치 나가 있다[입문].

▷去大杼傍 二村《入門》

○ 침은 3푼을 놓으며 7번 숨쉴 동안 꽂아 두고 뜸은 10장을 뜬다[동인].

▷鍼入三分 留七呼 可灸十壯《銅人》

○ 어깨 뒤의 12혈 가운데서 노유혈과 견정혈이 제일 바깥쪽에 있고 천종혈과 곡원혈이 그 다음이며 견외유혈과 견중유혈이 제일 안쪽에 있다[강목].

▷肩後廉十二穴 臑腧 肩貞極外 天宗曲垣次之 外腧中腧極裏《綱目》

천용(天容) 2혈

◇ 天容二穴

○ 귀 아래의 턱자개미 뒤에 있다[동인].

▷在耳下曲頰後《銅人》

○ 협거혈 뒤의 우묵한 곳에 있다[입문].

▷在頰車後陷中《入門》

○ 침은 1치를 놓으며 뜸은 3장을 뜬다[동인].

▷針入一寸 可灸三壯《銅人》

천창(天窓) 2혈

◇ 天窓二穴

○ 일명 창롱(窓籠)이라고도 하는데 목의 큰 힘줄 앞, 턱자개미 아래의 부돌혈 뒤에 손을 대면 맥이 뛰는 우묵한

▷一名窓籠 在頸大筋 前曲頰下挾扶突後動 脈應手陷中《銅

곳에 있다[동인].

○ 완골혈 아래 큰힘줄과 혈맥 사이 우묵한 곳에 있다[입문].

○ 침은 3푼을 놓으며 뜸은 3장을 뜬다[동인].

人》

▷在完骨下 髮際上 頸上大筋處動脈陷中《入門》

▷鍼入三分 可灸三壯《銅人》

권료(顴髎) 2혈

○ 광대뼈 아래 예골 끝 우묵한 곳에 있다[동인].

○ 뺨의 예골 아래쪽 우묵한 곳에 있다[입문].

○ 침은 3푼을 놓으며 뜸은 뜨지 말아야 한다[동인].

顴髎店二穴

▷在面頄骨下廉 銳骨端陷中《銅人》

▷在面頰 銳骨端下廉陷中《入門》

▷鍼入三分 禁不可灸《銅人》

청궁(聽宮) 2혈

○ 귓구멍 앞의 붉은 팥알만큼 도드라져 나온 것(이주, 耳珠)의 앞에 있다[동인].

○ 귀 앞 도드라져 나온 곳의 옆에 있다[입문].

○ 침은 3푼을 놓으며 뜸은 3장을 뜬다[동인].

◇ 聽宮二穴

▷在耳中珠子 大如赤小豆《銅人》

▷在耳前珠子傍《入門》

▷鍼入三分 可灸三壯《銅人》

족태양방광경의 순행

◇ 足太陽膀胱經流注

○ 족태양경은 눈구석(정명혈)에서 시작하여 이마로 올라가서 정수리(백회혈)에서 교차된다. 그 한 가지는 정수리(정수리는 머리 가운데고, 정수리 앞은 숫구멍이며 정수리 뒤는 뇌라고 하고, 정수리 양옆은 각이라고 한다)로부터 귀의 윗모서리로 간다. 그 바로 가는 가지는 정수리에서 뇌에 들어가 얽힌 다음 다시 나와 갈라져서 목으로 내려가 어깨를 지나 등뼈대를 따라 허리에 내려가서 속으로 들어가 신을 얽고 방광에 속한다. 다른 한 가지는 허리 속에서 아래로 내려가 궁둥이를 뚫고 오금(오금이라는 것은 무릎관절 뒤 다리가 구부러지는 곳인데 즉 위중혈 부위다) 가운데로 들어간다. 다른 한 가지는 어깨에

▷足太陽之脈 起於目內眥(睛明穴) 上額 交点上(百會穴) 其支者 從点(頂爲中 頂前曰項 頂後曰腦 頂左右曰角) 至耳上角 其直者 從点入絡腦 還出 別下項循肩髆內 挾脊抵腰中 入循膂絡腎 屬膀胱 其支者 從腰中下貫臀 入膕中(膕謂膝解之後 曲脚之中也 卽委中穴) 其支者 從髆內左右別 下貫胛(胛謂兩髀骨下竪起肉也) 挾脊內 過髀樞(髀

서 좌우로 갈라져 내려가 신(胂, 이란 것은 두 어깨뼈 아래 두드러진 살을 말한다)을 지나 등으로 내려와 비추(髀樞, 넙적다리관절인데 즉 환도혈(環跳穴)부위다)를 지나 넙적다리 바깥쪽 뒤를 따라 내려가서 오금 가운데서 다른 가지와 합쳐서 내려가 장딴지(다리에 볼록 나온 살은 장딴지라고 한다)를 뚫고, 바깥 복사뼈 뒤(곤륜혈)로 내려와 경골혈(京骨穴)을 따라 새끼발가락 바깥쪽 끝(지음혈이며 여기서부터 족소음경과 연계된다)으로 나간다.

骨節也 卽環跳穴) 循髀外後廉下合膕中 以下貫腨內(足曰肚腨) 出外踝之後(崑崙穴) 循京骨(穴名也) 至小指外側端(至陰穴也 自此交入足少陰)

시동병은 머리가 치밀어 오르는 것같이 아프고, 눈이 빠져 나오는 것 같으며, 목이 빠지는 것 같다. 또한 등뼈가 아프며 허리가 끊어지는 것 같고 넙적다리를 구부리지 못하며, 오금이 오그라드는 것 같고 장딴지가 터지는 것 같다. 이것을 과궐(踝厥)이라고 한다. 이것은 주로 힘줄과 관련되는 병이다.

是動則病衝頭痛 目似脫 項似拔 脊痛 腰似 折髀不可以曲 膕如結腨如裂 是謂踝厥 是主筋

소생병은 치질과 학질, 광증과 전질이 생기며, 머리와 정수리가 아프고 눈이 노랗고 눈물이 나며, 코피가 나고 목과 등, 허리와 꽁무니, 오금과 장딴지, 다리까지 다 아프며, 새끼발가락을 쓰지 못한다.

所生病者 痔 瘧 狂 癲疾 頭腦頂痛 目黃淚出 鼽衄 項 背 腰 尻 膕 腨 脚皆痛 小指不用

이 경맥의 기가 실할 때에는 인영맥이 촌구맥보다 2배나 크며 허할 때는 인영맥이 도리어 촌구맥보다 작다[영추].

盛者人迎大再倍於寸口 虛者人迎半小於寸口也《靈樞》

○ 이 경맥의 경기는 신시(15~17)에 청궁혈에서 시작하여 정명혈에 연락하고 머리와 목을 따라 잔등, 허리, 엉덩이, 허벅다리로 내려와 발에 이르러 지음혈에서 끝난다[입문].

▷申時自聽宮交與睛明 循頭頸下背 腰 臀 腿 至足至陰穴止《入門》

○ 족태양경은 지음혈에서 시작하여 명문혈(命門穴)에서 끝난다. 명문은 눈(目)이다[영추].

▷太陽根于至陰 結于命門 命門者目也《靈樞》

족태양방광경 좌우 모두 126혈

◇ 足太陽膀胱經左右凡一百二十六穴

지음(至陰) 2혈

○ 새끼발가락 끝 발톱의 바깥 모서리에서 부추잎만큼 떨어진 곳에 있다. 족태양맥이 나오는 곳이니 정혈(井穴)이다. 침은 1푼을 놓으며 5번 숨쉴 동안 꽂아 두고 뜸은 3장을 뜬다[동인].

◇ 至陰二穴

▷在足小指端外側 去爪甲角如韭葉 足太陽脈之所出爲井 鍼入一分 留五呼 可灸三壯《銅人》

통곡(通谷) 2혈

○ 새끼발가락 밑마디 앞 바깥쪽 우묵한 곳에 있다. 족태양맥이 흐르는 곳이니 형혈(滎穴)이다. 침은 2푼을 놓으며 5번 숨쉴 동안 꽂아 두고 뜸은 3장을 뜬다[동인].

◇ 通谷二穴

▷在足小指本節之前 外側陷中 足太陽脈之所流爲滎 鍼入二分 留五呼 可灸三壯《銅人》

속골(束骨) 2혈

○ 새끼발가락 밑마디 뒤 바깥쪽 우묵한 곳에 있다. 족태양맥이 쏠리는 곳이니 유혈(腧穴)이다. 침은 3푼을 놓으며 5번 숨쉴 동안 꽂아 두고 뜸은 3장을 뜬다[동인].

◇ 束骨二穴

▷在足小指本節之後 外側陷中 足太陽脈之所注爲腧 鍼入三分 留五呼 可灸三壯《銅人》

금문(金門) 2혈

○ 일명 관량(關梁)이라고도 하는데 바깥쪽 복사뼈 아래 우묵한 곳에 있다. 족태양경의 극혈(郄穴)이다. 침은 3푼을 놓으며 뜸은 3장을 뜬다[동인].

◇ 金門二穴

▷一名關梁 在足外踝下骨空陷中足太陽郄 鍼入三分 可灸三壯《銅人》

경골(京骨) 2혈

○ 발의 바깥쪽 대골 아래 흰살의 경계에 있는 우묵한 곳인데 눌러보면서 잡는다. 족태양맥이 지나는 곳이니 원혈(原穴)이다. 침은 3푼을 놓고 7번 숨쉴 동안 꽂아 두며 뜸은 3장을 뜬다[동인].

◇ 京骨二穴

▷在足外側 大骨下赤白肉際陷中 按而取之 足太陽脈之所過爲原 鍼入三分 留七呼 可灸三壯《銅人》

신맥(申脈) 2혈
◇ 申脈二穴

○ 바깥쪽 복사뼈에서 손톱눈만큼 내려와서 우묵한 곳의 흰살의 경계에 있다[동인].
▷在外踝下陷中 容爪甲白肉際《銅人》

○ 바깥 복사뼈에서 5푼 아래에 있다[자생].
▷在外踝下五分《資生》

○ 양교맥이 시작되는 곳이다. 침은 3푼을 놓고 뜸은 뜨지 말아야 한다[동인].
▷陽蹻脈所生 鍼入三分 禁不可灸《銅人》

복삼(僕參) 2혈
◇ 僕參二穴

○ 일명 안사(安邪)라고도 하는데 발 뒤축뼈 아래 우묵한 곳에 있다. 두 발을 디디고 혈을 잡는다. 침은 3푼을 놓으며 뜸은 7장을 뜬다[동인].
▷一名安邪 在足後外骨下陷中 拱足得之 鍼入三分 可灸七壯《銅人》

곤륜(崑崙) 2혈
◇ 崑崙二穴

○ 바깥 복사뼈 뒤 발 뒤축뼈 위의 우묵한 가운데 있다[동인].
▷在足外踝後 外骨上陷中《銅人》

○ 발 뒤축뼈 위 우묵한 가운데 손을 대면 가는 맥이 뛰는 곳에 있다[자생].
▷在外骨上陷中 細脈動應手《資生》

○ 바깥 복사뼈에서 아래로 1치 내려가 큰 힘줄 아래에 있다[자생].
▷在外踝下一寸 大筋下《資生》

○ 족태양맥이 가는 곳이니 경혈(經穴)이다. 침은 5푼을 놓으며 10번 숨쉴 동안 꽂아 누고 뜸은 5장을 뜬다[영추].
▷足太陽脈之所行爲經 鍼入五分 留十呼 可灸五壯《靈樞》

부양(付陽) 2혈
◇ 付陽二穴

○ 바깥 복사뼈에서 위로 3치 올라가 비양혈 아래에 있다[동인].
▷在外踝上三寸 飛陽下《銅人》

○ 양교맥의 극혈(郄穴)이며 족태양경의 앞, 족소양경의 뒤 힘줄과 뼈 사이에 있다[강목].
▷陽蹻之郄 太陽前 少陽後 筋骨間《綱目》

○ 침은 5푼을 놓으며 7번 숨쉴 동안 꽂아 두고 뜸은 3장을 뜬다[동인].
▷鍼入五分 留七呼 可灸三壯《銅人》

비양(飛陽) 2혈

○ 일명 궐양(厥陽)이라고도 하는데 바깥 복사뼈에서 위로 7치 올라가 뼈의 뒤에 있다. 침은 5푼을 놓으며 뜸은 3장을 뜬다[동인].

◇ 飛揚二穴

▷一名厥陽 在外踝上七寸骨後 鍼入五分 可灸三壯《銅人》

승산(承山) 2혈

○ 일명 어복(魚腹) 또는 장산(腸山), 육주(肉桂)라고도 한다. 장딴지 아래의 근육 사이 우묵한 곳에 있다[동인].

○ 장딴지 아래쪽 힘살 사이에 있으며 발을 드리워 땅에서 1자 가량 들고 혈을 잡는다[입문].

○ 장딴지 아래 힘살이 갈라진 사이에 있다[자생].

○ 침은 7푼을 놓으며 뜸은 5장을 뜬다[동인].

◇ 承山二穴

▷一名魚腹 一名腸山 一名肉柱 在銳腨腸下 分肉間陷中《銅人》

▷在腨股分肉間 拱足 擧地一尺取之《入門》

▷在腿肚下分肉間《資生》

▷鍼入七分 可灸五壯《銅人》

승근(承筋) 2혈

○ 일명 천장(腨腸) 또는 직장(直腸)이라고도 한다. 장딴지의 가운데 있다[동인].

○ 정강이뼈 뒤 장딴지 가운데 발 뒤축에서 7치 위에 있다[입문].

○ 뜸은 3장을 뜨며 침은 놓지 말아야 한다[입문].

◇ 承筋二穴

▷一名腨腸 一名直腸 在腨腸中央《銅人》

▷在脛後腨股中央從 脚外上 七寸《入門》

▷可灸三壯 禁不可針《入門》

합양(合陽) 2혈

○ 무릎 뒤쪽 가로간 금 가운데서 3치 아래에 있다(또는 2치 아래에 있다고도 한다).

○ 위중혈에서 1치 아래에 있다[입문].

○ 침은 5푼을 놓으며 뜸은 5장을 뜬다[동인].

◇ 合陽二穴

▷在膝約文中央下三寸(一云二寸)

▷在直委中下一寸《入門》

▷鍼入五分 可灸五壯《銅人》

위중(委中) 2혈

○ 오금의 중앙, 가로간 금 가운데 맥이 뛰는 우묵한 곳에 있다[동인].

◇ 委中二穴

▷在膕中央約文中 動脈陷中《銅人》

○무릎관절 안쪽 오금의 가로간 금 가운데 맥이 뛰는 곳에 있다[입문].	▷在膝腕內　膕橫紋中央動脈《入門》
○ 위중혈은 곧 혈극(血郄)이다. 오금 가운데 있으며 피를 빼면 고질병이 다 나을 수 있다[자생].	▷委中者血郄也 在膕中央 可出血 痼疹皆愈《資生》
○ 오금 안쪽의 두 힘줄과 뼈 사이 우묵한 가운데 있다. 또는 무릎뼈 뒤 가운데 있다. 돌려 세우고 혈을 잡는다[자생].	▷在曲脷內 兩筋兩骨中宛宛 又云 膝解後曲脚中 背面取之《資生》
○ 오금 주위에 검붉은 핏줄에서 피를 뺀다. 그러나 핏줄이 덩굴같이 뭉친 곳에서는 피를 빼지 못한다. 피를 빼면 멎지 않고 계속 나와 도리어 해가 된다[강목].	▷又於四畔紫脈上去血　如藤塊者 不可出血 血不止令人夭《綱目》
○ 침은 1치 5푼을 놓으며(또는 5푼 놓는다고 하였다) 7번 숨쉴 동안 꽂아 두고 뜸은 뜨지 말아야 한다[강목].	▷宜鍼入一寸半(一云五分)　留七呼 禁不可灸《綱目》
위양(委陽) 2혈	◇ 委陽二穴
○ 승부혈에서 6치 아래에 있으며 다리를 펴고 혈을 잡는다[동인].	▷在承扶下六寸　屈伸取之《銅人》
○ 삼초의 아래 보골에 있는 유혈이다. 족태양경맥의 뒤 오금 가운데서 바깥쪽 변두리와 두 힘줄 사이에 있다[자생].	▷三焦下輔腧也 在足太陽後 出於膕中　外廉　兩筋間《資生》
○ 무릎의 가로간 금 끝의 바깥쪽 변두리 두 힘줄 사이에 있는 위중혈에서 2치 나가 있다. 다리를 굽혔다 폈다 하면서 혈을 잡는다[입문].	▷在膝腕橫文尖外廉　兩筋間 委中外二寸 屈伸取之《入門》
○ 침은 7푼을 놓으며 뜸은 3장을 뜬다[동인].	▷鍼入七分 可灸三壯《銅人》
○ 『동인』에 "위양혈은 족태양경맥의 앞, 족소양경맥의 뒤, 오금의 가운데서 바깥쪽으로 나와 두 힘줄 사이에 있는 승부혈에서 6치 아래에 있는데 여기서 족태양경맥이 갈라져서 족소양경맥에 연락되는 곳"이라고 하였다. 오늘날 『내경』을 상고해 보니 1자 6치 아래라고 하였고 또 『내경』을 조사해 보니 "위양혈을 잡는 데는 다	▷銅人云　委陽　在足太陽前　少陽之後　出于膕中外廉　兩筋間　承扶下六寸 此足太陽之別絡 手少陽經也　以今經文考之　當云一尺六寸 又按經文取委陽者 屈伸而索之 取陽陵泉者 正竪膝與

리를 구부렸다 폈다 하면서 찾아야 하며 양릉천혈은 무릎을 바로 세우고 위양혈과 수평 되게 하여서 위양혈의 앞에 나가서 잡는다"고 하였다. 그러므로 '위(委)'라는 말은 구부린다[曲]는 말이며 위중(委中)이란 즉 오금의 안쪽 가운데라는 말이며 위양이란 오금의 가로간 금의 끝 즉 양부분에 있는 두 힘줄 사이에 있다는 말이다. 그곳은 바로 족태양경맥과 족소양경맥의 사이이며 안팎 변두리의 경계에 해당하므로 족태양경맥의 앞, 족소양경맥의 뒤, 오금의 바깥 변두리라고 한 것이다. 그 혈은 가로간 금의 끝 두 힘줄 사이에 있으며 바로 무릎과 수평으로 있는 양릉천혈과 마주 있다. 그러므로 승부혈에서 1자 6치에 있는 것이 틀림없다[강목].

之齊 下至委陽之前取之 是知委者曲也 委中卽兩膕之中央 委陽卽曲脷之陽分 約文之盡處兩筋間 推其分野 則正當太陽少陽之間 內外廉之界 故曰 太陽之前少陽之後 膕中外廉也 其穴正在約文兩筋之間 只正膝與之齊 陽陵泉正對其穴 當爲一尺六寸無疑矣《綱目》

부극(浮郄) 2혈

○ 위양혈에서 1치 위에 있는데 무릎을 펴고 잡는다. 침은 5푼을 놓으며 뜸은 3장을 뜬다[동인].

◇ 浮郄二穴

▷在委陽上一寸 展膝得之 鍼入五分 可灸三壯《銅人》

은문(殷門) 2혈

○ 승부혈에서 6치 아래에 있다. 침은 5푼을 놓으며 7번 숨쉴 동안 꽂아 두고 뜸은 뜨지 말아야 한다[동인].

◇ 殷門二穴

▷在承扶下六寸 鍼入五分 留七呼 禁不可灸《銅人》

승부(承扶) 2혈

○ 일명 육극(肉郄), 음관(陰關) 또는 피부(皮部)라고도 한다. 꽁무니 아래의 허벅지에서 올라간 금 가운데 있다[동인].

○ 꽁무니 아래의 허벅지 위에서 가로간 금의 가운데 있다[입문].

○ 침은 5푼을 놓으며 뜸은 뜨지 말아야 한다[입문].

◇ 承扶二穴

▷一名肉郄 一名陰關 一名皮部 在尻股臀下 股陰衝上約文中央《銅人》

▷在尻臀下 陰股上橫紋中《入門》

▷針入五分 禁不可灸《入門》

질변(秩邊) 2혈

○ 제20등뼈 아래에서 양옆으로 각각 3치 나가서 우묵한 곳에 있다. 엎드리고 혈을 잡는다. 침은 5푼을 놓고 뜸은 3장을 뜬다[동인].

○ 등뼈까지 합하면 4치이고 등뼈를 빼면 각각 1치 5푼이다. 대저혈 아래의 모든 혈들은 다 등뼈의 너비 1치를 내놓고 양쪽으로 각각 1치 5푼 나가는 것이 정확하다. 대개 등뼈는 1치 가량 넓으므로 응당히 빼야 한다[자생].

◇ 秩邊二穴

▷在第二十椎下 兩傍相去 各三寸陷中 伏而取之 鍼入五分 可灸三壯《銅人》

▷挾脊四寸 是除脊則各一寸半也 大杼下諸穴 皆當除脊骨一寸則兩傍相去各一寸五分爲正 大凡脊骨廣一寸 當除之《資生》

포황(胞肓) 2혈

○ 제19등뼈 아래에서 양옆으로 각각 3치 나가 있다. 엎드리고 혈을 잡는다. 침은 5푼을 놓고 뜸은 5·7장(35장)을 뜬다[동인].

◇ 胞肓二穴

▷在第十九椎下兩傍 相去各三寸 伏而取之 鍼入五分 可灸五七壯《銅人》

지실(志室) 2혈

○ 제14등뼈 아래에서 양쪽으로 각각 3치 나가서 우묵한 곳에 있다. 침은 5푼을 놓으며 뜸은 5장을 뜬다[동인].

◇ 志室二穴

▷在第十四椎下 兩傍相去 各三寸陷中 鍼入五分 可灸五壯《銅人》

황문(肓門) 2혈

○ 제13등뼈 아래에서 양옆으로 각각 3치 나가 있다. 또는 갈비뼈 사이 구미혈과 서로 수직되게 있다. 침은 5푼을 놓으며 뜸은 30장까지 뜬다[동인].

◇ 肓門二穴

▷在第十三椎下 兩傍相去各三寸 右肋間 與鳩尾相直 鍼入五分 可灸三十壯《銅人》

위창(胃倉) 2혈

○ 제12등뼈 아래에서 양옆으로 각각 3치 나가 있다. 침은 5푼을 놓고 뜸은 5·7(35장)장을 뜬다[동인].

◇ 胃倉二穴

▷在第十二椎下 兩傍相去各三寸 鍼入五分 可灸五七壯《銅人》

의사(意舍) 2혈

○ 제11등뼈 아래에서 양옆으로 각각 3치 나가서 우묵한

◇ 意舍二穴

▷在第十一椎下 兩傍相去 各三

곳에 있다. 똑바로 앉아서 혈을 잡는다. 침은 5푼을 놓고 뜸은 5~100장까지 뜬다[동인].

寸陷中 正坐取之 鍼入五分 可灸五壯 至百壯止《銅人》

양강(陽綱) 2혈

◇ 陽綱二穴

○ 제10등뼈 아래에서 양옆으로 각각 3치 나가 우묵한 가운데 있다. 똑바로 앉아서 혈을 잡는다. 침은 5푼을 놓고 뜸은 5장을 뜬다[동인].

▷在第十椎下 兩傍相去 各三寸陷中 正坐取之 鍼入五分 可灸五壯《銅人》

혼문(魂門) 2혈

◇ 魂門二穴

○ 제9등뼈 아래에서 양옆으로 각각 3치 나가서 우묵한 곳에 있다. 똑바로 앉아서 혈을 잡는다. 침은 5푼을 놓고 뜸은 5장을 뜬다[동인].

▷在第九椎下 兩傍相去各三寸陷中 正坐取之 鍼入五分 可灸五壯《銅人》

격관(膈關) 2혈

◇ 膈關二穴

○ 제7등뼈 아래에서 양옆으로 각각 3치 나가 우묵한 곳에 있다. 똑바로 앉아서 혈을 잡는다. 침은 5푼을 놓고 뜸은 5장을 뜬다[동인].

▷在第七椎下 兩傍相去各三寸陷中 正坐取之 鍼入五分 可灸五壯《銅人》

의희(譩譆) 2혈

◇ 譩譆二穴

○ 어깻쭉지뼈 안쪽 제6등뼈 아래에서 양옆으로 3치 나가 있다. 똑바로 앉아서 혈을 잡는다. 손으로 세게 누르면 환자가 몹시 아파하는 곳이 그 혈이다[동인].

▷在肩髆內廉第六椎下 兩傍相去各三寸 正坐取之 以手重按之 病者言譩譆 是穴也《銅人》

○ 어깻죽지뼈 안쪽을 손으로 누르면서 환자가 팔굽을 잡게 한 다음 소리를 지르게 하면 손가락 밑이 움직이는 곳이다[입문].

▷在髆內廉 以手厭之 令病人抱肘 作譩譆之聲 則指下動矣《入門》

○ 침은 6푼을 놓으며 3번 숨쉴 동안 꽂아 둔다. 사할 때에는 5번 숨쉴 동안 꽂아 둔다. 뜸은 14에서 100장까지 뜬다[동인].

▷鍼入六分 留三呼 瀉五吸 可灸二七壯 止一百壯止《銅人》

신당(神堂) 2혈

○ 제5등뼈 아래에서 양옆으로 각각 3치 나가서 우묵한 곳에 있다. 똑바로 앉아서 혈을 잡는다. 침은 3푼을 놓고 뜸은 5장을 뜬다[동인].

◇ 神堂二穴

▷在第五椎下 兩傍相去各三寸陷中 正坐取之 鍼入三分 可灸五壯《銅人》

고황유(膏肓兪) 2혈

○ 제4등뼈 아래에서 양옆으로 각각 3치씩 나가 있다(혈을 잡는 방법은 아래에 자세히 있다). 뜸은 100~500장까지 뜰 수 있다. 혈을 정확하게 잡고 뜸을 뜨면 병이 낫지 않는 법이 없다[동인].

○ 『천금방』에 "모든 혈들은 각각 적응증이 있는데 고황유, 삼리, 용천 혈들은 여러 가지 병을 다 치료한다"고 한 것과 같이 이 3개 혈들은 치료하지 못하는 병이 없다[자생].

◇ 膏肓腧二穴

▷在第四椎下 兩傍相去各三寸(取穴法 詳見下) 可灸百壯至五百壯 若能用心得正穴灸之 無疾不愈《銅人》

▷千金方於諸穴治病 各分主之 獨於膏肓 三里 湧泉 特云治雜病 盖是三穴無所不治也《資生》

백호(魄戶) 2혈

○ 일명 혼호(魂戶)라고도 하는데 제3등뼈 아래에서 양옆으로 각각 3치 나가 있다. 똑바로 앉아서 혈을 잡는다[동인].

○ 제3등뼈에서 옆으로 3치 나가 있다[입문].

○ 침은 5푼을 놓으며 뜸은 5장을 뜬다. 또는 7장씩 떠서 100장까지 뜰 수 있다[강목].

◇ 魄户二穴

▷一名魂户 在第三椎下兩傍 相去各三寸 正坐取之《銅人》

▷在三節外三寸《入門》

▷鍼入五分 可灸五壯 一云 可灸七壯至百壯《綱目》

부분(附分) 2혈

○ 제2등뼈 아래의 부항 안쪽에서 양옆으로 3치 나가 있다[동인].

○ 제2등뼈에서 옆으로 3치 나가 부항 안쪽 우묵한 곳에 있다. 똑바로 앉아서 혈을 잡는다[입문].

○ 침은 5푼을 놓으며 침감이 오면 곧 뺀다. 하루에 7장

◇ 附分二穴

在第二椎下 附項內廉兩傍 相去各三寸:《銅人》

▷出第二節外三寸 附項內廉陷中 正坐取之《入門》

▷針入五分 得氣卽瀉 日可灸七

씩 떠서 100장까지 뜰 수 있다[동인]. 壯至百壯《銅人》

회양(會陽) 2혈
◇ 會陽二穴

○ 일명 이기(利機)라고도 하는데 꽁무니뼈 양옆에 있다[동인].
▷一名利機　在陰尾骶骨兩傍《銅人》

○ 꽁무니뼈에서 양옆으로 각각 1치 5푼 나가 있다[입문].
▷在陰尾骨外　各開一寸半《入門》

○ 침은 8푼을 놓으며 뜸은 5장을 뜬다[동인].
▷鍼入八分 可灸五壯《銅人》

하료(下髎) 2혈
◇ 下髎二穴

○ 엉덩이뼈의 네번째 구멍에 해당한 등뼈를 낀 우묵한 곳에 있다. 침은 2치를 놓고 10번 숨쉴 동안 꽂아 두며 뜸은 3장을 뜬다[입문].
▷在第四空 挾脊陷中 鍼入二寸 留十呼 可灸三壯《入門》

○ 죽은 사람의 엉덩이뼈를 보면 허리등뼈가 끝난 곳에 하나의 뼈가 있는데 너비는 사람의 얼굴만 하고 4개의 구멍이 두 줄로 뚜렷하게 통하여 있는데 이것이 8료혈이다[속방].
▷嘗見死人骸　腰脊骨盡處有一骨　廣如人面大　而四穴分兩行　了然通透　乃是八凮穴也《俗方》

중료(中髎) 2혈
◇ 中髎二穴

○ 엉덩이뼈의 세번째 구멍에 해당하는 등뼈를 낀 우묵한 곳에 있다. 침은 2치를 놓고 10번 숨쉴 동안 꽂아 두며 뜸은 3장을 뜬다[입문].
▷在第三空 挾脊陷中 鍼入二寸 留十呼 可灸三壯《入門》

차료(次髎) 2혈
◇ 次髎二穴

○ 엉덩이뼈 2번째 구멍에 해당한 등뼈를 낀 우묵한 곳에 있다. 침은 2치를 놓고 뜸은 3장을 뜬다[입문].
▷在第二空 脊挾陷中 針入二寸 可灸三壯《入門》

상료(上髎) 2혈
◇ 上髎二穴

○ 엉덩이뼈의 첫 번째 구멍, 마지막 허리등뼈의 1치 아
▷在第一空 腰踝下一寸 挾脊陷

래인 등뼈를 낀 우묵한 곳에 있다[동인].

○ 마지막 허리등뼈의 아래, 엉덩이뼈의 첫번째 구멍에 해당하는 등뼈를 낀 우묵한 곳에 있다. 나머지 3개 요혈은 약간 사선으로 내려가면서 있고, 위의 혈들은 사이가 좀 넓고, 아래의 혈들은 좀 좁다. 침은 1치를 놓으며 뜸은 7장을 뜬다[입문].

中《銅人》

▷在腰髁骨下 第一空 挾脊兩傍陷中 餘三髎少斜 上簀下俠 鍼入一寸 可灸七壯《入門》

백환유(白環腧) 2혈

○ 제21등뼈 아래에서 양옆으로 각각 1치 5푼 나가 있다[동인].

○ 혈을 잡는 방법은 요호법과 같다. 즉 땅에 똑바로 엎드려 몸을 단정히 하고 두 손을 서로 포개어 이마를 받친 다음 숨을 느리게 쉬어 피부가 다 늘어지게 하고 혈을 잡는다[강목].

○ 침은 8푼을 놓으며 침감이 오면 먼저 사하고 다음에 보하며 뜸은 뜨지 말아야 한다[동인].

◇ 白環腧二穴

▷在第二十一椎下 兩傍相去 各一寸五分《銅人》

▷取如腰户法 挺杖伏地 端身兩手相重支額 縱息 令皮膚俱緩乃得其穴《綱目》

▷鍼入八分 得氣先瀉後補 禁不可灸《銅人》

중려내유(中膂內腧) 2혈

○ 일명 척내유(脊內腧)라고도 하는데 제20등뼈 아래에서 양옆으로 각각 1치 5푼 나가서 등뼈 옆 두드러진 살 사이에 있으며 엎드려 혈을 잡는다. 침은 3푼을 놓고 10번 숨쉴 동안 꽂아 두고 뜸은 3장을 뜬다[동인].

◇ 中膂內腧二穴

▷一名脊內腧 第二十椎下 兩傍相去 各一寸五分 挾脊起肉間伏而取之 鍼入三分 留十呼 可灸三壯銅人》

방광유(膀胱腧) 2혈

○ 제19등뼈 아래에서 양옆으로 각각 1치 5푼 나가 있으며 침은 3푼을 놓고 6번 숨쉴 동안 꽂아 두며 뜸은 3장 뜬다[동인].

◇ 膀胱腧二穴

▷在第十九椎下 兩傍相去 各一寸五分 鍼入三分 留六呼 可灸三壯《銅人》

소장유(小腸腧) 2혈

○ 제18등뼈 아래에서 양옆으로 각각 1치 5푼 나가 있다. 침은 3푼을 놓고 6번 숨쉴 동안 꽂아 두며 뜸은 3장을 뜬다[동인].

◇ 小腸腧二穴

▷在第十八椎下 兩傍相去各 一寸五分 鍼入三分 留六呼 可灸三壯《銅人》

대장유(大腸腧) 2혈

○ 제16등뼈 아래에서 양옆으로 각각 1치 5푼 나가 있다. 침은 3푼을 놓고 6번 숨쉴 동안 꽂아 두며 뜸은 3장을 뜬다[동인].

◇ 大腸腧二穴

▷在第十六椎下 兩傍相去各 一寸五分 鍼入三分 留六呼 可灸三壯《銅人》

신유(腎腧) 2혈

○ 제14등뼈 아래에서 양옆으로 각각 1치 5푼 나가서 배꼽과 서로 상대해 있다. 침은 3푼을 놓으며 7번 숨쉴 동안 꽂아 두고 뜸은 나이수만큼 뜬다[동인].

◇ 腎腧二穴

▷在第十四椎下 兩傍相去 各一寸五分 與臍相對 鍼入三分 留七呼 可灸隨年爲壯《銅人》

삼초유(三焦腧) 2혈

○ 제13등뼈 아래에서 양옆으로 각각 1치 5푼 나가 있다. 침은 5푼을 놓고 7번 숨쉴 동안 꽂아 두고 뜸은 3장을 뜬다[동인].

◇ 三焦腧二穴

▷在第十三椎下 兩傍相去 各一寸五分 鍼入五分 留七呼 可灸三壯《銅人》

위유(胃腧) 2혈

○ 제12등뼈 아래에서 양옆으로 각각 1치 5푼 나가 있다. 침은 3푼을 놓는데 7번 숨쉴 동안 꽂아 두며 뜸은 나이수만큼 뜬다[동인].

◇ 胃腧二穴

▷在第十二椎下 兩傍相去 各一寸五分 鍼入三分 留七呼 可灸隨年爲壯數《銅人》

비유(脾腧) 2혈

○ 제11등뼈 아래에서 양옆으로 각각 1치 5푼 나가서 있다. 침은 3푼을 놓고 7번 숨쉴 동안 꽂아 두며 뜸은 7장을 뜬다[동인].

◇ 脾腧二穴

▷在第十一椎下 兩傍相去 各一寸五分 鍼入三分 留七呼 可灸七壯《銅人》

담유(膽腧) 2혈

◇ 膽腧二穴

○ 제10등뼈 아래에서 양옆으로 각각 1치 5푼 나가 있다. 똑바로 앉아서 혈을 잡는다. 침은 5푼을 놓으며 뜸은 3장 뜬다[동인].

▷在第十椎下 兩傍相去 各一寸五分 正坐取之 鍼入五分 可灸三壯《銅人》

간유(肝兪) 2혈

◇ 肝兪二穴

○ 제9등뼈 아래에서 양옆으로 각각 1치 5푼 나가 있다. 침은 3푼을 놓고 6번 숨쉴 동안 꽂아 두며 뜸은 3장 뜬다[동인].

▷在第九椎下 兩傍相去 各一寸五分 鍼入三分 留六呼 可灸三壯《銅人》

격유(膈腧) 2혈

◇ 膈腧二穴

○ 제7등뼈 아래에서 양옆으로 각각 1치 5푼 니가 있다. 침은 3푼을 놓고 7번 숨쉴 동안 꽂아 두며 뜸은 3장 뜬다[동인].

▷在第七椎下 兩傍相去 各一寸五分 鍼入三分 留七呼 可灸三壯《銅人》

심유(心腧) 2혈

◇ 心腧二穴

○ 제5등뼈 아래에서 양옆으로 각각 1치 5푼 나가 있다. 침은 3푼을 놓고 7번 숨쉴 동안 꽂아 두며 침감이 오면 빼고 뜸은 뜨지 말아야 한다[동인].

▷在第五椎下 兩傍相去 各一寸五分 鍼入三分 留七呼 得氣卽瀉 禁不可灸《銅人》

궐음유(厥陰腧) 2혈

◇ 厥陰腧二穴

○ 제4등뼈 아래에서 양옆으로 각각 1치 5푼 나가 있다. 침은 3푼을 놓고 뜸은 7장을 뜬다[동인].

▷在第四椎下 兩傍相去 各一寸五分 鍼入三分 可灸七壯《銅人》

폐유(肺腧) 2혈

◇ 肺腧二穴

○ 제3등뼈 아래에서 양옆으로 각각 1치 5푼 나가 있다[동인].

▷在第三椎下 兩傍相去 各一寸五分《銅人》

○ 폐유와 젖은 서로 마주 있으며 끈으로 잰다[자생].

▷肺腧與乳相對 引繩度之《資生》

○ 손을 어깨에 걸었을 때 가운뎃손가락 끝이 닿는 곳이

며 왼쪽 혈은 오른손으로 잡고 오른쪽 혈은 왼손으로 잡는다. 침은 5푼을 놓으며 7번 숨쉴 동안 꽂아 두고 뜸은 100장까지 뜰 수 있다[동인].	▷以搭手 左取右右取左 當中指末是穴 鍼入五分 留七呼 可灸一百壯《銅人》
풍문(風門) 2혈	◇ 風門二穴
○ 일명 열부(熱府)라고도 하는데 제2등뼈 아래에서 양옆으로 각각 1치 5푼 나가 있다. 침은 5푼을 놓고 7번 숨쉴 동안 꽂아 두며 뜸은 5장을 뜬다. 만일 이 혈에 자주 침을 놓아 모든 양의 열기(陽熱氣)를 내리면 등에는 영원히 옹저(癰疽)가 나지 않는다[동인].	▷一名熱府 在第二椎下 兩傍相去各一寸五分 鍼入五分 留七呼 可灸五壯 今附云 若頻刺 泄諸陽熱氣 背永不發癰疽《銅人》
대저(大杼) 2혈	◇ 大杼二穴
○ 제1등뼈 아래에서 양옆으로 각각 1치 5푼 나가 있다. 침은 5푼을 놓으며 뜸은 7장을 뜬다. 또는 뜸은 뜨지 말아야 한다고도 한다[동인].	▷在第一椎下 兩傍相去各一寸五分 鍼入五分 可灸七壯 一云禁灸《銅人》
천주(天柱) 2혈	◇ 天柱二穴
○ 목덜미의 머리털이 돋은 부위에 있는 큰 힘줄 바깥쪽 변두리의 우묵한 곳에 있다[동인].	▷在挾項後髮際 大筋外廉陷中《銅人》
○목 큰 힘줄 바깥쪽 덜미의 머리털을 낀 부위에 있으며 침은 5푼을 놓으며 뜸은 3장을 뜬다[입문].	▷在頸大筋外 挾後髮際陷中 鍼入五分 可灸三壯《入門》
옥침(玉枕) 2혈	◇ 玉枕二穴
○ 낙각혈에서 뒤로 1치 5푼 내려가 뇌호혈에서 옆으로 1치 3푼에 나가 살이 두드러진 침골(枕骨) 위에 있으며 머리털이 돋은 경계에서 3치 올라가 있다. 뜸은 3장을 뜨며 침은 놓지 말아야 한다[동인].	▷在絡却後一寸五分 挾腦户傍一寸三分 起肉枕骨上 入髮際上三寸 可灸三壯 禁不可鍼《銅人》

낙각(絡却) 2혈

◇ 絡却二穴

○ 일명 강양(强陽) 또는 뇌개(腦蓋)라고도 한다. 통천혈에서 1치 5푼 올라가 있다. 뜸은 3장을 뜨고 침은 놓지 말아야 한다[동인].

▷一名强陽 又名腦蓋 在通天後一寸五分 可灸三壯 禁不可鍼《銅人》

통천(通天) 2혈

◇ 通天二穴

○ 일명 천백(天伯)이라고도 하는데 승광혈에서 1치 5푼 올라가 있다. 침은 3푼을 놓으며 7번 숨쉴 동안 꽂아 두고 뜸은 3장을 뜬다[동인].

▷一名天伯 在承光後一寸五分 鍼入三分 留七呼 可灸三壯《銅人》

승광(承光) 2혈

◇ 承光二穴

○ 오처혈에서 1치 5푼 올라가 있다. 침은 3푼을 놓고 뜸은 뜨지 말아야 한다[동인].

▷在五處後一寸五分 鍼入三分 禁不可灸《銅人》

오처(五處) 2혈

◇ 五處二穴

○ 상성혈에서 1치 5푼 옆에 있다. 침은 3푼을 놓고 7번 숨쉴 동안 꽂아 두고 뜸은 3장을 뜬다[동인].

▷在上星傍一寸五分 鍼入三分 留七呼 可灸三壯《銅人》

곡차(曲差) 2혈

◇ 曲差二穴

○ 앞이마의 머리털이 돋은 경계에서 좀 들어가서 있는 신정혈(神庭穴)에서 1치 5푼 옆에 있다. 침은 2푼을 놓으며 뜸은 3장을 뜬다[동인].

▷入前髮際 在挾神庭傍一寸五分 鍼入二分 可灸三壯《銅人》

찬죽(攢竹) 2혈

◇ 攢竹二穴

○ 일명 시광(始光), 광명(光明), 원주(圓柱)라고도 한다. 두 눈썹의 안쪽 끝 우묵한 곳에 있다. 침은 1푼을 놓으며 3번 숨쉴 동안 꽂아 둔다. 사할 때에는 5번 숨쉴 동안 꽂아 둔다. 뜸은 뜨지 말아야 한다.

▷一名始光 一名光明 一名圓柱 在兩眉頭陷中 鍼入一分 留三呼 瀉五吸 禁不可灸

○ 가는 삼릉침으로 찔러서 열기를 사하는데 이렇게 3번

▷宜以細三稜鍼刺之 宣泄熱氣

놓으면 눈이 밝아진다[동인].

三度刺 目大明《銅人》

정명(睛明) 2혈

◇ 睛明二穴

○ 일명 누공(淚孔)이라고도 하는데 눈구석에서 1푼 떨어져 있다[동인].

▷一名淚孔 在目內眥頭外一分《銅人》

○ 눈구석의 붉은 살이 있는 우묵한 가운데 있다[입문].

▷在目內眥 紅肉陷中《入門》

○ 침은 1치 5푼을 놓으며 3번 숨쉴 동안 꽂아 두고 뜸은 뜨지 말아야 한다[동인].

▷鍼入一寸五分 留三呼 禁不可灸《銅人》

○ 『명당경』에는 "침을 1푼 반을 놓는다"고 하였으니 얼굴의 모든 혈은 얕게 찌르는 것이 좋고 1푼 반이 맞으며 『동인』의 1치 5푼은 잘못된 것 같다[자생].

▷明堂云 鍼入一分半 蓋面部宜淺刺 是一分半爲正 銅人誤也《資生》

족소음신경의 순행

◇ 足少陰腎經流注

○ 족소음경맥은 새끼발가락 밑에서 시작하여 발바닥 가운데(용천혈)로 비스듬히 가서 연골(연곡혈)의 밑으로 나가 안쪽 복사뼈의 뒤(태계혈)에 갔다가 발꿈치 가운데(태종혈)로 갈라져 들어갔다가 장딴지 속(부류혈)으로 올라가 무릎 안쪽(음곡혈)으로 나와 허벅지 안쪽 뒤 변두리로 올라가 등뼈를 뚫고 신에 속하고 방광을 얽는다. 그 바로 가는 가지는 신에서 갈라져 간과 횡경막을 뚫고 올라가 폐 속으로 들어갔다가 울대를 따라 혀뿌리로 간다. 다른 한 가지는 폐에서 좇아 나와 심에 연결하고 가슴속으로 들어간다(여기서 수소음경맥과 심포락경맥에 연결된다).

▷足少陰之脈 起於小指之下 斜趨足心(涌泉穴) 出然骨之下(然谷穴) 循內踝之後(太谿穴) 別入外中(太鍾穴) 以上腨內(復溜穴) 出膕內廉(陰谷穴) 上股內後廉 貫脊屬腎 絡膀胱 其直者 從腎上貫肝膈 入肺中 循喉嚨 挾舌本 其支者 從肺出絡心 注胸中(自此交手心主) 入

시동병은 배가 고프면서도 먹고 싶지 않고 얼굴빛이 숯처럼 거멓고 기침을 하면서 가래를 뱉는데 피가 섞여 나오고 목에서 소리가 나고 숨이 차며 앉았다가 일어서면 눈앞이 캄캄해지면서 아무것도 보이지 않고 배고픈 것과 같이 가슴이 쓰리다. 기가 부족하면 무서움을 잘 타고 가

是動則病飢不欲食 面黑如炭色 咳唾則有血 喉鳴而喘 坐而欲起 目䀮䀮如無所見 心如懸若飢狀 氣不足則善恐 心惕惕若人將捕之 是謂骨厥 是主腎

슴이 뛰며 누가 자기를 잡으러 오는 것과 같은 감을 느끼는데 이것을 골궐(骨厥)이라고 한다. 이것은 주로 신과 관련된 병이다.

소생병은 입 안이 달고 혀가 마르며 목이 붓고 기가 치밀어 오르며 목 안이 마르고 아프며 가슴이 답답하고 아프며, 황달과 이질이 생기고, 등뼈, 엉덩이, 허벅지 안쪽, 뒤 변두리가 아프며 다리에 힘이 없고 차며, 눕기를 좋아하고 발바닥이 달면서 아프다. 뜸을 뜨면서 음식을 억지로 먹어 살이 오르게 한다(음식을 억지로 먹으면 살이 오르게 된다). 허리띠를 늦추고 머리를 풀어 놓으며, 큰지팡이를 짚고 무거운 신을 신고 걸어다녀야 한다.

所生病者 口熱 舌乾 咽腫 上氣 嗌乾及痛 煩心 心痛 黃疸 腸澼 脊澼內後廉痛 痿厥 嗜臥 足下熱而痛 灸則强食生肉(勉强飮食以生肌肉) 緩帶被髮大杖重履而步

이 경맥의 기가 실할 때는 촌구맥이 인영맥보다 2배나 크며 허할 때는 촌구맥이 도리어 인영맥보다 작다[영추].

盛者寸口大二倍於人迎 虛者寸口反小於人迎也《靈樞》

○ 이 경맥의 경기는 유시(17~19시)에 지음혈과 용천혈에서 시작하여 무릎을 따라 위로 올라가 가슴에 이르러 유부혈에 가서 끝난다[입문].

▷酉時自至陰與涌泉循膝上行至胸腧府穴止《入門》

○ 족소음경맥은 용천혈에서 시작하여 염천혈에 가서 끝난다[영추].

▷少陰根于涌泉 結于廉泉《靈樞》

족소음신경 좌우 모두 54혈

◇ 足少陰腎經左右凡五十四穴

용천(涌泉) 2혈

◇ 涌泉二穴

○ 발바닥의 우묵한 곳, 즉 발바닥과 발가락을 구부리면 'ㅅ'자처럼 우묵해지는 가운데 있다[동인].

▷在足陷中 屈足卷指 宛宛中《銅人》

○ 용천혈은 발바닥의 중앙, 발바닥이 오목하게 들어간 곳(足心)에 있는데 꿇어 앉아서 잡는다[영추].

▷涌泉者足心也 跪而取之《靈樞》

○ 발바닥 밑 우묵한 곳에 흰 살의 경계에 있다[자생].

▷在脚心底宛中 白肉際《資生》

○ 발바닥 중심에 있다[입문].

▷在脚掌中心《入門》

○ 족소음맥이 나오는 곳이니 정혈이다. 침은 3푼을 놓으

▷足少陰脈之所出爲井 鍼入三

며 7번 숨쉴 동안 꽂아 두고 뜸은 뜨지 말아야 한다. 만약 뜨면 걷지 못한다[자생].

分 留七呼 禁不可灸 若灸廢人行動《資生》

연곡(然谷) 2혈

◇ 然谷二穴

○ 일명 용연(龍淵)이라고도 하는데 안쪽 복사뼈 앞, 두드러진 대골 아래 우묵한 가운데 있다[동인].

▷一名龍淵 在足內踝前 起大骨下陷中《銅人》

○ 연곡혈은 연골 아래다[영추].

▷然谷者 然骨之下者《靈樞》

○ 안쪽 복사뼈 앞에서 1치 아래에 있다[자생].

▷在內踝前 直下一寸《資生》

○ 족소음맥이 흐르는 곳이니 형혈이다. 침은 3푼을 놓으며 3번 숨쉴 동안 꽂아 둔다. 피를 빼서는 좋지 않은데 침을 찔러 피를 많이 내면 곧 배가 고파서 음식을 먹게 된다. 뜸은 3장을 뜬다[영추].

▷足少陰脈之所流爲滎 鍼入三分 留三呼 不宜見血 刺之多見血 使人立飢欲食 可灸三壯《靈樞》

태계(太谿) 2혈

◇ 太谿二穴

○ 일명 여세(呂細)라고도 하는데 안쪽 복사뼈 뒤 발꿈치뼈 위 맥이 뛰는 우묵한 곳에 있다[동인].

▷一名呂細 在足內踝後 跟骨上動脈陷中《銅人》

○ 안쪽 복사뼈에서 뒤로 5푼 나가 발꿈치뼈 사이 맥이 뛰는 우묵한 곳에 있다[입문].

▷在內踝後五分 跟骨間動脈陷中《入門》

○ 족소음맥이 쏠리는 곳이니 유혈이다. 침은 3푼을 놓고 7번 숨쉴 동안 꽂아 두며 뜸은 3장을 뜬다.

▷足少陰脈之所注爲腧 鍼入三分 留七呼 可灸三壯

○ 모든 환자가 이 혈에서 맥이 뛰면 살고 뛰지 않으면 죽는다[동인].

▷凡人病有此脈則生 無則死《銅人》

태종(太鍾) 2혈

◇ 太鍾二穴

○ 발꿈치 뒤 가운데의 태계혈에서 5푼 아래에 있다. 족소음경의 낙혈이며 여기서 갈라져서 족태양경맥으로 간다. 침은 2푼을 놓으며 7번 숨쉴 동안 꽂아 두고 뜸은 3장을 뜬다[동인].

▷在足外後衝中 太谿下五分 足少陰絡 別走太陽 鍼入二分 留七呼 可灸三壯《銅人》

조해(照海) 2혈

◇ 照海二穴

○ 발 안쪽 복사뼈에서 손톱눈만큼 내려가서 있는데 음교맥(陰蹻脈)이 시작되는 곳이다[동인].

▷在足內踝下 容爪甲 陰蹻脈所生《銅人》

○ 환자를 바로 앉혀 발바닥을 마주 댄 다음 붉은 살과 흰 살의 경계에 나타나는 우묵한 곳에 있다[강목].

▷令患人穩坐 足底相對 赤白肉際陷中《綱目》

○ 안쪽 복사뼈에서 4푼 내려가 약간 앞에 있는 소골의 아래에 있다[입문].

▷在內踝下四分微前　小骨下《入門》

○ 침은 3푼을 놓으며 뜸은 7장을 뜬다[동인].

▷鍼入三分 可灸七壯《銅人》

수천(水泉) 2혈

◇ 水泉二穴

○ 태계혈에서 아래로 1치 내려가 안쪽 복사뼈 아래에 있다. 족소음경의 극혈이다. 침은 4푼을 놓고 뜸은 5장을 뜬다[동인].

▷去太谿下一寸　在內踝下足少陰郄　鍼入四分　可灸五壯《銅人》

부류(復溜) 2혈

◇ 復溜二穴

○ 일명 복백(伏白), 창양(昌陽)이라고도 한다. 발 안쪽 복사뼈에서 위로 2치 올라가 힘줄과 뼈의 사이 우묵한 곳에 있다[동인].

▷一名伏白 一名昌陽 在足內踝上二寸 筋骨陷中《銅人》

○ 안쪽 복사뼈에서 위로 2치 올라가 맥이 뛰는 곳에 있다[입문].

▷在內踝後上二寸　動脈中《入門》

○ 안쪽 복사뼈에서 위로 2치 올라가 맥이 쉬지 않고 뛰는 곳에 있다[영추].

▷上內踝二寸　動而不休《靈樞》

○ 족소음경의 경혈이다. 침은 3푼을 놓으며 3번 숨쉴 동안 꽂아 두고 뜸은 5장을 뜬다[동인].

▷足少陰脈之所行爲經　鍼入三分 留三呼 可灸五壯《銅人》

교신(交信) 2혈

◇ 交信二穴

○ 안쪽 복사뼈에서 위로 2치 올라가 족소음경맥과 족태음경맥의 사이에 있는 힘줄과 뼈 사이에 있다. 음교맥의 극혈이다[동인].

▷在足內踝上二寸 少陰前 太陰後廉前筋骨間腨　陰蹻之郄也《銅人》

○ 안쪽 복사뼈에서 위로 2치 올라가 부류혈과 삼음교혈의 사이에 있는 힘줄과 뼈 사이 우묵한 곳에 있다[입문].
▷在內踝上二寸 復溜前 三陰交後 筋骨間陷中《入門》

○ 침은 4푼을 놓으며 5번 숨쉴 동안 꽂아 두고 뜸은 3장을 뜬다[동인].
▷鍼入四分 留五呼 可灸三壯《銅人》

축빈(築賓) 2혈
◇ 築賓二穴

○ 안쪽 복사뼈에서 위로 3치 올라가 장딴지에서 살이 갈라지는 가운데 있다. 음유맥(陰維脈)의 극혈이다[동인].
▷在內踝上三寸 腨分中 陰維之郄《銅人》

○ 뼈 뒤의 큰 힘줄과 작은 힘줄 사이에 있는데 무릎을 구부리고 혈을 잡는다. 침은 3푼을 놓으며 뜸은 5장을 뜬다[입문].
▷在骨後大筋上 小筋下 屈膝取之 鍼入三分 可灸五壯《入門》

음곡(陰谷) 2혈
◇ 陰谷二穴

○ 무릎 안쪽 보골의 뒤 큰 힘줄과 작은 힘줄 사이에 있다[동인].
▷在膝內輔骨後 大筋下 小筋上《銅人》

○ 보골의 뒤 큰 힘줄과 작은 힘줄 사이에 손으로 누르면 맥이 뛰는 곳에 있는데 무릎을 구부리고 혈을 잡는다[영추].
▷在輔骨之後 大筋之下 小筋之上 有動脈 按之應手 屈膝而得之《靈樞》

○ 족소음경의 합혈이다. 침은 3푼을 놓으며 7번 숨쉴 동안 꽂아 두고 뜸은 3장을 뜬다[동인].
▷足少陰脈之所入爲合 鍼入三分 留七呼 可灸三壯《銅人》

횡골(橫骨) 2혈
◇ 橫骨二穴

○일명 하극(下極)이라고도 하는데 대혁혈에서 1치 아래에 있다[동인].
▷一名下極 在大赫下一寸《銅人》

○ 횡골의 가운데 즉 뒤집어 놓은 반달같이 구부러진 곳의 우묵한 곳에 곡골혈(曲骨穴)에서 1치 5푼 옆으로 나가 있다[입문].
▷在橫骨中央 宛曲如仰月 陷中 曲骨外一寸半《入門》

○ 뜸은 3장을 뜨며 침은 놓지 말아야 한다[동인].
▷可灸三壯 禁不可鍼《銅人》

대혁(大赫) 2혈

○ 일명 음유(陰維), 음관(陰關)이라고도 한다. 기혈혈에서 1치 아래에 있다. 침은 3푼을 놓고 뜸은 5장을 뜬다[동인].

◇ 大赫二穴

▷一名陰維 一名陰關 在氣穴下一寸 鍼入三分 可灸五壯《銅人》

기혈(氣穴) 2혈

○ 일명 포문(胞門), 자호(子戶)라고도 한다. 사만혈에서 1치 아래에 있다. 침은 3푼을 놓고 뜸은 5장을 뜬다[동인].

◇ 氣穴二穴

▷一名胞門 一名子户 在四滿下一寸 鍼入三分 可灸五壯《銅人》

사만(四滿) 2혈

○ 수부(髓府)라고도 하는데 중주혈에서 1치 아래에 있다[동인].

○ 단전혈(丹田穴)에서 1치 5푼 옆에 있고 또는 명치 아래로 8치 내려가 배꼽 아래 가로간 금이 있는 곳이다[자생].

○ 침은 1치를 놓으며 뜸은 5장을 뜬다[입문].

◇ 四滿二穴

▷一名髓府 在中注下一寸《銅人》

▷挾丹田傍一寸半 又云 在心下八寸 臍下横文是穴《資生》

▷鍼入一寸 可灸五壯《入門》

중주(中注) 2혈

○ 황유혈에서 1치 아래에 있다. 침은 1치를 놓고 뜸은 5장을 뜬다[동인].

◇ 中注二穴

▷在肓腧下一寸 鍼入一寸 可灸五壯《銅人》

황유(肓腧) 2혈

○ 상곡혈에서 아래로 1치 내려가 배꼽에서 5푼 나가 있다[동인].

○ 배꼽에서 1치 5푼 옆에 있다[자생].

○ 신궐혈(神厥穴)에서 곧바로 1치 5푼 옆에 있다[입문].

○ 침은 1치를 놓으며 뜸은 5장을 뜬다[동인].

◇ 肓腧二穴

▷在商曲下一寸 去臍傍五分《銅人》

▷去臍傍 各一寸半《資生》

▷平神闕外一寸半 爲正《入門》

▷鍼入一寸 可灸五壯《銅人》

상곡(上谷) 2혈
◇ 商谷二穴

○ 석관혈에서 1치 아래에 있다. 침은 1치를 놓고 뜸은 5장을 뜬다[동인].
▷在石關下一寸 鍼入一寸 可灸五壯《銅人》

석관(石關) 2혈
◇ 石關二穴

○ 음도혈에서 1치 아래에 있다. 침은 1치를 놓고 뜸은 3장을 뜬다[동인].
▷在陰都下一寸 鍼入一寸 可灸三壯《銅人》

음도(陰都) 2혈
◇ 陰都二穴

○ 일명 식궁(食宮)이라고도 하는데 통곡혈에서 1치 아래에 있다. 침은 1치를 놓으며 뜸은 3장을 뜬다[동인].
▷一名食官 在通谷下一寸 鍼入一寸 可灸三壯《銅人》

통곡(通谷) 2혈
◇ 通谷二穴

○ 유문혈에서 1치 아래에 있다[동인].
▷在幽門下一寸《銅人》

○ 상완혈(上脘穴) 옆에 있다[자생].
▷在上脘傍《資生》

○ 침은 5푼을 놓고 뜸은 5장을 뜬다[동인].
▷鍼入五分 可灸五壯《銅人》

유문(幽門) 2혈
◇ 幽門二穴

○ 일명 상문(上門)이라고도 하는데 거궐혈(巨闕穴)에서 옆으로 각각 5푼 나가 있다[동인].
▷一名上門 在巨闕傍相去 各五分《銅人》

○ 거궐혈에서 옆으로 1치 5푼 나가 있다[입문].
▷平巨厥外一寸半《入門》

○ 유문혈은 거궐혈에서 옆으로 1치 5푼이고 사만혈(四滿穴)은 단전에서 1치 5푼이므로 응당 1치 5푼이라야 정확하다.
▷幽門挾巨厥一寸半 四滿在丹田一寸半 當以一寸半爲正

○ 유문혈에 횡골혈까지는 정중선에서 다 옆으로 1치 5푼 옆에 나가 있다[자생].
▷幽門至橫骨 去腹中行皆當爲一寸半《資生》

○ 침은 5푼을 놓으며 뜸은 5장을 뜬다[동인].
▷鍼入五分 可灸五壯《銅人》

보랑(步郎) 2혈
◇ 步郎二穴

○ 신봉혈에서 아래로 1치 6푼 내려가 우묵한 곳에 있다.
▷在神封下一寸六分 陷中 仰而

몸을 뒤로 젖히고 혈을 잡는다[동인].

取之《銅人》

○ 중정혈(中庭穴)에서 옆으로 2치 나가 있다[입문].

▷去中庭外二寸《入門》

○ 침은 2푼을 놓으며 뜸은 5장을 뜬다[동인].

▷鍼入二分 可灸五壯《銅人》

신봉(神封) 2혈

◇ 神封二穴

○ 영허혈에서 아래로 1치 6푼 내려가 우묵한 곳에 있다. 몸을 뒤로 젖히고 혈을 잡는다. 침은 3푼을 놓고 뜸은 5장을 뜬다[동인].

▷在靈墟下一寸六分 陷中 仰而取之 鍼入三分 可灸五壯《銅人》

영허(靈墟) 2혈

◇ 靈墟二穴

○ 신장혈에서 아래로 1치 6푼 내려가 우묵한 곳에 있다. 몸을 뒤로 젖히고 혈을 잡는다. 침은 3푼을 놓고 뜸은 5장을 뜬다[동인].

▷在神藏下一寸六分 陷中 仰而取之 鍼入三分 可灸五壯《銅人》

신장(神臟) 2혈

◇ 神藏二穴

○ 욱중혈에서 아래로 1치 6푼 내려가 우묵한 곳에 있다. 몸을 뒤로 젖히고 혈을 잡는다. 침은 3푼을 놓고 뜸은 5장을 뜬다[동인].

▷在彧中下一寸六分 陷中 仰而取之 鍼入三分 可灸五壯《銅人》

욱중(彧中) 2혈

◇ 彧中二穴

○ 유부혈에서 아래로 1치 6푼 내려가 우묵한 곳에 있다. 몸을 뒤로 젖히고 혈을 잡는다. 침은 4푼을 놓고 뜸은 5장을 뜬다[동인].

▷在腧府下一寸六分陷中 仰而取之 鍼入四分 可灸五壯《銅人》

유부(兪府) 2혈

◇ 兪府二穴

○ 일명 수부(輸府)라고도 하는데 거골혈 아래의 선기혈(璇璣穴)에서 옆으로 각각 2치 나가서 우묵한 곳에 있다. 몸을 뒤로 젖히고 혈을 잡는다. 침은 3푼을 놓고 뜸은 5장을 뜬다[동인].

▷一名輸府 在巨骨下璇璣傍各二寸 陷中 仰而取之 鍼入三分 可灸五壯《銅人》

수궐음심포경의 순행

◇ 手厥陰心包經流注

○ 수궐음경맥은 가슴속에서 시작하여 심포(心包)에 속하고 횡경막을 뚫고 내려가 삼초에 연결된다. 그 한 가지는 가슴을 지나 옆구리로 나와 겨드랑 아래 3치 되는 곳으로 나왔다가 다시 겨드랑이로 올라가 팔죽지를 따라서 수태음경맥과 수소음경맥의 사이를 따라 팔굽(곡택혈 속으로 들어간다. 계속 팔뚝을 따라 내려와 두 힘줄 사이에 있는 간사혈과 손목의 대릉혈을 거쳐서 손바닥 가운데(노궁혈)로 들어가서 가운뎃손가락 끝(중충혈)으로 나간다. 다른 한 가지는 손바닥 가운데에서 약손가락 끝으로 나갔다(여기서 수소양경맥과 연계된다).

▷手厥陰之脈 起於胸中 出屬心包 下膈 歷絡三焦 其支者 循胸出脇 下腋三寸 上抵腋下 下循臑內 行太陰少陰之間 入肘中(曲澤穴) 下臂 行兩臂之間(間使穴腕中大陵穴)入掌中(勞宮穴) 循中指出其端(中衝穴) 其支別者 從掌中 循小指次指出其端(自此交手少陽) 入

시동병(是動病)은 손바닥에 열이 나고 팔굽과 팔뚝이 저리며 당기고 겨드랑이가 붓고, 심하면 가슴과 옆구리가 벅차며 가슴이 몹시 뛰고 얼굴이 붉으며 눈이 누렇고 자주 실없이 웃는다. 이것은 주로 맥과 관련되는 병이다.

是動則病手心熱肘臂攣急 腋腫 甚則胸脇支滿 心中澹澹大動 面赤目黃 善笑不休 是主脈

소생병(所生病)은 가슴이 답답하고 아프며, 손바닥에 열이 난다.

所生病者 煩心 心痛 掌中熱

이 경맥의 기가 실할 때에는 촌구맥이 인영맥보다 배나 크며 허할 때는 촌구맥이 도리어 인영맥보다 작다[영추].

盛者寸口大一倍於人迎 虛者寸口反小於人迎也《靈樞》

○ 이 경맥의 경기는 술시(19~21시)에 유부혈에서 시작하여 천지혈에서 교체되어 팔과 손을 따라서 아래로 내려가 중충혈에 가서 끝난다[입문].

▷戌時 自腧府交與天池 循手臂下行 至中衝穴止《入門》

○ 심(心)은 오장 육부에서 가장 주되는 장기이며 정신이 있는 곳이다. 심은 견고하여 사기가 잘 들어가지 못하는데 만일 사기가 들어가면 심이 상하고 심이 상하면 정신이 없어지며 정신이 없어지면 죽는다. 그러므로 모든 사기가 심에 있다는 것은 곧 심포락(心包絡)에 있다는 것이다. 심포락은 심주(心主)의 맥이다. 그러므로 심경(心經)

▷心者 五藏六腑之大主也 精神之所舍也 其藏堅固 邪不能容也 容之則心傷 心傷則神去 神去則死矣 故諸邪之在於心者 皆在於心之包絡 包絡者 心主之脈也 故獨無腧焉 其餘脈出入屈折 其

만 유혈(腧穴)이 없다. 이밖의 경맥들은 나가고 들어가는 것, 구부러진 것, 돌아가는 속도가 뜨고 빠른 것이 다 수소음의 맥이 행하는 것과 같다. 그러므로 『두한경』의 공혈방통도(孔穴傍通圖)에는 심경이 소충, 소부, 신문, 영도, 소해로부터 시작한 것으로 하지 않고 중충, 노궁, 대릉, 간사, 곡택에서 시작한 것으로 한 것을 보면 능히 알 만하다[강목].

行之徐疾 皆如手少陰心主之脈行也 故竇漢卿孔穴傍通圖心經不出少衝 少府 神門 靈道 少海 而代以中衝 勞宮 大陵 間使 曲澤 則可知矣《綱目》

수궐음심포경 좌우 모두 18혈

◇ 手厥陰心包經左右凡一十八穴

중충(中衝) 2혈

◇ 中衝二穴

○ 가운뎃손가락 손톱 끝에서 부추잎만큼 떨어진 우묵한 곳에 있다, 수궐음맥이 생기는 곳이니 정혈이다. 침은 1푼을 놓으며 3번 숨쉴 동안 꽂아 두고 뜸은 1장을 뜬다[영추].

▷在手中指之端 去爪甲如韭葉陷中 手厥陰脈之所生爲井 鍼入一分 留三呼 可灸一壯《靈樞》

노궁(勞宮) 2혈

◇ 勞宮二穴

○ 일명 5리(五里), 장중(掌中)이라고도 한다. 손바닥 가운데 있다. 약손가락을 구부릴 때 그 끝이 닿는 곳에서 잡는다[동인].

▷一名五里 一名掌中 在掌中央 屈無名指取之《銅人》

○ 손바닥 가운데 가로간 금의 맥이 뛰는 곳에 있다[강목].

▷在掌中央 橫文動脈中《綱目》

○ 손바닥에 가로간 금의 가운데 있는데 가운뎃손가락을 구부려서 혈을 잡는다[입문].

▷在手掌橫文中心 屈中指取之《入門》

○ 수궐음맥이 흐르는 곳이니 형혈이다. 침은 3푼을 놓으며 6번 숨쉴 동안 꽂아 두고 뜸은 3장을 뜬다[동인].

▷手厥陰脈之所流爲滎 鍼入三分 留六呼 可灸三壯《銅人》

○ 단 한 번만 침을 놓아야 하며 두 번이 지나면 허해진다. 뜸은 뜨지 말아야 한다. 가운뎃손가락을 구부려서 잡는 것이 옳고 약손가락을 구부려서 잡는다는 것은 잘못

▷只一度鍼 過兩度令人虛 不可灸 屈中指爲是 屈無名指者非也《資生》

된 것이다[자생].

대릉(大陵) 2혈

◇ 大陵二穴

○ 손바닥 뒤 두 힘줄 사이의 우묵한 가운데 있다[동인].

▷在掌後 兩筋間陷中《銅人》

○ 손바닥 뒤 가로간 금의 두 힘줄과 뼈 사이의 우묵한 곳에 있다[입문].

▷在掌後 橫文兩筋兩骨 陷中《入門》

○ 수궐음맥이 쏠리는 곳이니 유혈이다. 침은 5푼을 놓고 뜸은 3장을 뜬다[동인].

▷手厥陰脈之所注爲腧 鍼入五分 可灸三壯《銅人》

내관(內關) 2혈

◇ 內關二穴

○ 손바닥 뒤 손목에서 2치 떨어져 있다[동인].

▷在掌後 去腕二寸《銅人》

○ 대릉혈에서 2치 뒤에 있다[입문].

▷在大陵後二寸《入門》

○ 두 힘줄 사이에 있으며 수궐음경의 낙혈이며 여기서 갈라져 소양경으로 간다[강목].

▷在兩筋間 手心主絡 別走少陽《綱目》

○ 침은 3푼을 놓고 뜸은 3장을 뜬다[동인].

▷鍼入三分 可灸三壯《銅人》

간사(間使) 2혈

◇ 間使二穴

○ 손바닥 뒤에서 3치 올라가 두 힘줄 사이 우묵한 곳에 있다[동인].

▷在掌後三寸 兩筋間 陷中《銅人》

○ 대릉혈에서 3치 뒤에 있다. 또는 손목에서 3치 떨어져 있다고도 한다[입문].

▷在大陵後三寸 又云 去腕三寸《入門》

○ 수궐음맥이 지나는 곳이니 경혈이다. 침은 3푼을 놓고 뜸은 5장을 뜬다[동인].

▷手厥陰脈之所行爲經 鍼入三分 可灸五壯《銅人》

○ 『영추』에는 "손목에서 뒤로 3치 올라가 두 힘줄 사이에 있다. 손바닥 뒤 대릉혈에서 3치 올라가 두 힘줄 사이에 있다. 지나가는 것이 있으면 더 가게 하고 지나가는 것이 없으면 그만 간다"고 하였다. 주해에는 "이 혈은 큰 낙맥이 있어 한계가 되어 있으므로 낙맥에 들어가 수혈을 지나 손바닥 뒤에서 노궁혈에서 뒤로 3치 나가 끝에 있다. 그래서

▷靈樞云 在兩筋之間 三寸之中也 有過則至 無過則止 註云 其穴有大絡爲限 故入絡過腧 掌後正勞宮後三寸 寸止處是穴 故曰 有過則至 無過則止《綱目》

지나가는 것이 있으면 더 가게 하고 지나가는 것이 없으면 그만 간다고 한 것이다"라고 하였다[강목].

극문(郄門) 2혈

◇ 郄門二穴

○ 손바닥 위 손목에서 5치 뒤에 있다. 또는 대릉혈에 5치 뒤에 있다고도 한다. 수궐음경의 극혈이다. 침은 3푼을 놓고 뜸은 5장을 뜬다[동인].

▷在掌後去腕五寸 一云 大陵後五寸 手厥陰郄 鍼入三分 可灸五壯《銅人》

곡택(曲澤) 2혈

◇ 曲澤二穴

○ 팔굽 안쪽 우묵한 가운에 있는데 팔굽을 구부리고 잡는다[동인].

▷在肘內廉下陷中 屈肘得之《銅人》

○ 팔목 안쪽 가로간 금의 가운데 맥이 뛰는 곳에 있는데, 팔굽을 구부리고 잡는다[입문].

▷在肘腕內 橫文中央動脈 曲肘取之《入門》

○ 수궐음맥이 들어가는 곳이니 합혈이다. 침은 3푼을 놓고 7번 숨쉴 동안 꽂아 두며 뜸은 3장을 뜬다[동인].

▷手厥陰脈之所入爲合 鍼入三分 留七呼 可灸三壯《銅人》

천천(天泉) 2혈

◇ 天泉二穴

○ 일명 천습(天濕)이라고도 하는데 겨드랑이의 구부러진 곳에서 2치 아래에 있다. 팔을 들고 혈을 잡는다. 침은 3푼을 놓고 뜸은 3장을 뜬다[동인].

▷一名天濕 在曲腋下去臂二寸 擧臂取之 鍼入三分 可灸三壯《銅人》

천지(天池) 2혈

◇ 天池二穴

○ 일명 천회(天會)라고도 하는데 겨드랑이 아래 젖에서 뒤로 1치 나가 겨드랑이와 직선 되는 옆구리의 갈비대 사이에 있다[동인].

▷一名天會 在腋下乳後一寸 着脇 直腋 撅肋間《銅人》

○ 젖에서 뒤로 1치 나가 겨드랑이에서 3치 아래에 있다[강목].

▷在乳後一寸 腋下三寸《綱目》

○ 젖에서 밖으로 2치 나가 옆구리의 우묵한 곳에 있다[입문].

▷在乳外二寸 側脇陷中《入門》

○ 침은 3푼을 놓고 뜸은 3장을 뜬다[동인].

▷鍼入三分 可灸三壯《銅人》

수소양삼초경의 순행

◇ 手少陽三焦經流注

○ 수소양경맥은 약손가락 바깥쪽 끝(관충혈)에서 시작하여 두 손가락 사이(밑마디의 앞은 액문혈, 밑마디의 뒤는 중저혈)로 나와서 손목 겉(양지혈)을 따라 팔뚝의 바깥쪽 두 뼈 사이(지구혈)로 나간다. 계속 팔굽(천정혈)을 뚫고 위로 올라가 팔죽지의 바깥쪽을 따라 목으로 올라가서 귀 뒤를 돌아 똑바로 올라가 귀 윗끝으로 나온 다음 구부러져 뺨으로 내려와 광대뼈(광대뼈는 즉 뺨의 뼈다)에 이른다. 그 한 가지는 귀 뒤에서 귀 속으로 들어갔다가 귀 앞으로 나와서 객주인혈(客主人穴)의 앞을 지나 뺨에서 교차되어(여기서 족소양담경과 교차된다) 눈예자에 이른다.

▷手少陽之脈 起於小指次指之端外側(關衝穴) 上出兩指之間(本節前液門穴 本節後中渚穴) 循手表腕(陽池穴) 出臂外兩骨之間(支溝穴) 上貫肘(天井穴) 循臑外 上項 挾耳後 直上出耳上角 以屈下頰 至䪼(䪼頰骨也) 其支者 從耳後入耳中 出走耳前 過客主人前(穴名) 交頰 至目銳眥(自此交足少陽) 入

시동병(是動病)은 귀가 잘 들리지 않으며, 목이 붓고 후비증(喉痺證)이 생긴다. 이것은 주로 기와 관련되는 병이다.

是動則病耳聾渾渾焞焞 嗌腫喉痺 是主氣

소생병(所生病)은 땀이 나고 눈초리가 아프며 뺨이 아프고 귀 뒤쪽과 어깨와 팔죽지, 팔굽, 팔뚝의 바깥쪽이 다 아프며 약손가락을 쓰지 못한다.

所生病者 汗出 目銳眥痛 頰痛 耳後 肩 臑 肘 臂外皆痛 小指次指不用

이 경맥의 기가 성할 때는 인영맥이 촌구맥보다 배나 크고, 허할 때에는 인영맥이 도리어 촌구맥보다 작다[영추].

盛者人迎大一倍於寸口 虛者人迎反小於寸口也《靈樞》

○ 이 경맥의 경기는 해시(21~23시)에 중충혈에서 시작하여 관충혈에 와서 교체되고 팔을 따라 위로 올라가 이문혈(耳門穴)에 가서 끝난다[입문].

▷亥時自中衝交與關衝 循臂上行 至耳門穴止《入門》

수소양삼초경 좌우 모두 46혈

◇ 手少陽三焦經左右凡四十六穴

관충(關衝) 2혈

◇ 關衝二穴

○ 약손가락 끝의 바깥쪽 손톱눈에서 부추잎만큼 떨어진

▷在手小指次指之端外側 去爪

곳에 있다. 주먹을 쥐고 혈을 잡는다. 수소양맥이 나오는 곳이니 정혈(井穴)이다. 침은 1푼을 놓고 3번 숨쉴 동안 꽂아 두며 뜸은 1장을 뜬다[동인].

甲角如韭葉 握卷取之 手少陽脈之所出爲井 鍼入一分 留三呼 可灸一壯《銅人》

액문(液門) 2혈

◇ 液門二穴

○ 새끼손가락과 약손가락의 사이 밑마디 앞 우묵한 곳에 있다. 수소양맥이 흐르는 곳이니 형혈(滎穴)이다. 주먹을 쥐고 혈을 잡는다. 침은 2푼을 놓고 3번 숨쉴 동안 꽂아 두며 뜸은 1장을 뜬다[동인].

▷在手小指次指 間本節前陷中 手少陽脈之所流爲滎 握卷取之 鍼入二分 留三呼 可灸一壯《銅人》

중저(中渚) 2혈

◇ 中渚二穴

○ 새끼손가락과 약손가락의 사이 밑마디 뒤 우묵한 곳에 액문혈에서 1치 뒤에 있다. 주먹을 쥐고 혈을 잡는다. 수소양맥이 쏠리는 곳이니 유혈(腧穴)이다. 침은 2푼을 놓으며 3번 숨쉴 동안 꽂아 두고 뜸은 3장을 뜬다[동인].

▷在手小指次指 本節後間陷中 液門下一寸 握掌取之 手少陽脈之所注爲腧 鍼入二分 留三呼 可灸三壯《銅人》

양지(陽池) 2혈

◇ 陽池二穴

○ 일명 별양(別陽)이라고도 하는데 손목 바깥쪽 우묵한 곳에 있다[동인].

▷一名別陽 在手表腕上 陷中《銅人》

○손등의 가로간 금의 가운데 우묵한 곳에 있다. 수소양경의 원혈(原穴)이다. 침은 2푼을 놓으며 3번 숨쉴 동안 꽂아 두고 뜸은 뜨지 말아야 한다[동인].

▷在手掌背橫文陷中 手少陽脈之所過爲原 鍼入二分 留三呼 禁不可灸《銅人》

외관(外關) 2혈

◇ 外關二穴

○ 손목에서 뒤로 2치 올라가 우묵한 곳이다. 양지혈에서 2치 올라가 있다. 수소양경의 낙혈(絡穴)이며 여기서 갈라져 수궐음심포락으로 간다. 침은 3푼을 놓고 7번 숨쉴 동안 꽂아 두며 뜸은 3장을 뜬다[동인].

▷在腕後二寸陷中 在陽池後二寸 手少陽絡別走心主 鍼入三分 留七呼 可灸三壯《銅人》

지구(支溝) 2혈

◇ 支溝二穴

○ 손목에서 위로 3치 올라가 두 뼈 사이 우묵한 곳이다. 양지혈에서 3치 올라가 있다[동인].

▷腕後三寸 兩骨之間陷中 陽池後 三寸《銅人》

○ 손목에서 팔뚝쪽으로 3치 나가 있다[자생].

▷在腕後 臂外三寸《資生》

○ 수소양맥이 가는 곳이니 경혈(經穴)이다. 침은 3푼을 놓고 7번 숨쉴 동안 꽂아 두며 뜸은 14장을 뜬다[동인].

▷手少陽脈之所行爲經 鍼入三分 留七呼 可灸二七壯《銅人》

회종(會宗) 2혈

◇ 會宗二穴

○ 손목에서 위로 3치 올라가 바깥쪽으로 1치 나가 있다[동인].

▷在腕後 三寸 空中一寸《銅人》

○ 지구혈에서 옆으로 1치 나가 우묵한 곳에 있다[입문].

▷在支溝外傍一寸空中《入門》

○ 침은 3푼을 놓고 뜸은 3장을 뜬다[동인].

▷鍼入三分 可灸三壯《銅人》

삼양락(三陽絡) 2혈

◇ 三陽絡二穴

○ 팔 윗쪽 큰 혈맥이 교차된 곳, 지구혈에서 1치 위에 있다[동인].

▷在臂上 大交脈支溝上一寸《銅人》

○ 양지혈 뒤 4치에 있다[입문].

▷在陽池後 四寸《入門》

○ 팔굽에서 아래로 5치 밖 귀퉁이 우묵한 곳에 있다[자생].

▷在肘前五寸 外廉陷中《資生》

○ 뜸은 7장을 뜨고 침은 놓지 말아야 한다[동인].

▷可灸七壯 禁不可鍼《銅人》

사독(四瀆) 2혈

◇ 四瀆二穴

○ 팔굽에서 아래로 6치 밖 구석 우묵한 가운데 있다. 침은 6푼을 놓고 7번 숨쉴 동안 꽂아 두며 뜸은 3장을 뜬다.[동인]

▷在肘前 六寸外廉 陷中 鍼入六分 留七呼 可灸三壯《銅人》

천정(天井) 2혈

◇ 天井二穴

○ 팔굽의 바깥쪽으로 대골 뒤, 팔굽에서 위로 1치 올라가 우묵한 곳에 있다[동인].

▷在肘外大骨之後 肘上一寸陷中 《銅人》

○ 팔굽에서 1치 뒤에 있으며 두 손을 끼고 무릎 위에 올려놓고 혈을 잡는다. 두 힘줄과 뼈 사이에 있다. 또 팔굽 뒤 양 힘줄 사이에 있는데 팔굽을 구부리고 혈을 잡는다고도 한다[자생].

▷在曲肘後一寸 叉手按膝頭取之 兩筋骨罅中 又云 肘後兩筋間 屈肘乃得之《資生》

○ 수소양맥이 들어가는 곳이니 합혈(合穴)이다[동인].

▷手少陽脈之所入爲合《銅人》

○ 침은 1치를 놓고 7번 숨쉴 동안 꽂아 두며 뜸은 3장을 뜬다[영추].

▷鍼入一寸 留七呼 可灸三壯《靈樞》

청냉연(淸冷淵) 2혈

◇ 淸冷淵二穴

○ 팔굽에서 2치 위에 있는데 팔을 편 다음 들고 혈을 잡는다. 침은 3푼을 놓고 뜸은 3장을 뜬다[동인].

在肘上二寸 伸肘擧取之 鍼入三分 可灸三壯《銅人》

소락(消濼) 2혈

◇ 消濼二穴

○ 어깨 아래 팔죽지 바깥쪽 겨드랑이에서 비스듬히 팔굽이 갈라져 내려간 힘살에 있다. 침은 6푼을 놓으며 뜸은 3장을 뜬다[동인].

▷在肩下臂外間 腋斜肘分下行 鍼入六分 可灸三壯《銅人》

노회(臑會) 2혈

◇ 臑會二穴

○ 일명 노료(臑髎) 라고 하는데 어깨의 앞쪽 변두리 어깨 끝에서 3치 내려가 우묵한 곳에 있다. 침은 7푼을 놓으며 10번 숨쉴 동안 꽂아 두고 뜸은 7장을 뜬다[동인].

▷一名臑髎 在肩前廉去肩頭三寸 宛宛中 鍼入七分 留十呼 可灸七壯《銅人》

견료(肩髎) 2혈

◇ 肩髎二穴

○ 어깨 끝과 팔죽지 위 우묵한 곳에 있는데 팔을 들고 혈을 잡는다[동인].

▷在肩端臑上陷中 擧臂取之《銅人》

○ 어깨의 바깥쪽 끝 우묵한 곳, 노회혈에서 위로 비스듬히 올라가 있다[입문].

▷在肩端外陷 臑會上斜《入門》

○ 침은 7푼을 놓고 뜸은 3장을 뜬다[동인].

▷鍼入七分 可灸三壯《銅人》

천료(天髎) 2혈

◇ 天髎二穴

○ 어깨의 결분 가운데 상비골(上毖骨) 사이 우묵한 곳에 있다. 침은 8푼을 놓고 뜸은 5장을 뜬다[동인].

▷在肩缺盆中 上毖骨之際陷中 鍼入八分 可灸五壯《銅人》

○ 어깨 윗쪽의 10개 혈 가운데서 견료혈이 제일 바깥쪽에 있고 거골혈이 다음이며, 견정혈이 그 다음이고 병풍혈(秉風穴)은 또 그 다음이며, 천료혈이 제일 안쪽에 있다[강목].

▷肩上廉十穴 肩店極外 巨骨次之 肩井又次之 秉風又次之 天店極在裏《綱目》

천유(天牖) 2혈

◇ 天髎二穴

○ 목에 있는 큰 힘줄 앞의 결분 위, 천용혈과 천주혈의 사이의 완골혈 아래 털이 돋은 경계에서 위로 1치 올라가 우묵한 곳에 있다[동인].

▷在頸大筋前 缺盆上 天容後 天柱前 完骨下 髮際上 一寸陷中《銅人》

○ 귀 아래 목의 큰 힘줄 바깥쪽 털이 돋은 경계에서 1치 위에 있다[입문].

▷在耳下 頸大筋外 髮際上一寸《入門》

○ 침은 1치를 놓고 7번 숨쉴 동안 꽂아 두며 뜸은 뜨지 말아야 한다. 만일 뜸을 뜨면 얼굴이 붓고 눈이 감긴다. 이럴 때에는 먼저 의회혈(譩譆穴)을 잡고 다음에 천유혈과 풍지혈을 잡아 침을 놓으면 그 병은 곧 낫는다[동인].

▷鍼入一寸 留七呼 禁不宜灸 若灸之 面腫眼合 先取譩譆 後鍼天牖池其病卽差《銅人》

예풍(翳風) 2혈

◇ 翳風二穴

○ 귓볼(耳珠) 아래의 우묵한 곳에 있으며 누르면 귓속이 아프다. 침은 7푼을 놓고 뜸은 7장을 뜬다[동인].

▷在耳珠後尖角陷中 按之引耳中痛 鍼入七分 可灸七壯《銅人》

계맥(瘈脈) 2혈

◇ 瘈脈二穴

○ 일명 자맥(資脈)이라고도 하는데 귀 뒤 짬에 닭의 발톱 같은 푸른 낙맥이 있는 곳에 있다. 찔러서 팥 삶은 물과 같은 피를 뺀다. 침은 1푼을 놓고 뜸은 뜨지 말아야 한다[동인].

▷一名資脈 在耳本後 鷄足青絡脈 刺出血如豆汁 鍼入一分 禁不可灸《銅人》

노식(顱息) 2혈

◇ 顱息二穴

○ 일명 노신(顱顖)이라고도 하는데 귀 뒤 푸른 혈맥이 있는 곳에 있다[동인].

▷一名顱顖 在耳後間 靑絡脈《銅人》

○ 귀 뒤 윗쪽 푸른 혈맥 사이에 있다[입문].

▷在耳後 上靑脈間《入門》

○ 뜸은 7장을 뜨며 침은 놓지 말아야 한다[동인].

▷可灸七壯 禁不可鍼《銅人》

각손(角孫) 2혈

◇ 角孫二穴

○ 귓바퀴 가운데에서 윗쪽으로 있는데 입을 벌리면 구멍이 생긴다.[동인].

▷在耳郭中間上 開口有空《銅人》

○ 귓바퀴 윗쪽으로 가운데 머리털이 돋은 경계의 아래에 있다[입문].

▷在耳郭上中間 髮際下《入門》

○ 뜸은 3장을 뜨며 침은 놓지 말아야 한다[입문].

▷可灸三壯 禁不可鍼《入門》

이문(耳門) 2혈

◇ 耳門二穴

○ 귀 앞 도드라진 살의 앞 우묵한 곳에 있다. 침은 3푼을 놓는데 3번 숨쉴 동안 꽂아 두고 뜸은 3장을 뜬다[동인].

在耳前起肉 當耳中缺者 鍼入三分 留三呼 可灸三壯《銅人》

화료(和髎) 2혈

◇ 和髎二穴

○ 이문혈 위 털이 돋은 경계의 아래 우묵한 가운데 맥이 뛰는 곳에 있다. 침은 3푼을 놓고 뜸은 뜨지 말아야 한다[동인].

▷在耳門前銳髮下 陷中 橫動脈 鍼入三分 禁不可灸《銅人》

사죽공(絲竹空) 2혈

◇ 絲竹空二穴

○ 일명 목료(目髎)라고도 하는데 눈썹 바깥쪽 옆 우묵한 곳에 있다[동인].

▷一名目髎 在眉後陷中《銅人》

○ 미미골(眉尾骨) 옆의 우묵한 곳에 있다[입문].

▷在眉尾骨後 陷中《入門》

○ 침은 3푼을 놓고 3번 숨쉴 동안 꽂아 두며 뜸은 뜨지 말아야 한다. 뜸을 뜨면 눈이 작아지거나 보지 못한다[동인].

▷鍼入三分 留三呼 禁不可灸 不幸使人目小 又令人目無所見《銅人》

족소양담경의 순행

◇ 足少陽膽經流注

○ 족소양경맥은 눈초리에서 시작하여 옆머리로 올라갔다가 귀 뒤로 내려와 목을 따라서 수소양경맥의 앞을 지나 어깨에 가서 다시 수소양경맥의 뒤로 돌아 나와 결분으로 들어간다. 그 한 가지는 귀 뒤에서 귓속으로 들어갔다가 귀 앞으로 나와 눈초리로 간다. 계속 대영혈(大迎穴)로 내려가서 수소양경맥과 합쳐 광대뼈 아래로 내려가서 협거혈을 지나 목으로 내려간다. 계속하여 결분에서 합하여 가슴속으로 내려가 횡경막을 뚫고 지나 간(肝)을 연결한 다음 담(膽)에 속하고 다시 옆구리를 따라 기충혈로 가서 음모의 경계를 돌아 비염(髀厭, 환도혈) 속으로 들어간다. 곧바로 가는 가지는 결분에서 겨드랑이로 내려와 가슴속을 지나 계협(季脇, 옆구리의 뼈를 갈비대라고 하고 갈비대가 끝난 곳을 계협이라고 한다)을 지나 내려와서 비염(배 아래 넙적다리 위에 뼈마디가 있는 곳) 속을 지나서 넙적다리의 바깥쪽으로 내려가 무릎 바깥쪽(양릉천혈)으로 나와 바깥쪽 보골(輔骨,보골은 정강이뼈를 보좌하는 뼈로 정강이뼈의 옆에 있다) 앞으로 곧바로 내려가 절골의 끝(양보혈)을 거쳐 바깥 복사뼈 앞(구허혈)으로 나와 발등을 따라 네번째 발가락 밑마디 앞의 협계혈, 밑마디 위의 임읍혈을 거쳐 끝에 있는 규음혈로 나간다. 그 한 가지는 발등에서 갈라져 엄지발가락뼈로 들어가 그 끝으로 나왔다가 발톱을 뚫고 발톱 뒤 털이 있는 곳으로 나온다(여기서 족궐음경맥과 교차된다).

▷足少陽之脈 起於目銳眥 上抵頭角 下耳後 循頸 行手少陽之脈前 至肩上 却交出手少陽之後 入缺盆 其支別者 從耳後入耳中 出走耳前 至目銳潮眥 下大迎 合于手少陽 抵於頔 下加頰車 下頸 合缺盆以下胸中 貫膈 絡肝 屬膽 循脇裏出氣衝(穴名) 繞毛際橫入髀厭中(卽環跳穴) 其直者 從缺盆下腋 循胸中過季脇(脇骨曰肋 肋盡處曰季脇) 下合髀厭中(腹下腿上節處是也) 以下循髀陽 出膝外廉(陽陵泉穴) 下外輔骨之前(輔骨謂輔佐行骨在窈之外骨) 直下抵絶骨之端(陽輔穴) 下出外踝之前(丘墟穴) 循足跗上 出小指次指之端(本節前俠谿穴 本節後臨泣穴 末乃竅陰穴) 其支者 從跗上 入大指岐骨內出其端 還貫爪甲 出三毛(自此交入足厥陰)

시동병은 입이 쓰고 한숨을 쉬며, 가슴과 옆구리가 아파서 몸을 잘 뒤척이지 못하고 심하면 얼굴에 약간 때가 낀 것 같고 몸에 윤기가 없으며 발 바깥쪽이 다는데 이것을 양궐(陽厥)이라고 한다. 이것은 주로 뼈와 관련되는 병이

是動則病口苦 善太息 心脇痛 不能轉側 甚則面微塵 體無膏澤 足外反熱 是爲陽厥 是主骨

다.

소생병은 머리가 아프고 옆턱과 눈초리가 다 아프며 결분 속이 붓고 아프다. 겨드랑이 아래가 붓고 마도창이 생기며 땀이 나고 추워 떨며 학질이 생기고 가슴과 옆구리, 넙적다리와 무릎의 바깥쪽, 다리와 절골, 바깥 복사뼈 앞 등 모든 뼈마디가 다 아프며, 네번째 발가락을 쓰지 못한다.

所生病者 頭痛 角頷痛 目銳眥痛 缺盆中腫痛 腋下腫 馬刀挾癭 汗出振寒 瘧胸 脇 肋 髀 膝外至脛 絶骨 外踝前 及諸節皆痛 小指次指不用

이 경맥의 기가 실할 때에는 인영맥이 촌구맥보다 배나 크고, 허할 때는 인영맥이 도리어 촌구맥보다 작다[영추].

盛者人迎大一倍於寸口 虛者人迎反小於寸口也《靈樞》

○ 이 경맥의 경기는 자시(23~1시)에 이문혈에서 시작하여 동자료혈에서 교체되고 머리와 귀, 옆구리를 따라 내려가서 발끝에 있는 규음혈에서 끝난다[입문].

▷子時自耳門交與瞳子髎 循頭耳側脇 下行至足竅陰穴止《入門》

○ 족소양경맥은 규음혈에서 시작하여 창롱(窓籠)에 가서 끝났다. 창롱이란 귓속을 말한 것이다[영추].

▷少陽根于竅陰 結于窓籠 窓籠者耳中也《靈樞》

족소양담경 좌우 90혈

◇ 足少陽膽經左右凡九十穴

규음(竅陰) 2혈

◇ 竅陰二穴

○ 네번째 발가락 발톱눈 바깥쪽 모서리에서 부추잎만큼 떨어진 곳에 있다. 족소양경맥이 나오는 곳이니 정혈이다. 침은 1푼을 놓고 3번 숨쉴 동안 꽂아 두며 뜸은 3장을 뜬다[동인].

▷在足小指次指端外側 去爪甲角如韭葉 足少陽脈之所出爲井 鍼入一分 留三呼 可灸三壯《銅人》

협계(俠谿) 2혈

◇ 俠谿二穴

○ 새끼발가락과 네번째 발가락 사이의 밑마디 뼈 앞 우묵한 곳에 있다. 족소양맥이 흐르는 곳이니 형혈이다. 침은 2푼을 놓고 3번 숨쉴 동안 꽂아 두며 뜸은 3장을 뜬다[동인].

▷在足小指次指奴骨間 本節前陷中 足少陽脈之所流爲滎 鍼入二分 留三呼 可灸三壯《銅人》

지오회(地五會) 2혈

○ 새끼발가락과 네번째 발가락 사이의 밑마디 뒤 협계혈에서 1치 위의 우묵한 곳에 있다. 침은 2푼을 놓고 뜸은 뜨지 말아야 한다. 뜸을 뜨면 몸이 여위고 3년이 못되어 죽는다[동인].

◇ 地五會二穴

▷在足小指次指 本節之後陷中 去俠谿一寸 鍼入二分 不可灸 灸則使羸瘦 不出三年卒《銅人》

임읍(臨泣) 2혈

○ 새끼발가락과 네번째 발가락의 밑마디 뒤 협계혈에서 1치 5푼 되는 우묵한 곳에 있다. 족소양맥이 쏠리는 곳이니 유혈이다. 침은 3푼을 놓고 3번 숨쉴 동안 꽂아 두며 뜸은 3장을 뜬다[동인].

◇ 臨泣二穴

▷在足小指次指 本節後間 去俠谿一寸半陷中 足少陽脈之所注爲腧 鍼入三分 留三呼 可灸三壯《銅人》

구허(丘墟) 2혈

○ 발 바깥쪽 복사뼈 아래에서 약간 앞으로 나가 임읍혈에서 3치 위의 우묵한 곳에 있다. 족소양경맥이 지나는 곳이니 원혈이다. 침은 5푼을 놓고 7번 숨쉴 동안 꽂아 두며 뜸은 3장을 뜬다[동인].

◇ 丘墟二穴

▷在足外踝下微前陷中 去臨泣三寸 足少陽脈之所過爲原 鍼入五分 留七呼 可灸三壯《銅人》

현종(懸鍾) 2혈

○ 일명 절골이라고도 하는데 바깥쪽 복사뼈에서 위로 3치 올라가 맥이 뛰는 곳에 있다. 족삼양경의 대락(大絡)이며 누르면 양명맥이 끊어지는 곳에서 잡는다. 침은 6푼을 놓고 7번 숨쉴 동안 꽂아 두며 뜸은 3장을 뜬다[동인].

◇ 懸鍾二穴

▷一名絶骨 在足外踝上三寸 動脈中 足三陽之大絡 按之陽明脈絶 乃取之 鍼入六分 留七呼 可灸三壯《銅人》

양보(陽輔) 2혈

○ 바깥쪽 복사뼈에서 위로 4치 올라가 보골의 앞, 절골혈의 끝에서 앞으로 3푼쯤 나가 구허혈에서 7치 위에 있다. 족소양경맥이 가는 곳이니 경혈이다. 침은 5푼을 놓고 7번 숨쉴 동안 꽂아 두며 뜸은 3장을 뜬다[동인].

◇ 陽輔二穴

▷在足外踝上四寸 輔骨前 絶骨端 如前三分 去丘墟七寸 足少陽脈之所行爲經 鍼入五分 留七呼 可灸三壯《銅人》

광명(光明) 2혈

◇ 光明二穴

○ 바깥쪽 복사뼈에서 5치 위에 있다. 족소양경맥의 낙혈(絡穴)이며 여기서 갈라져 족궐음경으로 간다. 침은 6푼을 놓고 7번 숨쉴 동안 꽂아 두며 뜸은 5장을 뜬다[동인].

▷在足外踝上五寸 足少陽絡 別走厥陰 鍼入六分 留七呼 可灸五壯《銅人》

외구(外丘) 2혈

◇ 外丘二穴

○ 바깥쪽 복사뼈에서 위로 7치 올라가 뼈의 우묵한 곳에 있다. 족소양경맥의 극혈(郄穴)이다. 침은 3푼을 놓고 뜸은 3장을 뜬다[동인].

▷在足外踝上七寸骨陷中 足少陽郄 鍼入三分 可灸三壯《銅人》

양교(陽交) 2혈

◇ 陽交二穴

○ 일명 별양(別陽), 족료(足髎)라고도 한다. 바깥쪽 복사뼈에서 위로 7치 올라가 삼양에 속한 분육 사이에 있다. 침은 6푼을 놓고 7번 숨쉴 동안 꽂아 두며 뜸은 3장을 뜬다[동인].

▷一名別陽 一名足髎 在外踝上七寸 斜屬三陽分肉之間 鍼入六分 留七呼 可灸三壯《銅人》

양릉천(陽陵泉) 2혈

◇ 陽陵泉二穴

○ 무릎 바깥쪽 변두리에서 아래로 1치 내려가 우묵한 곳에 있다. 다리를 펴고 혈을 잡는다[동인].

▷在膝下一寸 外廉陷中 伸而得之《銅人》

○ 무릎 아래 바깥쪽에 있는 뾰죽한 뼈의 앞에 있다[자생].

▷在膝下外尖骨前《資生》

○ 무릎에 있는 품골(品骨)에서 아래로 1치 내려가 바깥쪽으로 있는 두 뼈 사이의 우묵한 가운데 있다. 걸터 앉아서 혈을 잡는다. 족소양맥이 들어가는 곳이니 합혈(合穴)이다. 침은 6푼을 놓고 10번 숨쉴 동안 꽂아 두며 침감이 있으면 곧 사한다. 뜸은 7~49장까지 뜬다[동인].

▷在膝品骨下一寸 外廉兩骨陷中 猥坐取之 足少陽脈之所入爲合 鍼入六分 留十呼 得氣卽瀉 可灸七壯 至七七壯《銅人》

양관(陽關) 2혈

◇ 陽關二穴

○ 일명 관양(關陽), 관릉(關陵)이라고도 한다. 양릉천혈

▷一名關陽 一名關陵 在陽陵泉

에서 위로 3치 올라가 독비혈(犢鼻穴)의 바깥쪽 우묵한 곳에 있다. 침은 5푼을 놓고 뜸은 뜨지 말아야 한다[동인].

上三寸 犢鼻外陷中 鍼入五分 禁不可灸《銅人》

중독(中瀆) 2혈

○ 넙적다리 바깥쪽으로 무릎에서 위로 5치 올라가 살이 갈라지는 사이 우묵한 가운데 있다. 침은 5푼을 놓고 7번 숨쉴 동안 꽂아 두며 뜸은 뜨지 말아야 한다[동인].

◇ 中瀆二穴

▷在髀骨外膝上五寸 分肉間陷中 鍼入五分 留七呼 禁不可灸《銅人》

풍시(風市) 2혈

○ 무릎 위에서 바깥쪽으로 두 힘살 사이에 있다. 똑바로 서서 두 손을 다리에 대면 가운뎃손가락 끝이 닿는 곳이다[입문].

○ 무릎에서 바깥쪽으로 5치 위에 있다[득효].

○ 침은 5푼을 놓고 뜸은 5장을 뜬다[입문].

◇ 風市二穴

▷在膝上外廉兩筋中 正立 以兩手着腿 中指盡處是穴《入門》

▷在膝上 外廉五寸《得效》

▷鍼入五分 可灸五壯《入門》

환도(環跳) 2혈

○ 넙적다리뼈의 윗쪽 가운데 있다. 모로 누워서 아래 있는 다리는 펴고, 위에 있는 다리는 구부려서 혈을 잡는다[동인].

○ 넙적다리 연자골(碾子骨, 연자골(硯子骨)로도 쓴다) 뒤 우묵한 곳에 있다[입문].

○ 침은 1치를 놓고 10번 숨쉴 동안 꽂아 두며 뜸은 50장을 뜬다[동인].

◇ 環跳二穴

▷在髀樞中 側臥 伸下足屈上足取之《銅人》

▷在髀樞碾子骨(一作硯子) 後宛宛中《入門》

▷鍼入一寸 留十呼 可灸五十壯《銅人》

거료(居髎) 2혈

○ 장문혈(章門穴)에서 아래로 8치 3푼 내려가 감골의 윗쪽 우묵한 곳에 있다. 침은 8푼을 놓고 뜸은 3장을 뜬다[동인].

◇ 居髎二穴

▷在章門下 八寸三分 監骨上陷中 鍼入八分 可灸三壯《銅人》

유도(維道) 2혈
○ 장문혈에서 5치 3푼 아래에 있다. 침은 8푼을 놓고 뜸은 3장을 뜬다[동인].

◇ 維道二穴
▷在章門下五寸三分 鍼入八分 可灸三壯《銅人》

오추(五樞) 2혈
○ 대맥혈에서 아래로 3치 내려가 수도혈(水道穴)에서 옆으로 1치 5푼 나가 우묵한 곳에 있다. 침은 1치를 놓고 뜸은 5장을 뜬다[동인].

◇ 五樞二穴
▷在帶脉下三寸 水道傍一寸五分 陷中 鍼入一寸 可灸五壯《銅人》

대맥(帶脈) 2혈
○ 계륵부 끝에서 1치 8푼 아래에 있다. 침은 6푼을 놓고 뜸은 5장을 뜬나[동인].

◇ 帶脉二穴
▷在季肋端 一寸八分 鍼入六分 可灸五壯《銅人》

경문(京門) 2혈
○ 족소음신경의 모혈이다. 일명 기부(氣府), 기유(氣腧)라고도 한다. 감골(監骨) 아래, 허리 가운데, 등뼈 옆, 마지막 갈비뼈 끝에 있다. 침은 8푼을 놓고 10번 숨쉴 동안 꽂아 두며 뜸은 3장을 뜬다[동인].

◇ 京門二穴
▷腎之募也 一名氣府 一名氣腧 在監骨下 腰中挾脊季肋本 鍼入八分 留十呼 可灸三壯《銅人》

일월(日月) 2혈
○ 족소양담경의 모혈이다. 일명 신광(神光)이라고도 하는데 기문혈에서 아래로 5푼 내려가 우묵한 가운데 젖에 수직되는 두번째 갈비뼈 아래에 젖꼭지와 수직 되게 있다[동인].
○ 젖 아래 세번째 갈비뼈 끝에 있나[입문].
○ 침은 7푼을 놓고 뜸은 5장을 뜬다[동인].

◇ 日月二穴
▷膽之募也 一名神光 在期門下五分陷中 直乳第二肋下《銅人》
▷在乳下三肋端《入門》
▷鍼入七分 可灸五壯《銅人》

첩근(輒筋) 2혈
○ 겨드랑이에서 아래로 3치 내려가 앞으로 1치 나가서

◇ 輒筋二穴
▷在腋下三寸 腹前行一寸着脇

옆구리에 있다[동인]. 《銅人》

○ 연액혈에서 1치 앞 아래에 있다[입문]. ▷在淵腋前一寸《入門》

○ 침은 6푼을 놓고 뜸은 3장을 뜬다[동인]. ▷鍼入六分 可灸三壯《銅人》

연액(淵腋) 2혈 ◇ 淵腋二穴

○ 겨드랑이에서 아래로 3치 내려가 우묵한 가운데 있다. 팔을 들고 혈을 잡는다. 침은 3푼을 놓고 뜸은 뜨지 말아야 한다[동인]. ▷在側腋下三寸 宛宛中 擧臂取之 鍼入三分 禁不可灸《銅人》

견정(肩井) 2혈 ◇ 肩井二穴

○ 일명 박정(膊井)이라고도 하는데 어깨 위 우묵한 틈 사이, 결분 위, 대골(大骨)에서 1치 5푼 앞에 있다. 세 손가락으로 눌러서 가운뎃손가락 아래에 우묵한 곳이다. 뜸은 7장을 침은 놓지 말아야 한다[동인]. ▷一名膊井 在肩上陷罅中 缺盆上大骨前 一寸半 以三指按取之 當中指下陷中 是可灸七壯 禁不宜鍼《銅人》

풍지(風池) 2혈 ◇ 風池二穴

○ 섭유혈(顳顬, 즉 뇌공혈) 뒤 머리털이 돋은 경계의 우묵한 곳에 있다[동인]. ▷在顳顬(卽腦空穴) 後髮際 陷中《銅人》

○ 귀 뒤에서 1치 5푼 옆으로 나가서 풍부혈 옆에 있다[입문]. ▷在耳後 一寸半 橫挾風府《入門》

○ 침은 3푼을 놓고 7번 숨쉴 동안 꽂아 두며 뜸은 7장을 뜬다[동인]. ▷鍼入三分 留七呼 可灸七壯《銅人》

뇌공(腦空) 2혈 ◇ 腦空二穴

○ 일명 섭유(顳顬)라고도 하는데 승령혈에서 위로 1치 5푼 나가 옥침골(玉枕骨) 아래 우묵한 가운데 있다[동인]. ▷一名顳顬 在承靈後一寸半 挾玉枕骨下陷中《銅人》

○ 옥침혈 옆 침골 아래 우묵한 가운데 있는데 귀를 흔들면 구멍이 난다[입문]. ▷挾玉枕傍枕骨下陷中 搖耳有空《入門》

○ 침은 5푼을 놓고 침감이 오면 곧 사하며 뜸은 3장을 ▷鍼入五分 得氣卽瀉 可灸三壯

뜬다. 조나라의 위공(魏公)이 두풍으로 눈이 잘 보이지 않았는데 화타(華佗)가 이곳에 침을 놓아 곧 나았다[동인].

曹魏公苦患頭風目眩 華佗鍼此穴卽愈《銅人》

승령(承靈) 2혈

◇ 承靈二穴

○ 정영혈에서 1치 5푼 뒤에 있다. 침은 3푼을 놓고 뜸은 5장을 뜬다[동인].

▷在正營後一寸五分 鍼入三分 可灸五壯《銅人》

정영(正營) 2혈

◇ 正營二穴

○ 목창혈에서 1치 뒤에 있다. 침은 3푼을 놓고 뜸은 5장을 뜬다[동인].

▷在目窓後一寸 鍼入三分 可灸五壯《銅人》

목창(目窓) 2혈

◇ 目窓二穴

○ 일명 지영(至榮)이라고도 하는데 임읍혈에서 1치 뒤에 있다. 침은 3푼을 놓고 뜸은 5장을 뜨며 3번 침을 놓으면 눈이 밝아진다[동인].

▷一名至榮 在臨泣後一寸 鍼入三分 可灸五壯 今附三度刺 目大明《銅人》

임읍(臨泣) 2혈

◇ 臨泣二穴

○ 눈에서 곧바로 올라가 머리털이 돋은 경계에서 5푼 위에 있다. 침은 3푼을 놓고 7번 숨쉴 동안 꽂아 두며 뜸은 뜨지 말아야 한다[동인].

▷在當目直上 入髮際五分 鍼入三分 留七呼 禁不可灸《銅人》

양백(陽白) 2혈

◇ 陽白二穴

○ 눈동자에서 곧바로 올라가 눈썹에서 1치 위에 있다. 침은 2푼을 놓고 뜸은 3장을 뜬다[동인].

▷在眉上一寸 直目瞳子 鍼入二分 可灸三壯《銅人》

본신(本神) 2혈

◇ 本神二穴

○ 곡차혈(曲差穴)에서 옆으로 1치 5푼 나가 귀 위에 있다[동인].

▷在曲差傍一寸五分 直耳上《銅人》

○ 임읍혈에서 바깥쪽으로 1치 5푼 나가 있다[입문]. ▷在臨泣外一寸半《入門》
○ 침은 3푼을 놓고 뜸은 7장을 뜬다[동인]. ▷鍼入三分 可灸七壯《銅人》

완골(完骨) 2혈 ◇ 完骨二穴
○ 귀 뒤에 머리털이 돋은 경계에서 4푼 들어가 있다. 침은 3푼을 놓고 뜸은 7장을 뜬다[동인]. ▷在耳後 入髮際四分 鍼入三分 可灸七壯《銅人》

규음(竅陰) 2혈 ◇ 竅陰二穴
○ 완골혈과 침골 사이에 있는데 귀를 흔들면 우묵하게 들어간다. 침은 3푼을 놓고 뜸은 7장을 뜬다[동인]. ▷在完骨上 枕骨下 搖耳有空 鍼入三分 可灸七壯《銅人》
○ 옆머리와 귀 뒤에 있는 12개 혈 가운데서 예풍혈이 귀에 제일 가까이 있고, 계맥혈이 다음이며, 노식혈이 그 다음이고, 완골혈이 또 그 다음이며, 부백혈이 제일 뒤에 있고, 규음혈은 부백혈 위에 있다[강목]. ▷側頭部在耳後者十二穴 翳風 帖耳 瘈脉次之 顱息又次之 完骨又次之 浮白最後 竅陰又居浮白之上《銅人》

부백(浮白) 2혈 ◇ 浮白二穴
○ 귀 뒤 머리털이 돋은 경계에서 1치 들어가 있다. 침은 3푼을 놓고 뜸은 7장을 뜬다[동인]. ▷在耳後 入髮際一寸 鍼入三分 可灸七壯《銅人》

천충(天衝) 2혈 ◇ 天衝二穴
○ 귀 위에서 앞으로 3푼 나가 승령혈에서 1치 5푼 뒤에 있다. 침은 3푼을 놓고 뜸은 7장을 뜬다[동인]. ▷在耳上 如前三分 承靈後一寸半 鍼入三分 可灸七壯《銅人》

솔곡(率谷) 2혈 ◇ 率谷二穴
○ 귀 위로 머리털이 돋은 경계에서 1치 5푼 들어가 있다. 침은 3푼을 놓고 뜸은 3장을 뜬다[동인]. ▷在耳上 入髮際一寸五分 鍼入三分 可灸三壯《銅人》

곡빈(曲鬢) 2혈 ◇ 曲鬢二穴
○ 귀 위로 머리털이 돋은 경계에서 좀 구부러져 올라가 ▷在耳上 入髮際曲隅陷中 鼓頷

우묵한 가운데 있다. 턱을 두드릴 때 우묵하게 들어가는 곳이 있다[동인].

有空《銅人》

○ 귀를 앞으로 누르면 윗끝이 닿는 곳이다[입문].

▷以耳掩前 尖處是穴《入門》

○ 귀를 앞으로 누르면 윗끝이 닿는 곳이다[자생].

▷在耳上 將耳掩前 正尖上是穴《資生》

○ 침은 3푼을 놓고 뜸은 7장을 뜬다[동인].

▷鍼入三分 可灸七壯《銅人》

○ 옆머리와 귀 앞의 8개 혈 가운데서 함염혈은 뇌공 윗쪽에 있고 현로혈은 뇌공 가운데에 있으며 현리혈은 뇌공 아래쪽에 있는데 모두가 머리끝에서 귀 앞으로 바로 내려오는 데 있다. 곡빈혈은 또 현리혈의 뒤에 있다[강목].

▷側頭部在耳前者八穴 頷厭在腦空上廉 懸顱在腦空中廉 懸釐在腦空下廉 皆直頭角 上至耳前曲膹又在懸釐之後《綱目》

현리(縣釐) 2혈

◇ 懸釐二穴

○ 곡주혈과 섭유혈 사이에 있다[동인].

▷在曲周上 顳顬下廉《銅人》

○ 이마에서 비스듬히 올라가 머리끝 아래 우묵한 곳에 있다[입문].

▷從額斜上頭角下陷《入門》

○ 침은 3푼을 놓고 3번 숨쉴 동안 꽂아 두며 뜸은 3장을 뜬다[동인].

▷鍼入三分 留三呼 可灸三壯《銅人》

현로(縣顱) 2혈

◇ 懸顱二穴

○ 곡주혈과 섭유혈 가운데 있다[동인].

▷在曲周上 顳顬中《銅人》

○ 이마에서 두각(頭角)으로 비스듬히 올라가는 현리혈 가운데에 있다[입문].

▷斜上額角中 在懸釐間《入門》

○ 침은 3푼을 놓고 뜸은 3장을 뜬다[동인].

▷鍼入三分 可灸三壯《銅人》

함염(頷厭) 2혈

◇ 頷厭二穴

○ 곡주혈과 섭유혈 사이 구석에 있다[동인].

▷在曲周下 顳顬上廉《銅人》

○ 귀와 마주보는 액각(額角) 밖에 있다[입문].

▷對耳額角外《入門》

○ 곡각(曲角) 아래 뇌공의 윗쪽 변두리에 있다. 곡주는 다 곡각(曲角)으로 하여야 한다[자생].

▷在曲角下 腦空之上 上廉 曲周 皆當作曲角《資生》

○ 침은 5푼을 놓고 7번 숨쉴 동안 꽂아 두며 뜸은 3장을 뜬다[동인].

▷鍼入五分 留七呼 可灸三壯《銅人》

객주인(客主人) 2혈

◇ 客主人二穴

○ 일명 상관(上關)이라고도 한다. 귀 앞 윗쪽에 두드러진 뼈가 있는 부위인데, 입을 벌리면 구멍이 생기며 맥이 뛰는 우묵한 곳에 있다. 뜸은 7장을 뜨고 침은 놓지 말아야 한다.

▷一名上關 在耳前上廉起骨 開口有空 動脈宛宛中 可灸七壯 禁不可鍼

○ 만약 침을 놓으려면 반드시 모로 누워서 입을 벌리고 혈을 잡아야 하며, 침을 깊이 놓지 못한다. 어찌하여 침을 깊이 놓지 못하느냐고 묻는 자가 있었다. 그것은 상관혈에 침을 깊이 찌르면 입을 벌리고는 다물지 못하며, 하관(下關)에 침을 오래 꽂아 두면 입을 다물고는 벌리지 못하는데 이를 악물기 때문이라고 하였다. 그러므로 상관혈에는 깊이 찌르지 못하고 하관혈에는 침을 오래 꽂아 두지 못한다[동인].

▷若鍼必須側臥 張口取之 禁不可鍼深 問曰 何以不得鍼深 曰 上關若刺深 令人欠而不得故 下關若久留鍼 卽故而不得欠 牙關急 是故上關不得刺深 下關不得久留鍼也《銅人》

청회(聽會) 2혈

◇ 聽會二穴

○ 일명 은가(听呵) 또는 후관(後關)이라고도 한다. 귓불에서 약간 앞의 우묵한 곳에 있으며 입을 벌리면 구멍이 생긴다[동인].

▷一名听呵 一名後關 在耳珠微前陷中 開口有空《銅人》

○ 상관혈에서 아래로 1치 내려가 맥이 뛰는 우묵한 곳에 있으며 입을 벌리고 혈을 잡는다[강목].

▷在上關下一寸 動脈宛宛中 張口得之《綱目》

○ 침은 3푼을 놓고 3번 숨쉴 동안 꽂아 두며 뜸은 5~14장을 뜬다[동인].

▷鍼入三分 留三呼 可灸五壯至二七壯《銅人》

동자료(瞳子髎) 2혈

◇ 瞳子髎二穴

○ 일명 태양(太陽), 전관(前關)이라고도 한다. 눈초리에서 5푼 나가 있다. 침은 3푼을 놓고 뜸은 뜨지 말아야 한

▷一名太陽 一名前關 在目外眥去眥五分 鍼入三分 禁不可灸

다[동인]. 《銅人》

족궐음간경의 순행[足厥陰肝經流注]

◇ 足厥陰肝經流注

○ 족궐음경맥은 엄지발가락의 털이 난 곳(대돈혈)에서 시작하여 발잔등 윗쪽(밑마디 앞은 행간혈, 밑마디 뒤는 태충혈)으로 올라가 안쪽 복사뼈에서 아래로 1치 되는 곳(중봉혈)을 거쳐 안쪽 복사뼈에서 위로 8치 되는 곳으로 올라가 족태음경의 뒤로 교차된다. 계속 무릎 안쪽(곡천혈)으로 올라가서 허벅지를 따라 음모 있는 곳으로 들어갔다가 생식기를 돌아서 아랫배로 올라가 위를 끼고 간에 속하고 담에 연계된다. 그리고 횡경막을 뚫고 올라가 옆구리에 분포되고 울대 뒤쪽을 따라서 올라가 입천장을 거쳐 목계(目系)에 연계된다. 다시 이마로 나와서 정수리로 올라가 독맥(督脈)과 연계된다. 그 한 가지는 목계에서 뺨 속으로 내려가 입술 안쪽을 돈다. 다른 한 가지는 다시 간에서 갈라져서 횡경막을 뚫고 올라가 폐로 들어간다(여기서 수태음경과 연계된다).

▷足厥陰之脈 起於大指聚毛之際(大敦穴) 上循足跗上廉(本節前行間穴本節後太衝穴) 去內踝一寸(中封穴) 上踝八寸 交出太陰之後 上膕內廉(曲泉穴) 循股陰入毛中 環陰器 抵小腹 挾胃屬肝 絡膽 上貫膈 布脇肋 循喉嚨之後 上入頏顙(額也) 連目系 上出額 與督脈會于巓 其支者 從目系下頰裏 環脣內 其支者 復從肝別貫膈 上注肺中(自此交入手太陰)

시동병은 허리가 아파서 굽혔다 폈다 하지 못하고, 남자에게는 퇴산(㿗疝)이 생기고, 여자에게는 아랫배가 붓고 심하면 목이 마르며 얼굴이 때가 낀 것처럼 윤기가 없어진다. 이것은 주로 간과 관련된 병이다.

是動則病腰痛不可以俛仰 丈夫㿗疝 婦人小腹腫 甚則嗌乾面塵脫色 是主肝

소생병은 가슴이 그득하고 구역이 나며 설사하고, 호산(狐疝), 유뇨(遺尿), 오줌이 막히는 등 증상이 생긴다.

所生病者 胸滿 嘔逆 洞泄 狐疝 遺尿 閉癃

실할 때에는 촌구맥이 인영맥보다 2배나 크고 허할 때에는 촌구맥이 인영맥보다 도리어 작다[영추].

盛者寸口大一倍於人迎 虛者寸口反小於人迎也 《靈樞》

○ 이 경맥의 경기는 축시(1~3시)에 규음혈에서 시작하여 대돈혈에서 교체되며 무릎과 허벅지를 따라서 올라가 기문혈에 가서 끝난다[입문].

▷丑時自竅陰交與大敦 循膝股上行 至期門穴止 《入門》

○ 족궐음간경은 대돈혈에서 시작하여 옥영혈에 몰리고, 전중혈과 연계된다[영추].

▷厥陰根于大敦 結于玉英 絡于膻中《靈樞》

족궐음간경 좌우 모두 26혈

◇ 足厥陰肝經左右凡二十六穴

대돈(大敦) 2혈

◇ 大敦二穴

○ 엄지발가락의 발톱 끝 바깥쪽 모서리에서 부추잎만큼 떨어진 곳의 털이 있는 가운데 있다[입문].

▷在足大指端 去爪甲如韭葉 後三毛中《入門》

○ 엄지발가락의 털이 돋은 가운데 있다[자생].

▷在足大指聚毛中《資生》

○ 족궐음맥이 생기는 곳이니 정혈이다. 침은 3푼을 놓고 6번 숨쉴 동안 꽂아 두며, 뜸은 3장을 뜬다[동인].

▷足厥陰脈之所生爲井 鍼入三分 留六呼 可灸三壯《銅人》

행간(行間) 2혈

◇ 行間二穴

○ 엄지발가락과 두번째 발가락 사이 손을 대면 맥이 뛰는 곳에 있다[동인].

▷在足大指間 動脈應手《銅人》

○ 엄지발가락과 두번째 발가락이 갈라진 뼈 사이에 맥이 뛰는 우묵한 가운데 있다[입문].

▷在大指次指岐骨間 動脈陷中《入門》

○ 족궐음맥이 흐르는 곳이니 형혈이다. 침은 6푼을 놓고 10번 숨쉴 동안 꽂아 두며 뜸은 3장을 뜬다[동인].

▷足厥陰脈之所流爲滎 鍼入六分 留十呼 可灸三壯《銅人》

태충(太衝) 2혈

◇ 太衝二穴

○ 엄지발가락 밑마디에서 뒤로 1치 올라가 맥이 뛰는 가운데 있다[동인].

▷在足大指本節後一寸 動脈中《銅人》

○ 엄지발가락 밑마디에서 뒤로 2치 올라가 손을 대면 맥이 뛰는 곳에 있다[자생].

▷在足大指間本節後 二寸 動脈應手《資生》

○ 행간혈에서 2치 위에 있다[영추].

▷在行間上二寸《靈樞》

○ 족궐음맥이 쏠리는 곳이니 유혈(腧穴)이다. 침은 3푼을 놓고 10번 숨쉴 동안 꽂아 두며 뜸은 3장을 뜬다[동인].

▷足厥陰脈之所注爲腧 鍼入三分 留十呼 可灸三壯《銅人》

중봉(中封) 2혈

○ 일명 현천(懸泉)이라고도 하는데 발 안쪽 복사뼈에서 앞으로 1치 나가 우묵한 곳에 있다[동인].

○ 발 안쪽 복사뼈에서 앞으로 1치 비스듬히 나가서 작은 맥이 뛰는 곳에 있다[자생].

○ 족궐음맥이 가는 곳이니 경혈이다. 발끝을 위로 들고 혈을 잡는다[영추].

○ 침은 4푼을 놓고 7번 숨쉴 동안 꽂아 두며 뜸은 3장을 뜬다[동인].

○ 발 안쪽 복사뼈에서 앞으로 1치 5푼 나가 우묵한 곳에 있다. 발끝을 위로 들면 우묵하게 들어가고 발끝을 내리면 나오는데 발끝을 들었다 놓았다 하면서 혈을 잡는다. 이 혈은 발끝을 위로 들면 우묵하게 들어가는데 침을 놓을 수 있다. 발끝을 내리면 나오는데 우묵하게 들어가게 해야 통할 수 있다. 그러므로 발끝을 위로 들면 우묵해지고, 내리면 통하게 된다고 한다[영추].

◇ 中封二穴

▷一名懸泉 在足內踝前一寸陷中《銅人》

▷在內踝前一寸 斜行小脈上《資生》

▷足厥陰脈之所行爲經 仰足取之《靈樞》

▷鍼入四分 留七呼 可灸三壯《銅人》

▷在內踝之前一寸半 陷者之中 使逆則宛 使和則通 搖足而得之 其穴使足逆仰則穴有宛陷 可定鍼 使手足和 其穴有巷道可通 故曰 使逆則宛 使和則通也《靈樞》

여구(蠡溝) 2혈

○ 일명 교의(交儀)라고도 하는데 발 안쪽 복사뼈에서 5치 위에 있다. 족궐음경맥의 낙혈인데 여기서 족소양경으로 간다. 침은 2푼을 놓고 3번 숨쉴 동안 꽂아 두며 뜸은 3장을 뜬다[동인].

◇ 蠡溝二穴

▷一名交儀 在足內踝上五寸 足厥陰絡 別走少陽 鍼入二分 留三呼 可灸三壯《銅人》

중도(中都) 2혈

○ 일명 중극(中郄)이라고도 하는데 발 안쪽 복사뼈에서 위로 7치 올라가 정강이뼈 가운데 있는데 족소음경과 일직선이다. 침은 3푼을 놓고 뜸은 5장을 뜬다[동인].

◇ 中都二穴

▷一名中郄 在內踝上七寸胻骨中 與少陰相直 鍼入三分 可灸五壯《銅人》

슬관(膝關) 2혈

◇ 膝關二穴

○ 독비혈(犢鼻穴)에서 2치 아래 안쪽 옆으로 우묵한 곳에 있다. 침은 4푼을 놓고 뜸은 5장을 뜬다[동인].

▷在犢鼻下 二寸傍陷中 向裏 鍼入四分 可灸五壯《銅人》

곡천(曲泉) 2혈

◇ 曲泉二穴

○ 무릎 안쪽 보골 아래의 큰 힘줄과 작은 힘줄 사이 우묵한 곳에 있다. 무릎을 구부리고 혈을 잡는다[동인].

▷在膝內輔骨下 大筋上小筋下 陷中 屈膝取之《銅人》

○ 보골 아래 가로간 금 끝의 우묵한 곳에 있다[입문].

▷在輔骨下 橫文尖 陷中《入門》

○ 무릎을 구부리고 안팎 두 힘줄 사이 우묵한 곳에 있다. 무릎을 구부리면 가로간 금의 끝에 있다고도 한다[자생].

▷正膝屈內外兩筋間 宛宛中 又云 在膝曲橫文頭《資生》

○ 족궐음맥이 들어가는 곳이니 합혈이다. 침은 6푼을 놓고 10번 숨쉴 동안 꽂아 두며 뜸은 3장을 뜬다[동인].

▷足厥陰脈之所入爲合 鍼入六分 留十呼 可灸三壯《銅人》

음포(陰包) 2혈

◇ 陰包二穴

○ 일명 음포(陰胞)라고 한다. 무릎에서 위로 4치 올라가 허벅지 안쪽 두 힘줄 사이에 있다. 침은 6푼을 놓고 뜸은 3장을 뜬다[동인].

▷一名陰胞 在膝上四寸 股內廉 兩筋間 鍼入六分 可灸三壯《銅人》

오리(五里) 2혈

◇ 五里二穴

○ 기충혈에서 아래로 3치 내려가 허벅지 안쪽 손을 대면 맥이 뛰는 곳에 있다. 침은 6푼을 놓고 뜸은 5장을 뜬다[동인].

▷在氣衝下三寸 陰股中 動脈應手 鍼入六分 可灸五壯《銅人》

음렴(陰廉) 2혈

◇ 陰廉二穴

○ 양시혈(羊矢穴) 아래, 기충혈에서 2치 떨어져 맥이 뛰는 곳에 있다. 침은 8푼을 놓고 7번 숨쉴 동안 꽂아 두며 뜸은 3장을 뜬다. 만약 임신하지 못하는 부인이 뜸을 뜨면 임신할 수 있다[동인].

▷在羊矢下 去氣衝二寸 動脈中 鍼入八分 留七呼 可灸三壯 若未經生産婦人可灸卽有子《銅人》

○ 양시 2개 혈은 기충혈에서 밖으로 1치 나가 있다[입문].

▷羊矢二穴 在氣衝外一寸《入門》

장문(章門) 2혈

◇ 章門二穴

○ 족태음비경이 모혈(募穴)이다. 일명 장평(長平) 또는 협료(脇髎)라고도 한다. 대횡혈 밖에 직선으로 배꼽 옆에 있다[동인].

▷脾之募也 一名長平 一名脇店 在大橫外直臍傍《銅人》

○ 배꼽에서 위로 2치 올라가 옆으로 6치 나가 마지막 갈비대 끝 우묵한 곳에 있다[입문].

▷在臍上二寸 橫取六寸 側脇季肋端 陷中《入門》

○ 배꼽에서 직선으로 나가 마지막 갈비대 끝에 있다. 모로 누워 위로 얹힌 다리만 구부린 다음 팔을 들고 혈을 잡는다[강목].

▷直臍季肋端 側臥 屈上足伸下足 擧臂取之《綱目》

○ 배꼽에서 위로 2치 올라가 양쪽 옆으로 각각 9치 나가 있다[자생].

▷在臍上二寸兩傍九寸《資生》

○ 침은 6푼을 놓고 뜸은 100장까지 뜬다[동인].

▷鍼入六分 可灸一百壯《銅人》

기문(期門) 2혈

◇ 期門二穴

○ 족궐음간경의 모혈이다. 불용혈에서 옆으로 1치 5푼 나가 똑바로 두 젖 아래, 두 번째 갈비뼈 끝에 있다[동인].

▷肝之募也 在不容傍一寸五分 直兩乳下 第二肋端《銅人》

○ 두 젖꼭지에서 곧바로 내려가 두번째 갈비뼈 끝에서 옆으로 1치 5푼 나가 있다. 또는 젖꼭지에서 곧바로 1치 5푼 내려가 있다고도 한다[자생].

▷直兩乳下 第二肋端 傍一寸半 又云 乳直下一寸半《資生》

○ 환자를 반듯이 눕히고 배꼽 한가운데서 위로 5치 올라가 먹으로 점을 찍고, 그 점으로부터 양옆으로 각각 2치 5푼 나가면 바로 이 혈이다. 대개 젖꼭지에서 곧바로 내려가야 하며 동신촌법으로 잰다[유취].

▷令人仰臥 從臍心正中 向上五寸 以墨點定 從墨點兩邊橫量各二寸半 此乃正穴 大約直兩乳爲的 用同身寸《類聚》

독맥의 순행과 혈자리

◇ 督脈流注及孔穴

○ 독맥은 항문의 유혈(腧穴)에서 시작하여 등뼈대 속으로 올라가 풍부혈(風府穴)을 거쳐 뇌에 들어갔다가 정수리로 나와 이마를 따라서 콧마루에 이르러 양맥이 모이는 곳에 속하였다. 정중선을 따라 27개의 혈이 있다[동인].

▷督脈者 起於下極之腧 並於脊裏 上至風府 入腦上巓 循額至鼻柱 屬陽脈之海 中行凡二十七穴 《銅人》

○ 독은 전부란 말이다. 양맥(陽脈)이 전부 모인 맥이므로 남자의 주되는 맥이다[입문].

▷督之爲言都也 陽脈都會 男子之主也《入門》

코 아래 있는 혈

◇ 鼻下

소료(素髎) 1혈

◇ 素髎一穴

○ 일명 면정(面正)이라고도 하는데 콧마루의 제일 도드라진 곳이다. 코끝의 제일 도드라진 곳이다. 침은 3푼을 놓고 뜸은 뜨지 말아야 한다[동인].

一名面正 在鼻柱上端 一云準頭 鍼入三分 禁不可灸《銅人》

수구(水溝) 1혈

◇ 水溝一穴

○ 일명 인중(人中)이라고도 하는데 콧마루 아래 윗입술과 코 사이 홈의 가운데 있다. 입술을 똑바로 하고 혈을 잡는다. 침은 3푼을 놓고 5번 숨쉴 동안 꽂아 두며, 뜸은 3장을 뜬다. 풍수(風水)로 얼굴이 부은 데는 이곳에 침을 놓으면 곧 낫는다[동인].

一名人中 在鼻柱下 人中中 直脣取之 鍼入三分 留五呼 可灸三壯 風水面腫 鍼此穴卽愈《銅人》

태단(兌端) 1혈

◇ 兌端一穴

○ 윗입술 끝에 있다. 또는 윗입술 가운데 뾰족한 끝 위에 있다고도 한다. 침은 3푼을 놓고 6번 숨쉴 동안 꽂아 두며 뜸은 3장을 뜬다[동인].

在脣上端 一云在上脣中央尖尖上 鍼入三分 留六呼 可灸三壯 《銅人》

은교(齦交) 1혈

◇ 齦交一穴

○ 입술 안쪽으로 윗이빨 뿌리, 윗입술 소대(縫)의 가운데 있다[동인].

▷在脣內 齒上斷縫筋中《銅人》

○ 윗입술 안쪽 이빨 위 짬의 가운데 있다[입문].

▷在脣內 齒上縫中央《入門》

○ 침은 3푼을 놓고 뜸은 3장을 뜬다[입문].

▷鍼入三分 可灸三壯《入門》

이마 위에 있는 혈

◇ 額上

신정(神庭) 1혈

◇ 神庭一穴

○ 코에서 곧바로 위로 올라가 머리털이 돋은 경계에서 5푼 올라가 있다. 뜸은 7장을 뜨고 침은 놓지 말아야 한다[입문].

在額前直鼻上 入髮際五分 可灸七壯 禁不可鍼《入門》

상성(上星) 1혈

◇ 上星一穴

○ 신정혈에서 위로 올라가 머리털이 돋은 경계에서 1치 올라가 있다[동인].

▷在神庭後 入髮際一寸《銅人》

○ 이마의 위에 있다. 코와 수직 되게 올라가는데 머리털이 돋은 경계에서 1치 올라가 콩알이 들어갈 만한 정도로 우묵해진 곳에 있다.

▷在額顱上 鼻直中 入髮際一寸陷中 容豆是穴也

○ 침은 2푼을 놓고 10번 숨쉴 동안 꽂아 두며 뜸은 3장을 뜬다. 많이 뜨는 것은 좋지 못하다[동인].

▷鍼入二分 留十呼 可灸三壯 不宜多灸《銅人》

신회(顖會) 1혈

◇ 顖會一穴

○ 상성혈에서 위로 1치 나아가 우묵한 곳에 있다. 뜸은 14~49장까지 뜰 수 있다. 처음 뜰 때에는 아프지 않다가 병이 나으면 아픈데 이 때에는 그만둔다. 침은 놓지 말아야 한다[동인].

在上星後一寸陷者中 可灸二七壯至 七七壯 初灸不痛 病去卽痛 止灸 禁不可鍼《銅人》

전정(前頂) 1혈

◇ 前頂一穴

○ 신회혈에서 위로 1치 5푼 올라가 뼈가 우묵해진 곳에

在顖會後一寸五分 骨陷中 鍼入一

있다. 침은 1푼을 놓고 뜸은 3~49장까지 뜬다[동인].

分 可灸三壯 至七七壯《銅人》

백회(百會) 1혈

◇ 百會一穴

○ 일명 삼양(三陽), 오회(五會), 대만[大滿]이라고도 한다. 전정혈에서 위로 1치 5푼 뒤로 나아가 정수리 가운데, 가마 가운데의 콩알만큼 우묵하게 들어간 곳에 있다. 침은 2푼을 놓고 침감이 오면 곧 사하고 뜸은 7장을 뜬다.
○ 머리와 정수리에 뜸을 뜰 때에는 49장을 넘지 말아야 한다. 그것은 머리와 정수리는 피부가 얇으므로 많이 뜨는 것이 좋지 못하기 때문이다[동인].

▷一名三陽五會 一名大滿 在前頂後一寸五分 頂中央旋毛中 可容豆 鍼入二分 得氣卽瀉 可灸七壯
▷凡灸頭頂 不得過七七壯 緣頭頂皮膚淺薄 灸不宜多《銅人》

뒷머리에 있는 혈

◇ 項後

후정(後頂) 1혈

◇ 後頂一穴

○ 일명 교충(交衝)이라고도 하는데 백회혈에서 뒤로 1치 5푼 내려가 침골 위에 있다. 침은 3푼을 놓고 뜸은 5장을 뜬다[동인].

一名交衝 在百會後一寸五分 枕骨上 鍼入三分 可灸五壯《銅人》

강간(强間) 1혈

◇ 强間一穴

○ 일명 대우(大羽)라고도 하는데 후정혈에서 1치 5푼 내려가 있다. 침은 3푼을 놓고 뜸은 5장을 뜬다[동인].

一名大羽 在後頂後一寸五分 鍼入三分 可灸五壯《銅人》

뇌호(腦戶) 1혈

◇ 腦户一穴

○ 일명 잡풍(匝風), 합로(合顱)라고도 한다. 침골 위의 강간혈에서 1치 5푼 내려가 있다. 침을 놓으면 벙어리가 되기 쉬우므로 침은 놓지 못하고 뜸은 7장을 뜨는데 함부로 떠서는 안된다.동인].

一名匝風 一名合顱 在枕骨上 强間後一寸五分 禁不可鍼 令人瘂 可灸七壯 亦不可妄灸《銅人》

풍부(風府) 1혈

◇ 風府一穴

○ 일명 설본(舌本)이라고도 하는데 목덜미의 머리털이 돋은 경계에서 1치 올라가고 뇌호혈에서 아래로 1치 5푼 내려가 목의 큰 힘줄 안의 우묵한 곳에 있다[동인].

▷一名舌本 在項入髮際一寸 腦户後一寸五分 項大筋內 宛宛中《銅人》

○ 목덜미의 머리털이 돋은 경계에서 1치 올라가 있는데 말을 빨리 할 때는 살이 두드러지고, 말이 끝나면 곧 오무라진다. 침은 2푼을 놓고 뜸은 뜨지 말아야 한다[동인].

▷在項後髮際上一寸 疾言其肉立起言休立下 鍼入二分 禁不可灸《銅人》

아문(瘂門) 1혈

◇ 瘂門一穴

○ 일명 설종(舌腫), 설염(舌厭)이라고도 한다. 풍부혈에서 뒤로 5푼 내려가 머리털이 돋은 경계에서 5푼 들어가 우묵한 곳에 있으며 혀뿌리와 연관되어 있다. 머리를 뒤로 젖히고 혈을 잡는다[동인].

▷一名舌腫 一名舌厭 在風府後五分 入髮際五分宛宛中 入繫舌本 仰頭取之《銅人》

○ 목덜미 중앙의 머리털이 돋은 경계에서 5푼 들어가 우묵한 곳인데 풍부혈에서 1치 떨어져 있다[자생].

▷在項中央 入髮際五分 宛宛中 去風府一寸《資生》

○ 침은 2푼 놓고 뜸은 뜨면 벙어리가 되기 쉬우므로 뜨지 말아야 한다[동인].

▷鍼入二分 禁不可灸 令人瘂《銅人》

등뼈대에 있는 혈

◇ 背脊

대추(大椎) 1혈

◇ 大椎一穴

○ 목덜미 아래 제1등뼈 위 우묵한 곳에 있다. 침은 5푼을 놓고 3번 숨쉴 동안 꽂아 둔다. 사할 때에는 5번 숨쉴 동안 꽂아 둔다. 뜸을 뜰 때에는 나이수만큼 장수를 정한다[동인].

▷在項後 第一椎上陷中 鍼入五分 留三呼 瀉五吸 若灸隨年爲壯《銅人》

○ 등뼈에 뜸을 뜰 때에는 뼈마디가 두드러진 곳에 떠야 효과가 있으며, 뼈마디 아래에 뜨면 효과가 없다. 두드러진 물고기 등을 참작하라고 한 것은 믿을 만한 것이다. 이 말대로 응당 그렇게 뼈마디에 뜸을 떠야 한다[자생].

▷凡灸椎骨 當灸骨節突處方驗 灸節下當骨則無驗 以魚肉骨參之 其言爲可信 盍依其言 當骨節灸之《資生》

○ 추(椎)는 뼈마디(節)라는 말이고 아래는 다 겉이라는 말이다[입문].

▷椎皆作節 下皆作外《入門》

도도(陶道) 1혈

◇ 陶道一穴

○ 목 아래에 있는 대추혈의 아래 뼈마디 아래에 있는데, 머리를 숙이고 혈을 잡는다. 침은 5푼을 놓고 뜸은 5장을 뜬다[동인].

在項後大椎節下間 俛而取之 鍼入五分 可灸五壯《銅人》

신주(身柱) 1혈

◇ 身柱一穴

○ 제3등뼈 마디 아래에 있는데, 머리를 숙이고 혈을 잡는다. 침은 5푼을 놓고 뜸은 5장을 뜬다[동인].

在第三椎節下間 俛而取之 鍼入五分 可灸五壯《銅人》

신도(神道) 1혈

◇ 神道一穴

○ 제5등뼈 마디 아래에 있는데 머리를 숙이고 혈을 잡는다. 뜸은 49~100장까지 뜰 수 있으며 침은 놓지 말아야 한다[동인].

在第五椎節下間 俛而取之 可灸七七壯至百壯　禁不可鍼《銅人》

영대(靈臺) 1혈

◇ 靈臺一穴

○ 제6등뼈 마디 아래에 있는데 머리를 숙이고 혈을 잡는다. 뜸은 5장을 뜨며 침은 놓지 말아야 한다[동인].

在第六椎節下間 俛而取之 可灸五壯 禁不可鍼《銅人》

지양(至陽) 1혈

◇ 至陽一穴

○ 제7등뼈 마디 아래에 있는데 머리를 숙이고 혈을 잡는다. 침은 5푼을 놓고 뜸은 3장을 뜬다[동인].

在第七椎節下間 俛而取之 鍼入五分 可灸三壯《銅人》

근축(筋縮) 1혈

◇ 筋縮一穴

○ 제9등뼈 마디 아래에 있는데 머리를 숙이고 혈을 잡는다. 침은 5푼을 놓고 뜸은 3장을 뜬다[동인].

在第九椎節下間 俛而取之 鍼入五分 可灸三壯《銅人》

척중(脊中) 1혈

○ 일명 신종(神宗), 척유(脊腧)라고도 한다. 제11등뼈 마디 아래에 있는데 머리를 숙이고 혈을 잡는다. 침은 5푼을 놓고 뜸은 뜨지 말아야 한다[동인].

◇ 脊中一穴

一名神宗 一名背腧 在第十一椎節下間 俛而取之 鍼入五分 禁不可灸《銅人》

현추(懸樞) 1혈

○ 제13등뼈 마디 아래에 있는데, 엎드리게 한 다음 혈을 잡는다. 침은 3푼을 놓고 뜸은 3장을 뜬다[동인].

◇ 懸樞一穴

在第十三椎節下間 伏而取之 鍼入三分 可灸三壯《銅人》

명문(命門) 1혈

○ 일명 속루(屬累)라고도 하는데 제14등뼈 마디 아래에 있다. 엎드리게 한 다음 혈을 잡는다. 침은 5푼을 놓고 뜸 3장을 뜬다[동인].

○ 잔등의 후정중선을 따라 곧바로 내려와 명문혈에 오면 명문혈과 배꼽이 맞서 있다. 만약 지팡이가 있다면 혈을 잡을 때에는 똑바로 서게 하고 지팡이로 땅에서부터 배꼽까지를 재어 자른다. 그것으로 땅에서부터 등을 재어 지팡이 끝이 닿는 곳이 명문혈이다[강목].

◇ 命門一穴

▷一名屬累 在第十四椎節下間 伏而取之 鍼入五分 可灸三壯《銅人》

▷脊部中行 自項中央直脊 至命門穴與臍相對 若取一杖 正身立地 以杖從地起量至臍切斷 却移向後量脊 杖頭盡處是命門穴也《綱目》

양관(陽關) 1혈

○ 제16등뼈 마디 아래에 있는데 엎드리게 하고 혈을 잡는다. 침은 5푼을 놓고 뜸은 3장을 뜬다[동인].

◇ 陽關一穴

在第十六椎節下間 伏而取之 鍼入五分 可灸三壯《銅人》

요유(腰兪) 1혈

○ 일명 배해(背解), 수공(髓孔), 요주(腰柱), 요호(腰戶), 수공(髓空)이라고도 한다. 제21등뼈 마디 아래의 우묵한 곳에 있다[동인].

○ 땅에 엎드려 몸을 펴고 두 손을 포개어 이마를 받친 다음 팔다리에 힘을 주지 말게 한 뒤에 정교하게 취해야

◇ 腰兪一穴

▷一名背解 一名髓孔 一名腰柱 一名腰户 一名髓空 在第二十一椎節下間 宛宛中《銅人》

▷以挺腹地 舒身 兩手相重支額 縱四體開 然後巧取 乃得其穴

혈을 잡는다[강목].

《綱目》

○ 침은 8푼을 놓고 3번 숨쉴 동안 꽂아 둔다. 사할 때에는 5번 숨쉴 동안 꽂아 둔다. 뜸은 7~49장 뜬다[동인].

▷鍼入八分 留三呼 瀉五吸 可灸七壯至七七壯止《銅人》

장강(長强) 1혈

◇ 長强一穴

○ 일명 기지음극(氣之陰郄)이라고도 하는데 독맥의 별락이다. 꽁무니뼈 끝 아래 우묵한 곳에 있다. 엎드리게 하고 잡는다. 침은 2치를 놓고 7번 숨쉴 동안 꽂아 두며 뜸은 30~200장까지 뜬다[동인].

一名氣之陰郄 督脈別絡 在脊骶端下陷中 伏地取之 乃得其穴 鍼入二寸 留七呼 可灸三十壯至二百壯《銅人》

임맥의 순행과 혈자리

◇ 任脈流注及孔穴

○ 임맥은 중극혈(中極穴) 아래의 음모가 돋은 경계에서 시작하여 뱃속을 따라 관원혈을 거쳐 정중선을 따라 올라와 인후(승장혈)로 간 다음 음맥이 모이는 곳으로 들어간다. 정중선에 24개의 혈이 있다[동인].

▷任脈者 起於中極之下 以上毛際 循腹裏上關元(穴名) 至咽喉(承漿穴) 屬陰脈之海也 中行凡二十四穴《銅人》

○ 임(任)은 임신한다는 말이다. 낳고 기르는 데 근본이 되는 여자의 주되는 경맥이다[입문].

▷任卽姙也 所謂生養之源 女子之主《入門》

턱 앞에 있는 혈

◇ 頤前

승장(承漿) 1혈

◇ 承漿一穴

○ 일명 현장(懸漿), 천지(天池)라고도 한다. 턱 앞, 입술 아래의 우묵한 곳에 있다. 입을 벌리고 혈을 잡는다. 침은 3푼을 놓고 뜸은 7장을 뜬다[동인].

一名懸漿 一名天池 在滯前脣下宛宛中 開口取之 鍼入三分 可灸七壯《銅人》

턱 아래에 있는 혈

◇ 頷下

염천(廉泉) 1혈

◇ 廉泉一穴

○ 일명 설본(舌本)이라고도 한다. 턱 아래의 울대의 위 혀뿌리 사이에 있다. 침은 3푼을 놓고 뜸은 3장을 뜬다[동인].

一名舌本 在頷下 結喉上 舌本間 鍼入三分 可灸三壯《銅人》

가슴 위에 있는 혈

◇ 膺上

천돌(天突) 1혈

◇ 天突一穴

○ 일명 천구(天瞿), 오호(五戶)라고도 한다. 후두결절에서 아래로 4치 내려가 우묵한 곳에 있다. 침은 5푼을 놓고 3번 숨쉴 동안 꽂아 둔다. 침은 가로 찌르는 것이 좋고 아래로는 놓지 말아야 한다. 뜸은 3장을 뜬다[동인].

一名天瞿 一名五户 在頸結喉下四寸 宛宛中 鍼入五分 留三呼 鍼宜橫下 不得低 可灸三壯

선기(璇璣) 1혈

◇ 璇璣一穴

○ 천돌혈에서 아래로 1치 내려가 우묵한 곳에 있다. 머리를 뒤로 젖히고 혈을 잡는다. 침은 3푼을 놓고 뜸은 5장을 뜬다[동인].

在天突下一寸陷中 仰頭取之 鍼入三分 可灸五壯《銅人》

화개(華蓋) 1혈

◇ 華盖一穴

○ 선기혈에서 아래로 1치 6푼 내려가 우묵한 곳에 있다. 머리를 뒤로 젖히고 혈을 잡는다. 침은 3푼을 놓고 뜸은 5장을 뜬다[동인].

在璇璣下 一寸六分陷中 仰頭取之 鍼入三分 可灸五壯《銅人》

자궁(紫宮) 1혈

◇ 紫宮一穴

○ 화개혈에서 아래로 1치 6푼 내려가 우묵한 곳에 있다. 머리를 뒤로 젖히고 혈을 잡는다. 침은 3푼을 놓고 뜸은 5장을 뜬다[동인].

在華盖下一寸六分陷中 仰頭取之 鍼入三分 可灸五壯《銅人》

옥당(玉堂) 1혈

◇ 玉堂一穴

○ 일명 옥영(玉英)이라고도 하는데 자궁혈에서 아래로 1치 6푼 내려가 우묵한 곳에 있다. 머리를 뒤로 젖히고 혈을 잡는다. 침은 3푼을 놓고 뜸은 5장을 뜬다[동인].

一名玉英 在紫宮下一寸六分陷中 仰頭取之 鍼入三分 可灸五壯《銅人》

전중(膻中) 1혈

◇ 膻中一穴

○ 일명 원아(元兒), 원견(元見)이라고도 한다. 옥당혈에서 1치 6푼 아래에 있다[동인].

▷一名元兒 一名元見 在玉堂下一寸六分《銅人》

○ 두 젖꼭지 사이의 가운데 우묵한 곳에 있다. 반듯이 누워서 혈을 잡는다[강목].

▷橫直兩乳間陷中 仰臥取之《綱目》

○ 구미혈에서 2치 위에 있다[자생].

▷在鳩尾上二寸《資生》

○ 뜸은 7~49장 뜨며 침은 놓지 말아야 한다[입문].

▷可灸七壯至七七壯 止禁不可鍼《入門》

중정(中庭) 1혈

◇ 中庭一穴

○ 전중혈에서 아래로 1치 6푼 내려가 우묵한 가운데 있다. 머리를 뒤로 젖히고 혈을 잡는다[동인].

▷在膻中下一寸六分陷中 仰頭取之《銅人》

○ 구미혈에서 1치 위에 있다[입문].

▷在鳩尾上一寸《入門》

○ 침은 3푼을 놓고 뜸은 5장을 뜬다[동인].

▷鍼入三分 可灸五壯《銅人》

배에 있는 혈

◇ 腹中

구미(鳩尾) 1혈

◇ 鳩尾一穴

○ 일명 갈한(髑骭), 미예(尾翳)라고도 한다. 가슴 앞의 폐골(蔽骨) 잘 나타나지 않는 사람은 갈라진 뼈 즈음에서 1치 내려가 잡는다.

▷一名髑骭 一名尾翳 在臆前蔽骨下五分 人無蔽骨者從 岐骨之際量取一寸

○ 이 혈에 뜸을 뜨면 심력이 적어지고 건망증이 생긴다. 또한 침 놓기가 어려워 능숙한 사람이라야 침을 놓을 수 있다. 그렇지 않으면 기를 많이 소모하여 오래 살지 못한

▷此穴灸之則令人少心力 又健忘 且大難鍼 大好手方可下鍼 不然取氣多 令人夭 故並禁鍼灸

다. 그러므로 침과 뜸을 다 놓지 말아야 한다[동인].

《銅人》

거궐(巨闕) 1혈

○ 수소음심경의 모혈(募穴)이다. 구미혈에서 1치 아래에 있다. 구미혈이 잘 나타나지 않는 사람은 1치 남짓하게 내려가 잡는다. 구미혈이 잘 나타나지 않는 사람도 있다. 침은 6푼을 놓고 7번 숨쉴 동안 꽂아 두며 침감이 오면 곧 사한다. 뜸은 7~49장을 뜬다[동인].

◇ 巨闕一穴

心之募也在鳩尾下一寸 鳩尾拒者 少令强一寸中 人有鳩尾拒之 鍼入六分 留七呼 得氣卽瀉 可灸七壯至七七壯《銅人》

상완(上脘) 1혈

○ 일명 상관(上管), 위완(胃脘)이라고도 한다. 거궐혈에서 아래로 1치 5푼 내려가거나 폐골에서 에서 3치 내려가 있다. 침은 8푼을 놓는데 먼저 보하고 다음에 사하며, 뜸은 14~100장까지 뜬다[동인].

◇ 上脘一穴

一名上管 一名胃脘 在巨闕下一寸五分 去蔽骨三寸 鍼入八分 先補後瀉 可灸二七壯至百壯《銅人》

중완(中脘) 1혈

○ 일명 태창(太倉)이라고도 하는데 족양명위경의 모혈(募穴)이다. 배꼽에서 4치 위에 있다[동인].

○ 중완혈은 폐골에서 배꼽 사이의 가운데로서 아래위가 각각 4치씩이다[자생].

○ 침은 8푼을 놓고 7번 숨쉴 동안 꽂아 둔다. 사할 때에는 5번 숨쉴 동안 꽂아 둔다. 뜸은 14~100장까지 뜬다[동인].

◇ 中脘一穴

▷一名太倉 胃之募也 在臍上四寸《銅人》

▷中脘居心蔽骨與臍之中 上下各四寸《資生》

▷鍼入八分 留七呼 瀉五吸 可灸二七壯至一百壯《銅人》

건리(建里) 1혈

○ 중완혈에서 1치 아래에 있다. 침은 5푼을 놓고 10번 숨쉴 동안 꽂아 두며 뜸은 5장을 뜬다[동인].

◇ 建里一穴

在中脘下一寸 鍼入五分 留十呼 可灸五壯《銅人》

하완(下脘) 1혈

○ 건리혈에서 1치 아래에 있다. 침은 8푼을 놓고 3번 숨쉴 동안 꽂아 둔다. 사할 때에는 5번 숨쉴 동안 꽂아 둔다. 뜸은 7~100장까지 뜬다[동인].

◇ 下脘一穴

在建里下一寸 鍼入八分 留三呼 瀉五吸　可灸七壯至百壯《銅人》

수분(水分) 1혈

○ 일명 분수(分水), 중수(中守)라고도 한다. 하완혈과 배꼽에서 각각 1치 되는 곳에 있다. 침은 8푼을 놓고 3번 숨쉴 동안 꽂아 둔다. 사할 때에는 5번 숨쉴 동안 꽂아 둔다. 만일 수종병에 뜸을 뜨면 효과가 좋다. 뜸은 7~100장까지 뜨며 침은 놓지 말아야 한다. 침을 놓으면 물이 다 빠져서 죽는다[동인].

◇ 水分一穴

一名分水　一名中守　在下脘下臍上一寸 鍼入八分 留三呼 瀉五吸 若水病灸之大良 可灸七壯至百壯 禁不可鍼 鍼則水盡卽斃《銅人》

신궐(神闕) 1혈

○ 일명 기합(氣合)이라고도 하는데 배꼽 가운데 있다. 침은 놓지 말아야 하며 뜸은 100장을 뜬다[동인].

○ 침은 놓지 말아야 하는데 만일 침을 놓아 배꼽 가운데가 헐어 터져서 그곳으로 똥이 나오게 되면 죽는다[자생].

○ 침을 놓으면 수고병(水蠱病)이 생기어 죽는다[강목].

○ 중풍으로 사람을 알아보지 못할 때에는 뜸을 100~500장까지 뜨면 곧 깨난다[자생].

◇ 神闕一穴

▷一名氣合 在臍中央 禁不可鍼 可灸百壯《銅人》

▷禁鍼　若刺之使人臍中惡瘍潰屎出者死《資生》

▷鍼則成水蠱病死《綱目》

▷中風不省人事　可灸百壯至五百壯 卽甦《資生》

음교(陰交) 1혈

○ 배꼽에서 1치 아래에 있다. 침은 8푼을 놓고 침감이 오면 곧 사하고 뜸은 100장까지 뜬다[동인].

◇ 陰交一穴

在臍下一寸 鍼入八分 得氣卽瀉 可灸百壯《銅人》

기해(氣海) 1혈

○ 일명 발앙(脖胦), 하황(下肓)이라고도 한다. 음교혈에

◇ 氣海一穴

▷一名脖胦 一名下肓 在陰交下

서 아래로 5푼 내려가며 배꼽에서 1치 5푼 아래에 있다[동인].

五分 臍下一寸五分《銅人》

○ 기해혈은 남자의 기가 모이는 곳이며, 모든 기병에는 다 뜸을 뜬다[자생].

▷氣海者 是男子生氣之海也 一切氣疾皆灸之《資生》

○ 침은 8푼을 놓고 침감이 오면 사하고 뜸은 100장까지 뜬다[동인].

▷鍼入八分 得氣卽瀉 可灸百壯《銅人》

○ 침은 1치 2푼을 놓고 뜸은 30장을 뜨며 나이 많은 사람은 100장까지 뜬다[입문].

▷鍼入一寸二分 灸三十壯 年高者百壯《入門》

석문(石門) 1혈

◇ 石門一穴

○ 일명 이기(利機), 정로(精露)라고도 하는데 수소양삼초경의 모혈이다. 침은 5푼을 놓고 뜸은 14~100장까지 뜬다.

▷一名利機 一名精露 三焦之募也 鍼入五分 可灸二七壯至百壯

○ 여자에게는 침을 놓지 말아야 하며 침을 놓으면 일생 아이를 낳지 못한다[동인].

▷婦人不可鍼 終身絶子《銅人》

관원(關元) 1혈

◇ 關元一穴

○ 일명 단전(丹田), 태중극(太中極)이라고도 하는데 수태양소장경의 모혈이다. 침은 8푼을 놓고 3번 숨쉴 동안 꽂아 둔다. 사할 때에는 5번 숨쉴 동안 꽂아 둔다. 뜸은 100~300장까지 뜬다[동원].

▷一名丹田 一名太中極 小腸之募也 鍼入八分 留三呼 瀉五吸 可灸百壯至三百壯《銅人》

○ 또 침은 2치를 놓고 뜸은 하루에 30~300장까지 뜬다고도 한다[입문].

▷一云 鍼入二寸 日灸三十壯至三百壯《入門》

중극(中極) 1혈

◇ 中極一穴

○ 일명 기원(氣原), 옥천(玉泉)이라고도 하는데 족태양방광경의 모혈이다. 관원혈에서 1치 아래이며 배꼽에서는 4치 아래에 있다. 침은 8푼을 놓고 10번 숨쉴 동안 꽂아 두며 침감이 오면 곧 사한다. 뜸은 100~300장까지 뜬

▷一名氣原 一名玉泉 膀胱之募也 在關元下一寸 臍下四寸 鍼入八分 留十呼 得氣卽瀉 可灸百壯至二百壯

다.

○ 부인이 단산(斷産)한 데는 4번 침을 놓는다. 침을 놓으면 아이를 낳는다[동인].

▷婦人斷緖 四度鍼 鍼則有子也《銅人》

○ 또 침은 1치 2푼 놓고 뜸은 하루에 30~300장까지 뜬다고도 한다[입문].

▷一云 鍼入一寸二分 日灸三十壯至三百壯《入門》

곡골(曲骨) 1혈

◇ 曲骨一穴

○ 회골(回骨)이라고도 하는데 횡골(치골결합) 윗쪽 음모가 돋은 즈음 우묵한 곳인데 손을 대면 맥이 뛴다[동인].

▷一名回骨 在橫骨之上 毛際陷中 動脈應手《銅人》

○ 중극혈에서 아래로 1치 내려가며 배꼽에서는 5치 아래에 있다[입문].

▷在中極下一寸 臍下五寸《入門》

○ 침은 2치를 놓고 뜸은 7~49장까지 뜰 수 있다[동인].

▷鍼入二寸 可灸七壯 至七七壯《銅人》

○ 또 침은 1치 5푼 놓고 뜸은 5장을 뜬다고도 한다[입문].

▷一云 鍼入一寸半 灸五壯《入門》

회음(會陰) 1혈

◇ 會陰一穴

○ 일명 병예(屛翳)라고도 하는데 음부와 항문 사이에 있다[동인].

▷一名屛翳 在兩陰間《銅人》

○ 항문 앞과 전음(前陰) 사이에 있다[입문].

▷在肛門之前 前陰後 兩陰間《入門》

○ 침은 2치를 놓고 뜸은 3장을 뜬다[동인].

▷鍼入二寸 可灸三壯《銅人》

십오락 소생병

◇ 十五絡所生病

○ 수태음락, 족태음락, 수소음락, 족소음락, 수궐음락, 족궐음락, 수태양락, 족태양락, 수소양락, 족소양락, 수양명락, 족양명락, 임맥의 낙, 독맥의 낙과 비의 대락을 합하여 15락이라 하는데 자기의 경맥으로부터 다른 경맥으로 갈라져 나가는 곳이다[입문].

手太陰絡 足太陰絡 手少陰絡 足少陰絡 手厥陰絡 足厥陰絡 手太陽絡 足太陽絡 手少陽絡 足少陽絡 手陽明絡 足陽明絡 任脉之絡 督脉之絡 脾之大絡 合爲十五絡 自經分派而別走他經者也《入門》

수태음경맥이 갈라지는 곳은 열결

◇ 手太陰之別名曰列缺

○ 손목 위에서 갈라지는데 손목에서 1치 5푼 위에 있다. 여기서 갈라져 수양명대장경으로 가며 또 수태음경과 합하여 곧바로 손바닥으로 가서 어제혈(魚際穴)에서 흩어진다. 여기에 생긴 병은 실하면 손의 새끼손가락 쪽 솟은 뼈[手銳]와 손바닥에 열이 나고, 허하면 기지개를 켜고 하품하며 오줌을 자주 누고 유뇨가 있다. 이때에는 이 혈을 잡아서 침을 놓는다[영추].

起於腕上分間 去腕一寸半 別走陽明 並太陰之經 直入掌中 散于魚際 其病實則手銳掌熱 虛則欠㰦 小便遺數 取之所別也《靈樞》

족태음경맥이 갈라지는 곳은 공손

◇ 足太陰之別名曰公孫

○ 엄지발가락 밑마디에서 1치 뒤에 있다. 여기서 갈라져 족양명위경으로 나가며 다시 갈라진 것은 장위에 연계된다. 기운이 순조롭지 못하여 위로 거슬러 올라가면 곽란이 생긴다. 병이 실하면 배가 끊어지는 듯이 아프고 허하면 고창증(鼓脹證)이 생긴다. 이 때에는 이 혈을 잡아서 놓는다[영추].

去本節之後一寸 別走陽明 其別者入絡腸胃 厥氣上逆則霍亂 實則腸中切痛 虛則鼓脹 取之所別也《靈樞》

수소음경맥이 갈라지는 곳은 통리

◇ 手少陰之別名曰通里

○ 손목에서 1치 5푼 뒤에 있다. 여기서 갈라져 수태양소장경으로 가며 제경을 따라 심으로 들어가 혀뿌리에 연계되고 목계(目系)에 속하였다. 병이 실하면 흉격부가 치밀어 오르게 되고, 허하면 말을 못한다. 이 때에는 이 혈을 잡아서 놓는다[영추].

去腕一寸半 別走太陽 循經入于心中 繫舌本 屬目系 實則支膈 虛則不能言　取之所別也《靈樞》

족소음경맥이 갈라지는 곳은 태종

◇ 足少陰之別名曰太鍾

○ 발 안쪽 복사뼈 뒤 발꿈치를 두른 곳에 있다. 여기서 갈라져 족태양방광경으로 가며 다른 한 가지는 제경과 합하여 수궐음심포경으로 올라갔다가 내려와 허리와 등뼈대를 뚫고 밖으로 나온다. 여기에 병이 생기면 기가 치밀어 오르고 답답한데 실하면 오줌을 누지 못하며, 허하면 허리가 아프다. 이 때에는 이 혈을 잡아서 놓는다[영추].

當踝後繞跟 別走太陽 其別者幷經上走于心包下 外貫腰脊 其病氣逆則煩悶 實則閉癃 虛則腰痛 取之所別也《靈樞》

수궐음경맥이 갈라지는 곳은 내관

◇ 手厥陰之別名曰內關

○ 손목에서 2치 올라가 있다. 여기서 갈라져 수소양삼초경으로 나가며 두 힘줄 사이로 나와 경맥을 따라서 위로 올라가 심포에 얽히고 심계(心系)에 연계된다. 병이 실하면 가슴이 아프고, 허하면 머리와 목이 뻣뻣하다. 이 때에는 이 혈을 잡아서 놓는다[영추].

去腕二寸 別走少陽 出於兩筋之間 循經以上繫于心包 絡心系 實則心痛 虛則爲頭項强 取之所別也《靈樞》

족궐음경맥이 갈라지는 곳은 여구

◇ 足厥陰之別名曰蠡溝

○ 안쪽 복사뼈에서 5치 위에 있다. 여기서 갈라져 족소

在內踝上五寸 別走少陽 其別者

양담경으로 가며 다른 한 가지는 정강이를 따라서 올라가 음경에서 고환에 연계된다. 여기에 병이 생겨 기가 치밀어 오르면 고환이 붓고 갑자기 산증이 생긴다. 실하면 음경이 붓고 허하면 몹시 가렵다. 이 때에는 이 혈을 잡아서 놓는다[영추].

循脛上睾 結于莖 其病氣逆則睾腫卒疝 實則挺長 虛則暴痒 取之所別也《靈樞》

수태양경맥이 갈라지는 곳은 지정

◇ 手太陽之別名曰支正

○ 손목에서 5치 올라가 있다. 여기서 갈라져 수소음심경으로 가며 다른 한 가지는 팔굽으로 올라가고 견우혈에 연계된다. 병이 실하면 뼈마디에 맥이 없어 팔굽을 쓰지 못하고 허하면 사마귀가 생긴다. 이 때에는 이 혈을 잡아서 놓는다[영추].

在腕後五寸 別走少陰 其別者上走肘 絡肩髃 實則節弛肘廢 虛則生疣 取之所別也《靈樞》

족태양경맥이 갈라지는 곳은 비양

◇ 足太陽之別名曰飛陽

○ 바깥쪽 복사뼈에서 7치 위에 있다. 여기서 갈라져 족소음신경으로 갔다. 병이 실하면 콧구멍과 머리와 잔등이 아프고 허하면 코피가 난다. 이 때에는 이 혈을 잡아서 놓는다[영추].

在外踝上七寸 別走少陰 實則鼻窒 頭背痛 虛則鼽衄 取之所別也《靈樞》

수소양경맥이 갈라지는 곳은 외관

◇ 手少陽之別名曰外關

○ 손목 바깥쪽에서 2치 올라가 있다. 여기서 갈라져 수궐음심포경으로 가며 팔을 돌아서 가슴으로 들어간다. 여기에 생긴 병은 실하면 팔굽이 오그라들고 허하면 팔을 구부리지 못한다. 이 때에는 이 혈을 잡아서 놓는다[영추].

在腕後二寸 外別走心主 遶臂注胸中 其病實則肘攣 虛則不收 取之所別也《靈樞》

족소양경맥이 갈라지는 곳은 광명

◇ 足少陽之別名曰光明

○ 바깥쪽 복사뼈에서 5치 위에 있다. 여기서 갈라져 족궐음간경으로 갔으며 아래로 내려가 발등에 얽힌다. 병이 실하면 궐증이 생기고 허하면 위벽증(痿躄證)이 생겨 앉아서 일어나지 못한다. 이때에는 이 혈을 잡아서 놓는다[영추].

外在踝上五寸 別走厥陰 下絡足跗 實則厥 虛則痿躄 坐不能起 取之所別也《靈樞》

수양명경맥이 갈라지는 곳은 편력

◇ 手陽明之別名曰偏歷

○ 손목에서 3치 뒤에 있다. 여기서 갈라져 수태음폐경으로 가며 다른 한 가지는 팔을 따라 위로 올라가 견우혈을 돌아서 턱자개미와 한쪽 이빨로 올라간다. 여기서 갈라진 것은 귀로 들어가 종맥(宗脈)과 합한다. 병이 실하면 충치가 생기고 귀가 먹으며 허하면 이빨이 시리고 가슴이 저리다. 이 때에는 이 혈을 잡아서 놓는다[영추].

在腕後三寸 別走太陰 其別者上循臂 繞肩髃 上曲頰偏齒 其別者 入耳合於宗脉 實則齲聾 虛則齒寒痺隔 取之所別也《靈樞》

족양명경맥이 갈라지는 곳은 풍륭

◇ 足陽明之別名曰豊隆

○ 바깥쪽 복사뼈에서 8치 위에 있다. 여기서 갈라져 족태음비경으로 가며 또 한 가지는 정강이뼈 바깥쪽을 따라 위로 올라가 머리와 목에 얽히고 모든 경맥의 기와 합하여 다시 내려가 목구멍에 얽힌다. 여기에 병이 생겨 기가 치밀어 오르면 목이 막혀 갑자기 말을 못하게 된다. 실하면 전광(癲狂)이 생기고 허하면 다리를 구부리지 못하고 정강이가 여윈다. 이 때에는 이 혈을 잡아서 놓는다[영추].

在外踝上八寸 別走太陰 其別者循脛骨外廉 上絡頭項 合諸經之氣 下絡喉嗌 其病氣逆則喉痺卒瘖 實則狂癲 虛則足不收脛枯 取之所別也《靈樞》

임맥이 갈라지는 곳은 회음

◇ 任脈之別名曰會陰

○ 전음과 항문 사이에 있으며 구미혈(鳩尾穴)에서 내려와 배에 흩어져 있다. 여기에 생긴 병이 실하면 뱃가죽이 아프고 허하면 가렵다. 이 때에는 이 혈을 잡아서 놓는다[영추].

在兩陰間 下鳩尾 散于腹 其病實則腹皮痛 虛則瘙痒 取之所別也《靈樞》

독맥이 갈라지는 곳은 장강

◇ 督脈之別名曰長强

○ 꽁무니 끝에 있다. 등뼈대를 따라 목으로 올라와 머리 위에서 흩어졌다가 다시 내려가 어깨뼈로 가서 좌우로 갈라져 족태양방광경으로 가며 등뼈를 뚫고 들어간다. 여기에 생긴 병은 실하면 잔등이 뻣뻣하고 허하면 머리가 무겁다. 이 때에는 이 혈을 잡아서 놓는다[영추].

在脊骶端 挾膂上項 散頭上下當肩胛左右 別走太陽 入貫膂 其病實則脊强 虛則頭重 取之所別也《靈樞》

비의 대락은 대포

◇ 脾之大絡名曰大包

○ 연액혈에서 3치 아래에 있으며 가슴과 옆구리에 분포되었다. 여기에 생긴 병은 실하면 몸이 다 아프고, 허하면 모든 뼈마디에 힘이 없다. 이 맥은 그물처럼 얽혔으므로 혈병은 다 비의 대락의 맥에서 혈을 잡아 놓는다[영추].

在淵腋下三寸 布胸脇 其病實則身盡痛 虛則百節皆縱 此脈若羅絡之血者 皆取之 脾之大絡脈也《靈樞》

경맥의 병에는 시동병과 소생병이 있다

◇ 脈病有是動有所生病

○ 『난경』에 "경맥에는 시동병(是動病)이 있고 소생병(所生病)이 있다는데 한 경맥에 왜 갑자기 두 개의 병이 생기는가"라고 하였다. 그것은 『내경』에 "시동병은 기병이고 소생병은 혈병이다"라고 한 것과 같이 사기가 기

難經曰 經脈有是動有所生病 一脈輒變爲二病者何也 然經言 是動者氣也 所生病者血也 邪在氣氣爲是動 邪在血 血爲所生病

에 있으면 시동병이 되고 사기가 혈에 있으면 소생병이 된다. 기는 숨쉬는 것을 주관하고 혈은 축이는 것을 주관하는데 기가 머물러 있으면서 돌아가지 못하면 기가 먼저 병이 들고 혈이 막히어 축여 주지 못하면 혈이 후에 병이 된다. 그러므로 먼저 시동병이 되고 다음에 소생병이 된다.

氣主呴之 血主濡之 氣留而不行者 爲氣先病也 血滯而不濡者爲血後病也 故先爲是動 後爲所生病也

맥에는 경맥, 낙맥, 손락맥이 있다

◇ 脉有經脉絡脉孫絡脉

○ 경맥은 속에 있고 가로로 갈라진 것은 낙맥이며 낙에서 갈라진 것은 손락이다. 경맥이 성하여 혈이 몰리면 빨리 빼버려야 한다. 실한 것은 사하고 허한 것은 약을 먹어 보하여야 한다[영추].

▷經脉爲裏 支而橫者爲絡 絡之別者爲孫絡 盛而血者疾誅之 盛者瀉之 虛者飮藥以補之《靈樞》

○ 경이란 곧다는 뜻과 같다. 그러므로 곧은 것은 경이고 경에서 갈라져 옆으로 나간 것은 낙이다[입문].

▷經 徑也 徑直者爲經 經之支派傍出者爲絡《入門》

○ 낙혈은 다 두 경맥의 가운데 있는데, 경맥이 교체되고 서로 연락되는 곳이다[입문].

▷絡穴俱在兩經中間 乃交經過絡之處也《入門》

○ 장과 부, 경과 낙 4곳의 병에 침을 놓는 것은 다 다르다. 15락맥의 병은 아주 얕게 들어가서 겉(表)에 있으며 십이경맥의 병은 그 다음이고 육부의 병은 또 그 다음이며 오장의 병은 아주 깊이 들어가서 속(裏)에 있다. 그러므로 치료하는 법도 어려운 것과 쉬운 것이 있다. 낙에도 다 같지 않다. 15락맥의 낙은 음경맥이 갈라져서 양경맥으로 가고, 양경맥은 갈라져서 음경맥으로 가는데, 두 경맥의 사이를 가로 꿰고 갈라져 나간 것이다. 무자(繆刺)는 낙의 사기가 대락으로 치우쳐 들어가고 경맥(經脉)의 유혈(腧穴)에는 들어가지 못하며, 그 통증이 해당 경맥과는 반대로 나타난다. 그것은 낙맥에만 병이 들고 경맥에는 병이 없기 때문이다. 혈락(血絡)의 낙의 병은 피부에

▷刺藏 府 經 絡四病 皆不同 十五絡病至淺 在表也 十二經病次之 六府病又次之 五藏病至深在裏也 故治法有難易焉 至於絡又各不同 十五絡之絡 乃陰經別走陽經 陽經別走陰經 而橫貫兩經之間者 所謂支而橫者爲絡是也 繆刺之絡 乃病邪流溢大絡不得入貫經腧 而其痛與經脉繆處 乃絡病經不病者也 血絡之絡乃皮膚所見或赤或靑或黑之絡而小者如鍼大者如筋也 以淺深

나타나는데 붉거나 푸르거나 검은 핏줄이 작은 것은 바늘귀만하고 큰 것은 젓가락 대가리만한 것이 나타난다. 얕고 깊은 것은 혈락이 제일 겉에 있고 무자는 그 다음이며 15락맥은 제일 속에 있어 경맥의 유혈과 서로 연계되어 있다[강목].

言之 血絡至淺 繆刺者次之 十五絡近裏而貫經脈也《綱目》

십이경맥의 혈과 기가 많고 적은 것

◇ 十二經血氣多少

○ 정상적인 사람의 태양경(太陽經)에는 늘 혈이 많고 기가 적으며 소양경(少陽經)에는 늘 기가 많고 혈이 적다. 양명경에는 늘 혈도 많고 기도 많다. 궐음경에는 늘 혈이 많고 기가 적으며 소음경에는 늘 기가 많고 혈이 적으며 태음경에도 기가 많고 혈이 적다. 이것은 정상적인 기준이다.

夫人之常數 太陽常多血少氣 少陽常多氣少血 陽明常多血多氣 厥陰常多血少氣 少陰常多氣少血 太陰常多氣少血 此天之常數也

○ 그러므로 양명경에 침을 놓을 때에는 혈과 기를 다 빼고 태양경에 침을 놓을 때에는 혈을 빼고 기는 나오지 못하게 하며 소양경에 침을 놓을 때에는 기는 빼고 혈은 나오지 못하게 해야 한다. 태음경에 침을 놓을 때에는 기는 빼고 혈은 나오지 못하게 하며 궐음경에 침을 놓을 때는 혈은 빼고 기는 나오지 못하게 하고 소음경에 침을 놓을 때에는 기는 빼고 혈은 나오지 못하게 해야 한다[영추].

▷故曰 刺陽明出血氣 刺太陽出血惡氣 刺少陽出氣惡血 刺太陰出氣惡血 刺厥陰出血惡氣 刺少陰出氣惡血也《靈樞》

○ 족양명경과 족태음경이 서로 표리관계에 있고 족소양경과 족궐음경이 서로 표리관계에 있다. 또한 족태양경과 족소음경이 표리관계에 있고 수양명경과 수태음경이 표리관계에 있다. 수소양경과 수궐음심포경이 표리관계에 있고 수태양경과 수소음경이 표리관계에 있다[영추].

▷足陽明太陰爲表裏 足少陽厥陰爲表裏 足太陽少陰爲表裏 手陽明太陰爲表裏 手少陽心主爲表裏 手太陽少陰爲表裏也《靈樞》

십이경맥의 순행과 분포되어 있는 부분

◇ 十二經行度部分

○ 수삼음경은 오장에서 손으로 나갔고 수삼양경은 손에서 머리로 올라가며 족삼양경은 머리에서 발로 내려가고, 족삼음경은 발에서 배로 갔다[영추].

○ 사람의 경락은 삼양과 삼음으로 온몸에 분포되어 있는데 태양경과 소음경은 몸 뒤에 있고 양명경과 태음경은 몸 앞에 있으며 소양경과 궐음경은 몸의 옆에 분포되어 있다[단심].

▷手之三陰從藏走至手 手之三陽從手走至頭 足之三陽從頭走至足 足之三陰從足走至腹《靈樞》

▷人之經絡 三陽三陰分布一身 太陽少陰在身之後 陽明太陰在身之前 少陽厥陰在身之側《丹心》

기가 돌아가는 길이 있다

◇ 氣行有街

○ 가슴의 기도 길이 있고 배의 기도 길이 있으며, 머리의 기에도 길이 있고 정강이의 기에도 길이 있다. 그러므로 머리에 있는 기는 뇌에 머무르고, 가슴에 있는 기는 젖가슴과 배유혈(背兪穴)에 머물러 있고, 배에 있는 기는 배유혈과 충맥이 배꼽 양옆의 맥이 뛰는데 머무르고 정강이에 있는 기는 기가(氣街)와 승산인 복사뼈 위와 아래에 머물러 있다. 그러므로 치료하는 데도 호침(毫鍼)으로 침감이 올 때까지 찌른다[영추].

胸氣有街 腹氣有街 頭氣有街 脛氣有街 故氣在頭者 止之于腦 氣在胸者 止之于膺與背兪 氣在腹者 止之背兪與衝脉于臍左右之動脈者 氣在脛者 止之于氣街與承山踝上以下 取此者用毫鍼 得氣乃刺之《靈樞》

거자법, 무자법, 산자법으로 침놓는 방법

◇ 鍼法有巨刺繆刺散刺

○ 『내경』에는 "왼쪽 경맥이 실하면 오른쪽에 병이 생긴 것이고 오른쪽 경맥이 실하면 왼쪽에 병이 생긴 것이다. 또한 오른쪽의 병이 낫지 않는 것은 왼쪽 경맥이 먼저 병든 것이고 왼쪽의 병이 낫지 않는 것은 오른쪽 경맥이 먼저 병든 것이다. 그러므로 이런 때에는 반드시 거자법(巨刺法)을 써야 한다"라고 하였다. 정(井), 형(滎), 유

▷經曰 左盛則右病 右盛則左病 右病未已而左脉先病 左病未已而右脉先病 如此者必巨刺之 此五穴(井滎腧經合) 臨時變合 刺法之最大者也 巨刺者刺經脉也《入門》

(腧), 경(經), 합(合) 이 5개 혈을 병에 따라 알맞게 쓰는 것이 침을 놓는 방법 가운데서 제일 중요한 방법이다. 거자법이라는 것은 그 경맥에 있는 5개의 유혈들을 쓰는 것이다[입문].

○ 『내경』에는 대락에 사기가 침입하여 왼쪽에서 오른쪽으로도 몰려 가고 오른쪽에서 왼쪽으로도 몰려 가며 상하좌우로 일정한 곳이 없이 돌아다니기도 하나 경혈에는 들어가지 않았을 때에만 무자법을 쓰라고 하였는데 무자법이라는 것은 그 낙맥에 침을 놓는 것이다. 즉 낙맥과 경맥은 위치가 다르므로 몸이 오그라들고[踡攣] 저리며 아프나 경맥에 병이 없을 때에는 음과 양이 서로 통한 곳을 찔러야 한다는 것이다[입문].

▷經曰 邪客大絡者 左注右 右注左 上下左右 其氣無常 不入經腧 命曰繆刺 繆刺者 刺絡脉也 言絡脉與經脉繆處 身有踡攣疼痛而脉無病 刺其陰陽交貫之道也《入門》

○ 산자법이라는 것은 산침(散鍼)을 말하는데 잡병 때에 아무 곳이나 혈을 잡거나 병에 따라 적당한 곳에 침을 놓으며 경맥의 순행에는 관계하지 않는 것이다. 즉 천응혈(天應穴)인데 자생경(資生經)에 씌어 있는 아시혈(阿是穴)이다[입문].

▷散刺者 散鍼也 因雜病而散用其穴 因病之所宜而鍼之 初不拘於流注 卽天應穴 資生經所謂阿是穴是也《入門》

○ 사기가 경맥에 들어가 왼쪽이 아픈 것은 오른쪽 경맥에 먼저 병이 생긴 것이므로 거자법을 써서 그 경맥에 침을 놓아야 하며 낙맥에는 놓지 말아야 한다. 낙맥에 병이 생긴 것은 그 아픈 곳이 경맥과는 위치가 다르기 때문에 무자법을 써야 한다. 즉 왼쪽에 병이 생기면 오른쪽에 침을 놓고 오른쪽에 병이 생기면 왼쪽에 침을 놓는다. 또한 몸은 아픈데 9후맥(九候脉)에 병이 없으면 무자법을 써야 한다고 하였는데 무자법은 모든 경맥의 낙혈을 잡아 침을 놓는 방법이다[강목].

▷邪客於經 痛在於左而右脉先病者 巨刺之 必中其經 非絡脉也 絡病者 其痛與經脉繆處 故命曰繆刺 皆左取右右取左 又曰 身形有痛 九候莫病 則繆刺之 繆刺皆取諸經之絡脉也《綱目》

기경팔맥

◇ 奇經八脉

○ 경맥에는 양유맥, 음유맥, 양교맥, 음교맥, 충맥, 독맥, 임맥, 대맥 등이 있다. 이 여덟 가지 경맥은 다 십이경맥에 속하지 않으므로 기경팔맥이라고 한다[난경].

▷脉有陽維 陰維 有陽蹻 陰蹻 有衝 有督 有任 有帶之脉 凡此八脉者 皆不拘於經故曰奇經八脉也《難經》

○ 기경의 병은 다 자기 경맥에서 생긴 것이 아니며 다른 경맥에서 생긴 병이 넘어온 것이다. 마치 성인이 도랑을 파서 물이 흘러 넘지 못하게 하였으나 도랑이 차고 넘치면 깊은 호수로 흘러 내려가는 것과 같이 사람의 경맥도 지나치게 실해지면 기경8맥으로 들어가서 제대로 돌아가지 못하게 된다. 그러므로 이곳에 사기를 받아 몰리게 되면 붓고 열이 난다. 이때에는 돌침으로 치료하여야 한다[강목].

▷奇經病非自生 盖因諸經溢出而流入之也 比於聖人 圖設溝渠以備水幾之溢 溝渠滿溢則流於深湖 人脉隆盛 入於八脉而不環周 故其受邪 氣蓄則腫熱 砭射之也《綱目》

○ 독맥, 충맥, 임맥 등 3가지 경맥은 다 한 곳에서 시작하여 각각 다른 곳으로 간다. 즉 기충혈(氣衝穴)에서 시작하여 3가지로 갈라졌다. 독맥은 잔등으로 가서 양이 되었고 임맥은 배로 가서 음이 되었으며, 충맥은 발로부터 머리로 곧추 올라가 십이경맥이 모이는 곳으로 가서 모든 경맥의 기혈을 통솔한다. 이 3가지 경맥은 다 기충혈에서 시작하였으며 기충혈은 또한 위맥에 근원을 둔다. 그 근원이 이와 같으므로 위기가 근본이라는 것을 알 수 있다[입문].

▷督 衝 任三脉 並起而異行 皆始於氣衝(穴名) 一源而分三岐 督脉行背而應乎陽 任脉行腹而應乎陰 衝脉自足至頭 若衝衝而直行於上 爲十二經脉之海 總領諸經氣血 三脉皆起於氣衝 氣衝又起於胃脉 其源如此 則知胃氣爲本矣《入門》

양유맥(陽維脈)

◇ 陽維

○ 금문혈(金門穴)에서 시작하였고, 양교는 극혈(郄穴)이며 수 · 족태양경 및 양교맥과는 어깨의 수혈(臑穴)에서 만나고, 수 · 족소양경과는 천료혈과 견정혈에서 만나며, 족소양경과는 양백혈 위 본신혈 아래에서 만나 풍지혈로

▷起于金門(穴名) 以陽交爲郄 與手足太陽及蹻脉 會于肩臑 與手足少陽會于天髎 及會肩井 與足少陽會于陽白 上本神 下至風

내려가며, 독맥과는 아문혈에서 만난다. 이 양유맥은 모든 양이 서로 만나는 곳에서 시작한다[입문].

池 與督脉會于瘂門 此陽維之脉起于諸陽之交會也《入門》

○ 양유맥에 병이 생기면 몹시 오한과 신열이 난다고 한다. 또한 양유맥은 양에 얽히었고 음유맥은 음에 얽히었는데 음과 양이 서로 얽히지 못하면 뜻대로 되지 않으며 용용하여 스스로 거두어 들이지 못한다.[강목].

▷陽維爲病 苦寒熱 又曰 陽維維於陽 陰維維於陰 陰陽不能相維則悵然失志 溶溶不能自收持《綱目》

음유맥(陰維脈)

◇ 陰維

○ 음유맥의 극혈은 축빈혈이다. 족태음, 족궐음경과는 부사혈과 기문혈에서 만나며 임맥과는 염천혈과 천돌혈에서 만난다. 이 음유맥은 모든 음이 서로 만나는 곳에서 시작한다[입문].

▷陰維之郄曰築賓(穴名) 與足太陰厥陰會于府舍期門 又與任脉會于廉泉 天突 此陰維起于諸陰之交會也《入門》

○ 음유맥에 병이 생기면 몹시 가슴이 아프다[강목].

▷陰維爲病 苦心痛《綱目》

양교맥(陽蹻脈)

◇ 陽蹻

○ 양교맥은 발꿈치에서 시작하여 바깥쪽 복사뼈(신맥혈)를 따라 풍지혈에 들어간다.

▷陽蹻脉者起於外中 循外踝上行(申脉穴) 入風池

○ 양교맥의 병은 양이 성하여 미쳐 날뛴다 [입문].

▷陽蹻之病 陽急而狂奔《入門》

○ 교(蹻)라는 것은 빠르다는 말이다. 즉 이 경맥은 돌아가는 것이 아주 빠른 사람이 손과 발을 놀리는 것 같다는 것이다[입문].

▷蹻者捷也 言此脉之行 如蹻捷者之擧動手足也《入門》

음교맥(陰蹻脈)

◇ 陰蹻

○ 음교맥도 역시 발꿈치에서 시작하여 안쪽 복사뼈(조해혈)를 따라 위로 올라가 목구멍에 가서 충맥과 서로 연결된다.

▷陰蹻脉者亦起於外中 循內踝上行(照海穴) 至咽喉 交貫衝脉

▷陰蹻之病 陰急而足直《入

○ 음교맥의 병은 음이 성하여 발이 꿋꿋해진다[입문].

門》

충맥(衝脈)

◇ 衝脈

○ 충맥은 몸의 앞에 있으며 임맥의 양쪽으로 올라간다. 동원이 말하기를 "충맥은 회음혈에서 시작되는데 그 근원은 기가혈(氣街穴)에 두었으며 두 가지로 갈라져 배 가운데로 들어가 배꼽을 끼고 위로 올라가 족양명경맥에 붙어서 가슴에 가서 흩어졌다"고 하였다[강목].

▷衝脈行身之前 挾任脈兩傍 東垣云 衝脈起於會陰(穴名) 根於氣街 爲二道入腹中央 挾臍兩傍上行 附足陽明之脈 至胸中而散《綱目》

○ 충맥에 병이 생기면 기가 거슬러오르고 뱃속이 켕긴다. 『내경』에 "충맥은 족소음경과 합하였다"고 하였고 『난경』에는 "족양명경과 합하였다"고 하였다. 이것으로 보아 충맥은 기가혈에서 시작하여 족양명경과 족소음경의 두 경맥 사이에 있으며 배꼽 옆을 따라 위로 올라간 것이 명확하다[강목].

▷衝脈爲病 逆氣而裏急

內經言 衝脈並足少陰之經 難經言 並足陽明之經 以此推之 則衝脈起自氣街 在陽明少陰二經之內 挾臍上行 其理明矣《綱目》

독맥(督脈)

◇ 督脈

○ 독맥은 몸 뒤에서 시작하여 몸 뒤에서 끝난다. 즉 회음혈에서 시작하되 그 근원은 장강혈에 두고 등뼈대 속을 따라 올라가 정수리에 가서 족태양경과 합친다. 독이라는 것은 모든 경맥을 감독하고 통솔한다는 뜻이다[강목].

▷督脈始終行身之後 出於會陰根於長强 上行脊裏 至於巓 附足太陽之脉 謂之督者 以其督領諸經也《綱目》

○ 독맥에 병이 생기면 등뼈대가 뻣뻣해지면서 뒤로 젖혀진다[강목].

▷督脈爲病 脊强而反折《綱目》

임맥(任脈)

◇ 任脈

○ 임맥은 몸 앞에서 시작하여 몸 앞에서 끝난다. 동원이

▷任脈始終行身之前 東垣云 任

말하기를 "임맥은 회음혈에서 시작하였는데 곡골혈에 그 근원을 두고 생식기에 들어갔다가 뱃속으로 나와 배꼽을 지나 위로 올라가 족궐음경에 연계된다."고 하였다. 『내경』에 "임맥이란 것은 여자가 이 경맥의 힘으로 임신을 한다는 것이다"라고 하였다[강목].

脉起於會陰 根於曲骨 入前陰中 出腹裏 過臍上行 附足厥陰之經 謂之任者 女子得之以姙養也《綱目》

○ 임맥에 병이 생기면 속이 몹시 괴롭고 남자는 칠산(七疝)이 되며 여자는 하취(瘕聚)가 된다[강목].

▷任脉爲病 其內苦結 男子爲七疝 女子爲禮聚《綱目》

○ 충맥과 임맥은 다 자궁 속에서 시작하여 뱃속을 따라 위로 올라가 경락이 모이는 곳으로 가며 겉으로 나온 것은 배의 오른쪽을 따라 위로 올라가 목구멍에서 만나고 갈라져서 입술을 얽는다[강목].

▷衝脉任脉 皆於胞中 上循腹裏 爲經絡之海 其浮而外者 循腹右上行 會於咽喉 別而絡脣口《綱目》

대맥(帶脈)

◇ 帶脉

○ 대맥은 마지막 갈비뼈에서 시작하여 몸을 한바퀴 돈다[난경].

▷帶脉者 起於季脇 廻身一周《難經》

○ 『내경』에 "대맥은 마지막 갈비뼈 사이를 돈다"고 하였고 주해에는 "몸을 한바퀴를 돌아서 모든 경맥을 띠로 묶은 것처럼 묶었기 때문에 대맥이라고 한다"고 하였다. 그런데 마지막 갈비뼈에서 시작한다는 것은 즉 장문혈로서 옆구리 아래 허리등뼈기 접속되는 사이이나.[입문].

▷經云 帶脉周廻季肋間 註云 廻繞周身 總束諸脉 如束帶然 起於季肋 卽章門穴 乃脇下接腰骨之間也《入門》

○ 대맥에 병이 생기면 배가 그득하고 끓으며 용용한 물속에 앉은 것과 같다[입문].

▷帶脉爲病 腹滿 溶溶若坐水中《入門》

자오팔법

◇ 子午八法

○ 자는 양이고 오는 음이다. 음양이라고 하지 않고 자오라고 한 것은 바로 사람의 몸의 임맥과 독맥은 천지의 자

▷子者陽也 午者陰也 不曰陰陽 而曰子午者 正以見人身任督 與

오와 서로 관계되는 것으로 보았기 때문이다. 지리에서 지남침이 자오를 따라 돌아가는 것은 음양과 자연이 관계되기 때문이다. 8법은 기경8맥의 8가지 혈을 중요하게 쓰는 방법인데 십이경맥이 다 만나는 중요한 곳이다[입문].

天地子午相爲流通 故地理南鍼不離子午 乃陰陽自然之妙用也 八法者 奇經八穴爲要 乃十二經之大會也《入門》

○ 공손(충맥), 내관(음유맥), 임읍(대맥), 외관(양유맥), 후계(독맥), 신맥(양교맥), 열결(임맥), 조해(음교맥) 등이다. 양교맥과 양유맥은 독맥과 같이 양에 속하여 어깨와 등, 허리와 다리의 겉[表]에 있는 병에 주로 쓴다. 음교맥과 음유맥은 임맥, 충맥, 대맥과 같이 음에 속하며 가슴과 배, 옆구리와 속에 있는 병에 주로 쓴다[입문].

▷公孫(衝脉) 內關(陰維) 臨泣(帶脉) 外關(陽維) 後谿(督脉) 申脉(陽蹻) 列缺(任脉) 照海(陰蹻) 其陽蹻陽維幷督脉屬陽 主肩 背 腰 腿在表之病 其陰蹻 陰維 任 衝 帶屬陰 主心 腹 脇 肋在裏之病《入門》

○ 온몸의 360개의 혈은 수족의 66개 혈에서 통솔하며, 수족의 66개 혈은 또 8혈에서 통솔하기 때문에 기경팔혈이라고 한다[입문].

▷周身三百六十穴 統於手足六十六穴 六十六穴又統於八穴 故謂之奇經八穴《入門》

자오유주

◇ 子午流注

○ 유(流)는 가는 것이고 주(注)는 멎는(住) 것인데 신기(神氣)가 돌아가는(流行) 것을 말한다. 십이경맥에는 각각 정(井), 형(滎), 유(腧), 경(經), 합(合) 다섯 개의 혈이 있다. 손에 있는 이 혈은 팔굽 아래에 다 있고 발에 있는 혈은 무릎 아래에 있다. 양경맥에 36개 혈과 음경맥에 30개의 혈이 있어서 모두 66개 혈이다. 양경맥에 6개 혈이 더 많은 것은 원혈이 따로 있기 때문이다[입문].

▷流者往也 注者住也 神氣之流行也 十二經每經各得五穴 井滎腧經合也 手不過肘 足不過膝 陽干三十六穴 陰干三十穴共成六十六穴 陽干多六穴者 乃原穴也《入門》

○ 대장경의 합혈은 거허상렴혈이고, 소장경의 합혈은 거허하렴혈이며, 삼초경의 합혈은 위양혈이다[강목].

▷大腸合又有巨虛上廉 小腸合又有巨虛下廉 三焦合又有委陽也《綱目》

오장육부소속오수오행(五臟六腑所屬五腧五行)

肺 폐	少商(소상) 井정木목	魚際(어제) 滎형火화	太淵(태연) 腧유土토	經渠(경거) 經경金금	尺澤(척택) 合합水수	
大腸 대장	商陽(상양) 井정金금	二間(이간) 滎형水수	三間(삼간) 腧유木목	合谷(합곡) 原원	陽谿(양계) 經경火화	曲池(곡지)上廉(상렴) 合합土토
心 심	中衝(중충) 井정木목	勞宮(노궁) 滎형火화	大陵(대릉) 腧유土토	間使(간사) 經경金금	曲澤(곡택) 合합水수	心不主令故代以心包 심은 심포로 대신함
小腸 소장	少澤(소택) 井정金금	前谷(전곡) 滎형水수	後谿(후계) 腧유木목	腕骨(완골) 原원	陽谷(양곡) 經경火화	小海(소해)下廉(하렴) 合합土토
肝 간	大敦(대돈) 井정木목	行間(행간) 滎형火화	太衝(태충) 腧유土토	中封(중봉) 經경金금	曲泉(곡천) 合합水수	
膽 담	竅陰(규음) 井정金	俠谿(협계) 滎형水수	臨泣(임읍) 腧유木목	丘墟(구허) 原원	陽輔(양보) 經경火화	陽陵泉(양릉천) 合합土토
脾 비	隱白(은백) 井정木목	大都(대도) 滎형火화	太白(태백) 腧유土토	商丘(상구) 經경金금	陰陵泉양릉천 合합水수	
胃 위	厲兌(여태) 井정金금	內庭(내정) 滎형水수	陷谷(함곡) 腧유木목	衝陽(충양) 原원	解谿(해계) 經경火화	三里(삼리) 合합土토
腎 신	涌泉(용천) 井정木목	然谷(연곡) 滎형火화	太谿(태계) 腧유土토	復溜(부류) 經경金금	陰谷(음곡) 合합水수	
膀胱 방광	至陰(지음) 井정金금	通谷(통곡) 滎형水수	束骨(속골) 腧유木목	京骨(경골) 原원	崑崙(곤륜) 經경火화	委中(위중) 合합土토
三焦 삼초	關衝(관충) 井정金금	液門(액문) 滎형水수	中渚(중저) 腧유木목	陽池(양지) 原원	支溝(지구) 經경火화	天井(천정)委陽(위양) 合합土토

오수혈과 음양의 배합

◇ 五腧陰陽配合

○ 음의 정혈(井穴)은 목(木)이고, 양(陽)의 정혈은 금(金)이다. 음의 형혈(滎穴)은 화(火)이고, 양의 형혈은 수(水)이다. 음(陰)의 유혈(腧穴)은 토(土)이고, 양의 유혈은 목

陰井木 陽井金 陰滎火 陽滎水 陰腧土 陽腧木 陰經金 陽經火 陰合水 陽合土 陰陽皆不同 其

이다. 음의 경혈(經穴)은 금이고, 양의 경혈은 화이다. 음의 합혈(合穴)은 수이고, 양의 합혈은 토이다. 음양이 같지 않는 것은 무엇 때문인가. 그것은 세고 약한 것이 있기 때문이다. 음의 정혈은 을(乙), 목이고, 양의 정혈은 경(庚), 금이다. 경은 을보다 세고 을은 경보다 약하다. 그러므로 배합이 된다. 딴 것도 다 이와 같다[난경].

意何也 然是剛柔之事也 陰井乙木 陽井庚金庚者乙之剛 乙者庚之柔 故爲配合焉 他倣此《難經》

오수혈이 주관하는 병

◇ 五腧主病

○ 오장육부의 경맥에 각각 정, 형, 유, 경, 합혈이 있는데, 각기 어떤 병을 주관하는가. 『내경』에는 "경기가 나오는 곳이 정혈이고, 경기가 흐르는 곳이 형혈이며, 경기가 쏠리는 곳이 유혈이고, 경기가 지나가는 곳이 경혈이며, 경기가 들어가는 곳이 합혈이다. 정혈은 명치 아래가 비만한 것(간의 사기)을 주관하고, 형혈은 몸에 열이 나는 것(심의 사기)을 주관하며, 유혈은 몸이 무겁고 뼈마디가 아픈 것(비의 사기)을 주관하고, 경혈은 숨이 차며 기침이 나고 오한과 신열이 나는 것(폐의 사기)을 주관하며, 합혈은 기가 거슬러 오르고 설사하는 것(신의 사기)을 주관하는데 이런 병을 주로 치료한다"라고 하였다[난경].

五臟六腑 各有井 滎 腧 經 合 皆何所主 然經言 所出爲井 所流爲滎 所注爲腧 所行爲經 所入爲合 井主心下痞滿(肝邪也) 滎主身熱(心邪也) 腧主體重節痛(脾邪也) 經主喘咳寒熱(肺邪也) 合主氣逆而泄(腎邪也) 此所主病也《難經》

사계절에 따라 오수혈에 침놓는 방법

◇ 五腧鍼隨四時

○ 봄에는 정혈에 놓고, 여름에는 형혈에 놓으며, 늦은 여름에는 유혈에 놓고, 가을에는 경혈에 놓으며, 겨울에는 합혈에 놓는 원인이 무엇인가. 그것은 대체 봄철에는 정혈을 쓰는데 그것은 사기가 간에 있기 때문이고, 여름에는 형혈을 쓰는데 그것은 사기가 심에 있기 때문이며,

春刺井 夏刺滎 季夏刺腧 秋刺經 冬刺合者何也 盖春刺井者 邪在肝也 夏刺滎者 邪在心也 季夏刺腧者 邪在脾也 秋刺經者 邪在肺也 冬刺合者 邪在腎也

늦은 여름에는 유혈을 쓰는데 그것은 사기가 비에 있기 때문이고, 가을에는 경혈을 쓰는데 그것은 사기가 폐에 있기 때문이며, 겨울에는 합혈을 쓰는데 그것은 사기가 신에 있기 때문이다[난경].

《難經》

정합의 의의

◇ 井合有義

○ 경기가 나오는 곳이 정혈이고, 경기가 들어가는 곳이 합혈이라는 것은 어떤 뜻인가, 정이란 동쪽과 연관되며 봄철에 만물이 생겨나는 것과 같이 나오는 곳이고, 합이란 북쪽과 연관되며 겨울에 양기가 들어가 가라앉는 것 같이 들어가는 곳이다[난경].

所出爲井 所入爲合 奈何 盖井者 東方春也 萬物始生 故言所出爲井也 合者北方冬也 陽氣入藏 故言所入爲合也《難經》

12원혈로 오장육부의 병을 치료하는 법

◇ 五臟六腑有疾當取十二原

○ 오장에는 육부가 있고, 육부에는 12개의 원혈(原穴)이 있다. 12개 원혈은 사관(四關)에서 나오며 주로 오장병을 치료한다. 그러므로 오장에 병이 있으면 12개의 원혈을 써야 한다. 12개의 원혈은 오장에서 365절이 받는 기미(氣味)이다. 그러므로 오장에 병이 있으면 반응이 12개의 원혈에 나타나는데, 원혈은 각각 경기가 나오는 곳이다. 양 속의 소음(少陰)은 폐인데 그 원혈은 태연혈이고, 양 속의 태양(太陽)은 심인데 그 원혈은 대릉혈이며, 음 속의 소양(少陽)은 간인데 그 원혈은 태충혈에서 나온다. 음 속의 지음(至陰)은 비인데 그 원혈은 태백에서 나오고, 음 속의 태음(太陰)은 신인데 그 원혈은 태계이다. 고(膏)의 원혈은 구미혈이고, 황(肓)의 원혈은 기해혈에서 나온다. 이 12개의 원혈은 주로 오장육부에 생긴 병을 치료한다[영추].

五藏有六府 六府有十二原 十二原出于四關 主治五藏 五藏有疾當取之十二原 十二原者 五藏之所以稟三百六十五節氣味也 五藏有疾應出十二原 而原各有出 陽中之少陰肺也 其原出於太淵 陽中之太陽心也 其原出於太陵 陰中之少陽肝也 其原出於太衝 陰中之至陰脾也 其原出於太 白 陰中之太陰腎也 其原出於太谿 膏之原出于鳩 尾肓之原出于氣海 此十二原 主治五藏六府之有疾也《靈樞》

○ 사관은 합곡혈과 태충혈 좌우 4개 혈을 말하며 십이 경맥의 원혈들은 모두 사관에서 나왔다[입문].

▷四關者 合谷 太衝穴也 十二經原 皆出於四關《入門》

장부의 주요 혈

◇ 臟腑要穴

○ 오장의 혈 25개와 육부의 혈 36개에 거허상렴혈과 거허하렴혈을 합하여 모두 64개 혈은 중요한 혈이다. 장부의 병은 다 64개의 혈이 주관한다. 태연혈, 대릉혈, 태충혈, 태백혈, 태계혈은 오장의 원혈이고, 삼리혈, 거허상렴혈, 거허하렴혈, 위중혈, 위양혈, 양릉천혈은 육부의 합혈인데 중요한 가운데서도 더욱 중요한 혈이므로 치료에 가장 먼저 써야 한다(장의 유혈 25개와 부의 유혈 36개에 위양혈, 상렴혈, 하렴혈을 합하여 64개 혈이다)[강목].

五藏腧二十五穴 六府腧三十六穴 幷巨虛上下廉 共六十四腧 實切要之穴也 藏府有病 此六十四穴 皆主之 其太淵 大陵 太衝 太白 太谿爲五藏之原 其三里 巨虛上下廉 委中 委陽 陽陵泉 爲六府之合 又切要中之切要 而醫所最當先者也(藏兪二十五 府兪三十六 合爲六十一兪 加委陽 上廉下廉 是爲六十四兪也)《綱目》

여섯 합혈이 나드는 곳

◇ 六合所出所入

○ 황제가 "형혈과 합혈이 각각 어떤 것인가."하니 기백이 "형혈은 겉에 있는 경맥의 병을 치료하고 합혈은 속의 부병(府病)을 치료한다"고 하였다. 황제가 "합혈은 각각 어디에 있으며 이름은 무엇인가"고 하니 기백이 "족양명위경의 합혈은 족삼리혈로 들어가고 수양명대장경의 합혈은 거허상렴혈로 들어가며, 수태양소장경의 합혈은 거허하렴혈로 들어가는데, 이 3부의 합혈은 다 족양명경에서 나온다. 수소양삼초경의 합혈은 위양혈로 들어가고, 족태양방광경의 합혈은 위중혈로 들어가는데, 이 2부의 합혈은 다 족태양경에 있다. 족소양담경의 합혈은 양

帝曰 滎腧與合 各有名乎 岐伯曰 滎腧治外經 合治內府 帝曰 合各有名乎 岐伯曰 胃合入于三里 大腸合入于巨虛上廉 小腸合入于巨虛下廉 此三府皆出足陽明也 三焦合入于委陽 膀胱合入于委中 此二府皆出足太陽也 膽合入于陽陵泉 此一府出足少陽也 帝曰 取之奈何 岐伯曰 取三里者低跗取之 取巨虛者 擧足取

릉천혈로 들어가는데, 이 1부의 합혈은 족소양경에 있다"라고 하였다. 황제가 "혈은 어떻게 잡는가"고 하니 기백이 "족삼리혈은 발을 드리우고 잡으며, 거허혈은 발을 들고서 잡고, 위양혈은 구부렸다 폈다 하면서 찾고, 위중혈은 구부리고 잡으며, 양릉천혈은 무릎을 바로 세우고 위양혈로 내려가는 바깥쪽에서 잡는다"고 하였다[영추].

之 委陽者 屈伸而索之 委中者 屈而取之 陽陵泉者 正竪膝與之齊 下至委陽之陽取之《靈樞》

족삼초의 별맥

◇ 足三焦別脈

○ 족삼초는 족태양경에서 갈라진 것인데 바깥 복사뼈에서 5치 올라가서 갈라져 장딴지를 꿰뚫고 위양혈로 가서 족태양경의 본경맥과 합하여 올라가 방광을 얽고 하초에 결합한다. 병이 실하면 오줌이 막히고 허하면 유뇨증(遺尿證)이 생긴다. 유뇨증이 생기면 보하고, 오줌이 막히면 사한다[영추].

足三焦者 足太陽之別也 上踝五寸 別入貫腨腸 出于委陽(穴名) 並太陽之正 入絡膀胱 約下焦 其病實則閉癃 虛則遺尿 遺尿則補之 閉癃則瀉之《靈樞》

팔회혈

◇ 八會穴

○ 부회(府會)는 태창(중완혈), 오장회(五藏會)는 계협(장문혈), 근회(筋會)는 양릉천, 수회(髓會)는 절골(양보혈), 혈회(血會)는 격유, 골회(骨會)는 대저, 맥회(脈會)는 태연, 기회(氣會)는 삼초의 바깥 두 젖 사이(전중혈)이다.

○ 부회는 중완혈이므로 육부에 생긴 병을 치료하고 장회는 장문혈이므로 오장의 병을 치료한다. 근회는 양릉천혈이므로 힘줄의 병을 치료하고, 수회는 절골혈이므로 골수의 병을 치료한다. 혈회는 격유혈이므로 피의 병을 치료하고, 골회는 대저혈이므로 뼈의 병을 치료한다. 맥회는 태연혈이므로 맥의 병을 치료하고, 기회는 전중혈

▷府會太倉(中脘穴) 臟會季脇(章門穴) 筋會陽陵泉(穴名) 髓會絶骨(陽輔穴) 血會膈腧(穴名) 骨會大杼(穴名) 脈會太淵(穴名) 氣會三焦外 一筋直兩乳內也(膻中穴)

▷府會中脘 府病治此 臟會章門 臟病治此 筋會陽陵泉 筋病治此 髓會絶骨 髓病治此 血會膈腧 血病治此 骨會大杼 骨病治此 脈會太淵 脈病治此 氣會膻中 氣病治此《難經》

이므로 기의 병을 치료한다[난경].

육경의 표와 본

◇ 六經標本

○ 족태양경맥의 본(本, 시작하는 곳)은 발꿈치에서 5치 위에 있으며 표(標, 끝나는 곳)는 두 명문(命門)을 연계하는데 있다. 명문은 눈이다.

▷足太陽之本 在外以上五寸中 標在兩絡命門 命門者目也

○ 족소양경맥의 본은 규음혈의 사이에 있고, 표는 창롱(窓籠)의 앞에 있다. 창롱은 귀다.

▷足少陽之本 在竅陰之間標 在窓籠之前 窓籠者耳也

○ 족소음경맥의 본은 안쪽 복사뼈에서 3치 위에 있으며, 표는 배유혈(背腧穴)과 혀밑의 두 혈맥에 있다.

▷足少陰之本 在內踝下上三寸中 標在背腧與舌下兩脈也

○ 족궐음경맥의 본은 행간혈에서 5치 되는 곳 위에 있으며, 표는 배유혈에 있다.

▷足厥陰之本 在行間上五寸所 標在背腧也

○ 족양명경맥의 본은 여태혈에 있으며, 표는 인영(人迎, 즉 숨구멍이 있는 곳이다)에 있다.

▷足陽明之本 在厲兌標在人迎 頰挾頏顙也

○ 족태음경맥의 본은 중봉혈 앞에서 4치 위의 중앙에 있으며, 표는 배유혈과 혀뿌리에 있다.

▷足太陰之本 在中封前上四寸之中 標在背腧與舌本也

○ 수태양경맥의 본은 바깥쪽 복사뼈 뒤에 있으며, 표는 명문혈에서 1치 위에 있다.

▷手太陽之本 在外踝之後 標在命門之上一寸也

○ 수소양경맥의 본은 새끼손가락과 약손가락 사이에서 2치 위에 있으며, 표는 귀의 윗쪽 뒤로부터 눈초리로 내려와 있다.

▷手少陽之本 在小指次指之間上二寸 標在耳後上角下外潮也

○ 수양명경맥의 본은 팔꿈치 속에서 별양(別陽)에까지 올라가 있으며, 표는 이마 아래 귀 위에 있다.

▷手陽明之本 在肘骨中上至別陽 標在顔下合鉗上也

○ 수태음혈의 본은 촌구(寸口)의 가운데에 있으며, 표는 겨드랑이 아래 맥이 뛰는 곳에 있다.

▷手太陰之本 在寸口之中 標在腋下動也

○ 수소음경맥의 본은 예골(銳骨) 끝에 있으며, 표(標)는 배유혈에 있다.

▷手少陰之本 在銳骨之端標 在背腧也

○ 수궐음경맥의 본은 손바닥 뒤 2치 위에 두 힘줄 사이

▷手心主之本 在掌後兩筋之間

에 있으며, 표는 겨드랑이에서 3치 아래에 있다.
○ 그러므로 아래가 허하면 차고, 아래가 실하면 뜨거우며, 위(上)가 허하면 어지럽고, 위(上)가 실하면 열이 나고 아프다[영추].

二寸中 標在腋下三寸也
▷凡候此者 下虛則厥 下盛則熱 上虛則眩 上盛則熱痛《靈樞》

몸 네 군데 모여드는 곳과 해당 유혈

◇ 人身四海腧穴

○ 위는 음식이 모이는 곳인데 그에 해당한 유혈은 위로는 기가혈(氣街穴)이고 아래로는 족삼리혈이다.

▷胃爲水穀之海 其腧上在氣街 下在三里

○ 충맥(衝脈)은 십이경맥이 모이는 곳인데, 그에 해당하는 유혈이 위로는 대저혈이고, 아래로는 거허상렴혈과 거허하렴혈이다.

▷衝脈爲十二經之海 其腧上在于大杼 下出于巨虛之上下廉

○ 전중은 기가 모이는 곳인데 그에 해당한 유혈이 위로는 주골(柱骨) 위에 있고 아래에 있는 것은 인영혈이다.

▷膻中爲氣之海 其腧在于柱骨之上 下在于人迎

○ 뇌는 골수가 모이는 곳인데 그에 해당하는 유혈이 위로는 윗머리에 있고, 아래로는 풍부혈에 있다. 윗머리란 백회혈이다[영추].

▷腦爲髓之海 其腧上在于其盖 下在風府 盖卽百會穴也《靈樞》

대접경

◇ 大接經

○ 『내경』에 "사기가 머물러 있으면서 옮겨가지 않을 때에는 몰린 곳을 찾아서 침을 놓으라"고 하였는데 그것은 십이경맥의 기가 끊어지지 않게 하라는 것이다. 가령 십이경맥 가운데서 어느 한 경락이 막혔으면 막힌 경락을 찾아서 침을 놓아 경락으로 기가 그곳(막힌 곳)을 잘 통하게 하는 것인데 그 횟수에 관계없이 나을 때까지 해야 한다.

▷經曰 留瘦不移 節而刺之 使十二經無過絶 假令十二經中是何經絡不通行 當刺不通凝滯經 俱令氣過節 無問其數 以平爲期

○ 대접경은 중풍으로 반신을 쓰지 못하는 것을 치료할 때 양으로부터 음을 끌어오고, 음으로부터 양을 끌어오

▷大接經治中風偏枯 從陽引陰 從陰引陽 皆取十二經井穴也

는 방법이다. 어느 것이나 다 십이경맥의 정혈을 쓴다[강목].

《綱目》

병 고치는 주요 혈

◇ 主病要穴

○ 대체로 몸의 위에 있는 병에는 수양명경의 혈을 주로 쓰고, 몸의 가운데 있는 병에는 족태음경의 혈을 쓰며, 아래에 있는 병에는 족궐음경의 혈을 쓴다. 앞가슴에 있는 병에는 족양명경의 혈을 쓰고, 등에 있는 병에는 족태양경의 혈을 쓴다. 이것은 병에 따라 각기 해당한 경맥의 혈을 쓰는 것이 제일 좋기 때문이다. 모든 병에 침을 한 대 놓는 것을 기준으로 하고, 많아야 4대이고, 온몸에 침을 많이 놓는 것은 좋지 못하다[입문].

▷大吠上部病多取手陽明 中部病取足太陰 下部病取足厥陰 前膺取足陽明 後背取足太陽 因各經之病而取各經之穴者最爲要訣 百病一鍼爲率 多則四鍼 滿身鍼者可惡《入門》

○ 고황유혈과 족삼리혈, 용천혈은 모든 병을 치료할 수 있다[입문].

▷膏肓腧 三里 湧泉 百病無所不治《入門》

○ 만일 몸을 편안하게 하려면 단전혈과 족삼리혈에 뜸자리가 마르지 않게 늘 뜸을 떠야 한다[자생].

▷若要安丹田 三里不曾乾《資生》

침과 뜸을 놓는데 삼가야 할 것

◇ 禁鍼灸

○ 몸에는 365개의 혈이 있는데 그중 30개의 혈에는 뜸을 뜨면 해롭고, 79개의 혈에는 침을 놓으면 해롭다[숙화].

▷身之穴三百六十有五 其三十穴 灸之有害 七十九穴刺之爲災《叔和》

○ 침을 놓는 사람은 먼저 혈을 잘 알아야 하고, 허한 것을 보하고 실한 것을 사하는데 ,그 원칙을 어겨서는 안된다. 피부와 주리에 침을 놓을 때에는 힘살을 상하게 하지 말아야 하며, 근육에 침을 놓을 때에는 힘줄과 혈맥을 상하게 하지 말아야 한다. 힘줄과 혈맥에 침을 놓을 때에는 골수를 상하게 하지 말아야 하며, 골수에 침을 놓을 때에

▷用鍼者先明孔穴 補虛瀉實 勿失其理 鍼皮膚腠理 勿傷肌肉 鍼肌肉 勿傷筋脉 鍼筋脉 勿傷骨髓 鍼骨髓 勿傷諸絡 傷筋膜者愕視失魂 傷血脉者煩亂失神 傷皮毛者上氣失魂 傷骨髓者呻

는 모든 낙(絡)을 상하게 하지 말아야 한다. 근막(筋膜)이 상하면 놀라며 정신을 잃고, 혈맥을 상하면 답답하여 날치고 정신을 잃는다. 피모가 상하면 숨이 차며 정신을 잃고, 골수가 상하면 앓음소리를 내며 정신을 잃으며, 근육을 상하면 팔다리를 가누지 못하고 정신을 잃는다. 이것이 5가지의 혼란되며 죽을 우려가 있다는 것이다[자생].

吟失志 傷肌肉者四肢不收失智 此爲五亂 有死之憂也《資生》

오장을 찌르면 죽는다

◇ 刺中五臟死候

○ 오장은 신을 주관하므로 상해서는 안 된다. 만일 상하면 곧 죽는다.

▷五臟主藏神 不可傷 傷之則死

○ 심(心)을 찌르면 하루 만에 죽는데 그 증상은 트림을 한다.

▷刺中心一日死 其動爲噫

○ 폐(肺)를 찌르면 3일 만에 죽는데 그 증상은 기침을 한다.

▷刺中肺三日死 其動爲咳

○ 간(肝)을 찌르면 5일 만에 죽는데 그 증상은 말을 제대로 못한다[하품을 한다고 한 데도 있다).

▷刺中肝五日死 其動爲語(一作欠)

○ 비(脾)를 찌르면 10일 만에 죽는데 그 증상은 침을 삼킨다.

▷刺中脾十日死 其動爲呑

○ 신(腎)을 찌르면 6일(3일이라고 한 데도 있다) 만에 죽는데 그 증상은 재채기를 한다.

▷刺中腎六日死(一作三日) 其動爲疷

○ 담(膽)을 찌르면 하루반 만에 죽는데 그 증상은 구역질을 한다.

▷刺中膽一日半死 其動爲嘔

○ 횡경막을 찔러 중초를 상하면 그 병이 비록 낫는다고 하여도 1년이 못 되어 반드시 죽는다[내경].

▷刺中膈爲傷中 其病雖愈 不過一歲必死《內經》

침을 잘못 놓으면 사람이 상한다

◇ 失鍼致傷

○ 발등의 큰 핏줄을 찔러 피가 멎지 않고 계속 나오면

▷刺跗上 中大脉 血出不止死

죽는다.

○ 음부의 큰 핏줄을 찔러 피가 멎지 않고 계속 나오면 죽는다. ▷刺陰中大脉 血出不止死

○ 얼굴에 있는 유맥(溜脈)을 찌르면 불행하게도 소경이 된다. ▷刺面中溜脉 不幸爲盲

○ 객주인혈(客主人穴, 상관혈)의 안으로 오무라진 핏줄을 찌르면 내루(內漏)가 생겨 귀머거리(聾)가 된다. ▷刺客主人(上關穴) 內陷中脉爲內漏爲聾

○ 머리의 뇌호(腦戶)를 찔러 침이 뇌에 들어가면 곧 죽는다. ▷刺頭中腦户 入腦立死

○ 무릎을 찔러 진액이 나오면 절름발이가 된다. ▷刺膝臏出液爲跛

○ 혀 밑의 핏줄을 찔러 피가 나와 그치지 않으면 말을 못한다. ▷刺舌下中脉大過 血出不止爲渾

○ 팔의 태음맥을 찔러 피가 많이 나오면 곧 죽는다. ▷刺臂太陰脉 出血多立死

○ 발에 퍼져 있는 낙맥(絡脈)을 찌르면 피가 나오지 않고 붓는다. ▷刺足布絡中脉 血不出爲腫

○ 족소음맥이 몹시 허할 때에 찔러 피가 나오게 되면 혀를 놀리지 못하여 말을 하지 못한다. ▷刺足少陰脉 重虛出血 爲舌難以言

○ 극혈(郄穴)에 있는 큰 핏줄을 찌르면 얼굴이 새파랗게 되면서 넘어진다. ▷刺郄中大脉 令人仆脫色

○ 가슴의 우묵하게 들어간 데를 찔러 폐를 다치면 숨이 차서 몸을 뒤로 젖히고 숨을 쉰다. ▷刺膺中陷中肺 爲喘逆仰息

○ 기충(氣衝)의 혈맥을 찌르면 피가 나오지 않고 자개미가 붓는다. ▷刺其氣衝中脉 血不出爲腫鼠鼷

○ 팔굽 안쪽, 우묵한 곳을 찌르면 기운이 빠져 팔을 구부렸다 폈다 하지 못한다. ▷刺肘中內陷 其歸之爲不屈伸

○ 등뼈의 골수를 깊이 찌르면 곱사등이가 된다. ▷刺脊間 中髓爲傴

○ 자개미(陰股)에서 3치 아래 우묵한 곳을 찌르면 유뇨증이 생긴다. ▷刺陰股下三寸內陷 令人遺尿

○ 젖을 찔러 상하면 젖몸이 붓거나 패여 들어간다. ▷刺乳上中乳房 爲腫根蝕

○ 겨드랑이 아래와 옆구리 사이를 찌르면 기침이 난다. ▷刺腋下脇間 令人咳

○ 결분을 찔러 깊이 들어가면 기가 빠져 숨이 차고 기침을 한다. ▷刺缺盆中內陷氣泄 令人喘咳逆

○ 아랫배를 찔러 방광을 다치면 오줌이 스며 나와 아랫배가 불어난다. ▷刺小腹中膀胱尿出 令人小腹滿

○ 손의 어복(魚腹, 어제혈)을 찔러 깊이 들어가면 손이 붓는다. ▷刺手魚腹內陷爲腫

○ 눈두덩의 뼈를 찔러 혈맥을 다치면 피가 나오고 소경이 된다. ▷刺眶上陷骨中脈 爲漏爲盲

○ 뼈마디를 찔러 진액이 나오면 구부렸다 폈다 하지 못한다[내경]. ▷刺關節中液出 不得屈伸《內經》

○ 상관혈(上關穴)을 잘못 찌르면 입을 벌리고 다물지 못한다. ▷刺上關者 呿不能欠

○ 하관혈(下關穴)을 잘못 찌르면 입을 다물고 벌리지 못한다. ▷刺下關者 欠不能呿

○ 독비혈을 잘못 찌르면 다리를 구부리고 펴지 못한다. ▷刺犢鼻者 屈不能伸

○ 양관(兩關)에 잘못 찌르면 다리를 구부리지 못한다[영추]. ▷刺兩關者 伸不能屈《靈樞》

침을 삼가야 하는 혈 ◇ 禁鍼穴

○ 신정, 뇌호, 신회, 옥침, 낙각, 승령, 노식, 각손, 승읍, 신도, 영대, 운문, 견정, 단중, 결분, 상관, 구미, 수오리, 청령, 합곡, 신궐, 횡골, 기충, 기문, 승근, 삼음교, 수분, 회음, 석문, 삼양락, 인영, 유중, 연곡, 복토[입문].

神庭 腦户 顖會 玉枕 絡却 承靈 顱息 角孫 承泣 神道 靈臺 雲門 肩井 膻中 缺盆 上關 鳩尾 五里 青靈 合谷 神闕 橫骨 氣衝 箕門 承筋 三陰交 水分 會陰 石門 三陽絡 人迎 乳中 然谷 伏兎《入門》

뜸을 삼가야 하는 혈

○ 아문, 풍부, 천주, 승광, 임읍, 두유, 찬죽, 정명, 소료, 화료, 영향, 권료, 하관, 인영, 천유, 천부, 주영, 연액, 유중, 구미, 복애, 견정, 양지, 중충, 소상, 어제, 경거, 양관, 척중, 은백, 누곡, 조구, 지오회, 독비, 음시, 복토, 비관, 신맥, 위중, 음릉천, 은문, 심유, 승부, 승읍, 계맥, 사죽공, 혼문, 이문, 석문, 기충, 뇌호, 백환유.

◇ 禁灸穴

瘂門 風府 天柱 承光 臨泣 頭維 瑕竹 睛明 素髎 禾髎 迎香 顴髎 下關 人迎 天牖 天府 周榮 淵腋 乳中 鳩尾 腹哀 肩貞 陽池 中衝 少商 魚際 經渠 陽關 脊中 陽白 漏谷 條口 地五會 犢鼻 陰市 伏兎 髀關 申脉 委中 陰陵泉 殷門 心腧 承扶 承泣 瘈脉 絲竹空 渾門 耳門 石門 氣衝 腦户 白環腧

기혈

◇ 奇穴

○ 『영추』와 『내경』에 나와 있지 않으므로 기혈이라고 한다.

不出於靈樞內經 故謂之奇穴

고황유혈 잡는 법

◇ 取膏肓腧穴法

○ 이 혈은 양기가 허약해진 여러 가지 허증(虛證), 고랭(痼冷), 몽설(夢泄), 유정(遺精), 기운이 치미는 것(上氣), 기침이 나는 것, 열격(噎膈), 미친병, 잊어버리는 것, 정신병 등을 치료하며 담음으로 생긴 병을 잘 낫게 한다. 반드시 환자를 자리에 편안히 앉히고 무릎을 세워 가슴에 대게 한 다음 두 손으로 무릎을 끌어안고 견갑골이 벌어지게 한다. 그리고 움직이지 않게 한 다음 의사가 손가락으로 제4등뼈에서 1푼 넉넉히 내려가고 제5등뼈에서는 2푼쯤 올라와 누르고 먹으로 점을 찍는다. 다시 이 점에서 양옆으로 6치 나가서 네번째 갈비뼈와 세번째 갈비뼈 사이 어깨뼈 안쪽으로 손가락 끝이 들어갈 만큼 우묵한 곳에 있다. 등심 바깥쪽 갈비뼈가 없는 곳을 누르면 환자가 가슴속이 땅기는 것 같고 손가락이 저린데 이것이 정확한 혈의 위치이다. 뜸을 뜬 뒤에 숨이 막히면 기해혈과 족삼리혈에 뜸을 떠서 화(火)의 실(實)함을 사해주어야 한다. 뜸을 뜬 뒤에는 양기가 성해지는 것을 느끼게 되는데 잘 조리하여 보전하면서 성생활을 삼가해야 한다[입문].

▷此穴主陽氣虧弱 諸虛痼冷 夢遺 上氣 咳逆 噎膈 狂惑 忘誤百病 尤治痰飮諸疾 須令患人就床平坐 曲膝齊胸 以兩手圍其足膝 使胛骨開離 勿令動搖 以指按四椎微下一分 五椎微上二分 點墨記之 卽以墨平畵 相去六寸許 四肋三間 胛骨之裏 肋間空處 容側指許 摩膂肉之表 肋骨空處 按之患者覺牽引胸户 中手指痺 卽眞穴也 灸後覺氣壅盛 可灸氣海及足三里瀉火實 下灸後令人陽盛 當消息以自保養 不可縱慾 《入門》

○ 또 한 가지 방법은 환자가 두 손으로 두 어깨죽지를 맞잡게 하면 견갑골이 벌어지면서 그 혈이 나타난다. 이것을 손으로 재어 찾아 제4등뼈 아래에서 양쪽으로 각각 3치 나가서 네번째 갈비뼈와 세번째 갈비뼈 사이를 누르

▷又法 令病人兩手交在兩膊上 則胛骨開 其穴立見 以手揣摸第四椎骨下兩傍 各開三寸 四肋三間之中 按之攣疼是穴 灸時手搭

면 시고 아픈 곳이 있는데 이곳이 혈이다. 뜸을 뜰 때에는 손을 두 어깨에 올려놓아야 하며 내려서는 안 된다. 뜸은 100장까지 뜨는 것이 좋다[회춘].

兩膊上 不可放下 灸至百壯爲佳《回春》

환문혈 잡는 법

◇ 取患門穴法

○ 젊은이가 음양이 다 허하여 얼굴이 누렇고 몸이 여위었으며 음식맛이 없고 기침이 나며 유정이 있고 조열과 식은땀이 나며 가슴과 등이 땅기는 것같이 아픈 것, 5로7상(五勞七傷) 등을 치료하는데 다 효과가 있다. 먼저 밀 먹인 노끈 한 오리를 환자의(남자는 왼쪽, 여자는 오른쪽) 엄지발가락 끝을 좇아 뒤로 가서 발바닥 중심 살에 붙이고 발뒤꿈치를 거쳐 곧바로 올라가 오금의 가로간 금까지 가서 끊는다. 다음에는 환자가 머리를 풀어 양쪽으로 가르게 하고 몸을 편안히 한 후 바로 서서 끊어놓은 노끈의 한 끝을 코끝에 댄다. 다음에 곧바로 위로 올라가 정수리를 거쳐 머리 뒤로 내려가 노끈이 살에 붙게 하면서 등골을 따라 아래로 내려가 노끈 끝이 닿는 곳에 먹으로 점을 찍는다(이곳은 뜸뜨는 혈이 아니다). 다시 볏짚오리를 입 위에 대고 두 끝이 입 두 아귀에 닿게 하고 다시 볏짚오리를 구부려 중심이 콧끝 밑동에 이르러 ㅇ자 모양처럼 되면 양 입술을 가지런히 하여서 끊는다. 이 볏짚오리를 곧게 펴서 절반 꺾어 가운데를 먼저 먹으로 점 찍은 곳에 대고 수평으로 가로 재어 볏짚오리의 두 끝이 닿는 곳에 먹으로 점을 찍는다. 이곳이 뜸뜨는 혈이다. 처음에는 7장을 뜨고 여러 번 떠서 100장까지 뜬다. 처음에는 이 두 혈만을 뜬다[입문].

▷主少年陰陽俱虛 面黃體瘦 飮食無味 咳嗽遺精 潮熱盜汗 心胸背引痛 五勞七傷等證 無不效 先用蠟繩一條 以病人男左女右脚板 從足大拇指頭齊量起 向後隨脚板當心貼肉 直上至膝腕大橫文中截斷 次令病人解髮 勻分兩邊 平身正立 取前繩子 從鼻端齊 引繩向上 循頭縫 下腦後貼肉隨脊骨 垂下至繩盡處 以墨點記(此不是灸穴也) 別用稈心按於口上 兩頭至吻 却鈎起稈心中心 至鼻端根如ㅇ字樣 齊兩吻截斷 將此稈展直 於先點墨處取中橫量 勿令高下於稈心 兩頭盡處 以墨記之 此是灸穴 初灸七壯 累灸至百壯 初只灸此二穴《入門》

○ 또 한 가지는 방법은 허로로 몹시 여윈 것을 치료하는데 환자가 몸을 편안히 하고 바로 선 다음 풀대로 남자는

▷一法 治虛勞羸瘦 令病人平身正直 用草子 男左女右 自脚中

왼쪽, 여자는 오른쪽 가운데 발바닥 밑을 지나 위로 무릎 뒤의 금까지 재서 끊고 다시 이 풀대로 코 끝에서 머리의 가운데(반드시 머리칼을 양쪽으로 가르고 살에 붙여 잰다)를 따라 등에 내려가서 풀대의 끝이 닿는 곳에 먹으로 점을 찍는다. 그 다음 환자가 자연스럽게 입을 다물게 하고, 입의 넓이를 풀대로 재서 끊는다. 이것을 먹으로 찍은 점 위에 한 끝을 대고 양옆으로 재어 끝이 닿는 곳이 혈이다. 뜸을 뜰 때에는 나이수보다 한 장 더 뜨면(가령 나이 30살이면 31장을 뜬다) 효과를 본다[자생].

指尖 量過脚心下 向上至曲䐐大紋處切斷 却將此草 自鼻尖 量從頭正中(須分䐐頭心髮貼肉量) 至脊 以草盡處用墨點記 別用草一條 令病人自然合口 量簧狹切斷 却將此草於墨點上平摺 兩頭盡處量穴 灸時 隨年多灸一壯(如年三十灸三十一也) 累效《資生》

○ 이 방법은 위의 방법과 대략 같은 것이다[유취].

▷此法與上法略同《類聚》

사화혈 잡는 법

◇ 取四花穴法

○ 치료하는 병은 환문혈과 같다. 환자가 몸을 편안하게 하고 똑바로 서서 팔을 약간 올리게 한 다음 먼저 울대 끝과 대저골에 먹점을 찍는다. 그리고 이 두 점을 지나가게 밀먹인 노끈을 한바퀴 감아 조인 다음 앞뒤의 점과 맞추어 노끈 위에 먹으로 점을 찍는다. 그리고 노끈을 앞으로 드리워 구미혈과 닿는 부위를 잘라버린다. 다시 그 노끈을 뒤로 돌리며, 노끈의 가운데에 찍은 먹점은 울대 끝에 찍은 먹점에 닿게 하고, 울대 끝의 먹점에 닿았던 노끈의 먹점은 대저골의 먹점 위에 닿게 한다. 그리고 노끈을 등골 한가운데로 살에 붙게 하여 아래로 드리운 그 끝이 닿는 곳에 먹으로 점을 찍는다(이곳은 뜸뜨는 혈이 아니다). 다음에 환자의 입을 다물고 움직이지 않게 한 다음 벼짚오리로 두 입아귀의 길이를 재서 끊는다. 이것을 절반 접어서 등에 먹으로 찍은 점에 접은 데를 대고 펴서 두 끝이 닿는 곳에 먹으로 점을 찍는다(이것이 뜸뜨는 혈이다). 또 다시 접은 데를 먹점에 대고 등골을 따라 위아

▷治病同患門 令病人平身正立 稍縮臂膊 取蠟繩 遶項向前平結喉骨 後大杼骨 俱墨點記 向前雙垂 與鳩尾穴齊 卽切斷 却翻繩向後 以繩原點大杼墨 放結喉墨上 結喉墨放大杼骨上 從背脊中 雙繩頭貼肉垂下 至繩頭盡處 以墨點記(不是灸穴) 別取稈心 令病人合口 無得動喉 橫量齊兩吻切斷 還於背上墨記處 摺中橫量 兩頭盡處點之(此是灸穴) 又將循脊直量上下點之(此是灸穴) 初灸七壯 累灸百壯 迨瘡愈病未愈 依前法復灸 故云累灸百壯 但當灸脊上兩穴 切宜少灸 凡一次可灸三五壯 多灸則恐人搏背

래로 곧추 재서 양끝에 먹으로 점을 찍는다(이것도 뜸뜨는 혈이다). 처음에는 7장을 뜨고 계속하여 100장까지 뜬다. 이렇게 여러 번 한다. 뜸자리가 다 아물었는데도 병이 낫지 않으면 다시 100장을 뜬다. 그래서 100장까지 뜨기를 여러 번 한다고 한 것이다. 다만 등뼈대에 있는 2개 혈에는 반드시 적게 떠야 하며, 한 번에 3~5장 뜬다. 많이 뜨면 등이 구부러질 수 있다. 이 혈들에 뜸을 뜬 다음에도 족삼리혈을 떠서 화기(火氣)를 빼는 것이 좋다[입문].

灸此等穴亦要灸足三里 以瀉火氣爲妙《入門》

○ 최지제(崔知悌)의 4화혈(四花穴)을 잡는 방법은 볏짚오리로 두 입아귀를 재서 끊고, 이 길이와 같이 종이를 사각형으로 오려 가운데에 작은 구멍을 뚫는다. 따로 긴 벼짚오리를 발바닥으로 디디고 앞끝은 엄지발가락과 같이 가지런히 하며, 뒤에는 무릎 뒤의 가로간 금에까지 재서 끊는다. 이 벼짚을 울대 끝에 대고 뒤로 돌리어 등 아래로 내려 드리운 다음 벼짚오리가 닿는 곳에다가 먼저 오린 4각형 종이의 가운데 구멍을 맞추고 그 종이의 네 귀에 뜸을 뜬다.

▷崔知悌四花穴法 以稻稈心量口縫切斷 以如此長裁紙四方 當中剪小孔 別用長稻稈踏脚下 前取脚大指爲止 後取至曲脷橫文中爲止 斷了 却環在結喉 下垂向背後 看稈止處 卽以前小孔紙當中安 分爲四花 盖灸紙四角也

○ 또 한 가지 방법은 먼저 입의 너비를 잰 풀대로 등의 제3등뼈 아래에서 곧추 아래로 내려 재서 풀대의 끝이 닿는 곳에 먹으로 점을 찍는다. 그리고 가운뎃 손가락의 길이를 정확하게 재서 끊은 다음 절반 접은 것을 위와 아래의 점에 대고 양옆으로 나가 각각 점을 찍는다. 그리고 그 점을 기준으로 사각형을 그려 네 모서리가 닿는 곳이 이 혈이다(모서리가 아닌 데는 혈이 아니다). 49장까지 뜰 수 있다[자생].

▷又一法 先橫量口吻 取長短 以所量草 就背上三椎骨下 直量至草盡處 兩頭用筆點了 再量中指長短爲準 却將量中指草橫直量兩頭 用筆圈四角 其圈者是穴(不圈者不是穴) 可灸七七壯止《資生》

○ 이와 같이 뜨는 법은 다 양이 허한 데 좋다. 화타(華佗)는 "풍으로 허하여 차고 열이 나며 허한 증상만 있는 데는 뜨지 않는 것이 좋다"고 하였다. 그러나 의학책에는 허손(虛損)과 노채(勞瘵)에는 빨리 고황(膏肓)과 사화혈

▷此灸法皆陽虛所宜 華佗云 風虛冷熱 惟有虛者不宜灸 但方書云 虛損勞瘵 只宜早灸膏肓四花 乃虛損未成之際 如瘦弱兼火 雖

에 뜸을 뜨는 것이 좋다고 한 것은 허손이 아직 완전히 되지 않았을 때를 말한 것이다. 만일 여위고 허약한 데 화까지 겸하여 있을 때에는 뜬다고 하여도 역시 내관혈과 족삼리혈을 떠서 그 담화를 헤쳐야 한다. 젊을 때에 음화(陰火)가 있으면 뜨지 않는 것이 좋다[입문]

灸亦只宜灸內關三里以散其痰火 早年欲作陰火 不宜灸《入門》

기죽마혈에 뜸뜨는 법

◇ 騎竹馬灸法

○ 옹저, 등창, 종독, 창양, 나력, 여풍 등 모든 풍과 일체의 원인 모를 종독을 치료한다. 뜸을 뜨면 심화를 헤쳐버린다. 먼저 남자는 왼쪽, 여자는 오른쪽 팔굽 가운데 가로간 금에서 가운뎃손가락 끝까지 가는 참대가치로 재서 끊는다. 그 다음 환자의 옷을 벗기고 큰 참대 몽둥이를 두 다리 사이로 넣고 두 사람이 천천히 들어 발이 땅에서 5치 가량 들리었을 때에 두 사람이 양쪽에서 붙들고 움직이지 않게 한다. 그리고 먼저 팔을 잰 참대가치의 한 끝을 참대 몽둥이에 대고 미저골(尾骶骨)부터 등골에 붙여 위로 올려 재서 침대가치 끝이 닿는 곳에 먹으로 점을 찍는다(이곳은 뜸뜨는 혈이 아니다).
다시 환자의 동신촌법으로 2치 되는 참대가치를 절반 접어서 먼저 먹으로 찍은 점 위에다 접은 데를 대고 가로 재서 양쪽으로 각각 1치씩 나간 곳이 즉 뜸뜨는 혈이다. 21장을 뜰 수 있는데 효과가 아주 좋다[입문].

專主癰疽發背 腫毒 瘡瘍 瘰癧 癘風 諸風 一切無名腫毒 灸之疎瀉心火 先從男左女右 臂腕中横文起 用薄篾條量至中指齊肉盡處 切斷 却令病人脫去上下衣裳 以大竹杠一條騎定 兩人徐徐扛起 足要離地五寸許 兩傍更以兩人扶定 勿令動搖不穩 却以前量竹篾貼定竹杠竪起 從尾骶骨貼脊量至篾盡處 以墨點記(不是灸穴) 却此病人同身寸篾 二寸平摺 放前點墨上 自中横量兩傍各開一寸方是灸穴 可灸三七壯極效《入門》

별혈(경외기혈)

◇ 別穴

○ 별혈은 『동인(銅人)』에 나와 있지 않고, 여러 책에서 하나 둘씩 보게 되는 것이므로 별혈이라고 한다[입문].

不出於銅人而散見諸書 故謂之別穴《入門》

신총(神聰) 4혈

○ 백회혈에서 양옆과 앞뒤로 각각 1치씩 나가 있다. 두풍과 눈앞이 아찔한 것, 풍간, 미쳐 날뛰는 것 등을 치료한다. 침은 3푼을 놓는다.

◇ 神聰四穴

在百會左右前後 四面各相去各一寸 主頭風目眩 風癎 狂亂 鍼入三分

슬안(膝眼) 4혈

○ 종지뼈(슬개골) 아래 양옆으로 우묵한 가운데 있다. 무릎이 시고 아픈 것을 치료한다. 침은 5푼을 놓고 3번 숨쉴 동안 꽂아두며 뜸은 뜨지 말아야 한다.

◇ 膝眼四穴

在膝蓋頭骨下 兩傍陷中 主膝臏攣痛 鍼入五分 留三呼 禁不可灸

방정(旁廷) 2혈

○ 겨드랑이 아래 네번째 갈비뼈 사이 젖꼭지와 수평으로 2치 뒤 우묵한 곳에 있다. 민간에서는 주시(注市)라고 하는데 겨드랑이를 들고 혈을 잡는다. 갑자기 중악(中惡)이 생긴 것, 비시(飛尸), 둔주(遁疰), 가슴과 옆구리가 그득한 것을 치료한다. 침은 5푼을 놓고 뜸은 50장을 뜬다.

◇ 旁廷二穴

在腋下四肋間 高下正與乳相當 乳後二寸陷中 俗名注市 擧腋取之 主卒中惡 飛尸 遁疰 胸脇滿 鍼入五分 灸五十壯

장곡(長谷) 2혈

○ 배꼽에서 옆으로 5치 나가 옆구리 아래에 있다. 일명 순원(循元)이라고 한다. 설사와 이질, 음식을 먹고 싶지 않은 것을 치료한다. 뜸은 30장을 뜬다.

◇ 長谷二穴

在脇臍傍相去各五寸 一名循元 主泄痢不嗜食 可灸三十壯

하요(下腰) 1혈

○ 8료혈 가운데 등뼈 위에 있으며 삼종골(三宗骨)이라고도 한다. 설사와 이질로 피곱똥이 섞여 나오는 것을 치료한다. 뜸은 50장을 뜬다.

◇ 下腰一穴

在八㢌正中央 脊骨上 名三宗骨 主泄痢下膿血 灸五十壯

장요(腸汚) 2혈

○ 옥천혈(玉泉穴)에서 2치 나가 있다. 대변이 막힌 것을

◇ 腸汚二穴

挾玉泉相去二寸 主大便閉 灸隨

치료한다. 뜸은 나이수만큼 뜬다.

年壯

환강(環岡) 2혈

○ 소장유혈(小腸腧穴)에서 아래로 2치 내려가 가로간 금 사이에 있다. 대소변이 나가지 않는 것을 치료한다. 뜸은 7장을 뜬다.

◇ 環岡二穴

在小腸腧下二寸 橫文間 主大小便不通 灸七壯

8관(八關) 8혈

○ 열 손가락 사이에 있다. 열이 몹시 나며 눈알이 빠져 나가는 것처럼 아픈 것을 치료한다. 침을 놓아 피를 빼면 곧 낫는다.

◇ 八關八穴

在手十指間 治大熱眼痛 睛欲出 鍼刺出血 卽愈

난문(闌門) 2혈

○ 옥경(玉莖, 음경)에서 2치 옆에 있다. 산기(疝氣)가 가슴으로 치밀어 심장이 멈추려는 것을 치료한다. 침은 2치 5푼을 놓으며 뜸은 14장을 뜬다.

◇ 闌門二穴

在玉莖傍二寸 治疝氣衝心欲絶 鍼入二寸半 灸二七壯

독음(獨陰) 2혈

○ 두번째 발가락 밑마디 아래의 가로간 금에 있다. 또는 두번째 발가락 가운데 마디의 가로간 금에 있다고도 한다. 가슴과 배가 아픈 것, 산기로 아파서 죽을 것 같은 것을 치료한다. 남자는 왼쪽, 여자는 오른쪽에 뜸 5장을 뜨면 효과가 있다.

◇ 獨陰二穴

在足第二指節下橫文 一云 在足大指次指下 中節橫文當中 主心腹痛及疝痛欲死 當中灸五壯 男左女右 極妙

포문(胞門), 자호(子戶) 각각 1혈

○ 포문혈은 관원혈에서 왼쪽으로 2치 나가 있고 자호혈은 관원혈에서 오른쪽으로 2치 나가 있다. 다 부인들이 임신하지 못하는 것을 치료한다. 뜸은 각각 50장씩 뜬다.

◇ 胞門子戶各一穴

胞門在關元左傍二寸 子戶在關元右傍二寸 俱主婦人無子 各灸五十壯

금진옥액(金津玉液) 2혈

○ 혀 밑의 양쪽 혈맥에 있다. 혀가 붓는 것과 후비증을 치료한다. 삼릉침(三稜鍼)으로 찔러 피를 빼면 곧 낫는다.

◇ 金津玉液二穴
在舌下兩傍脉 主舌腫喉痺 以三稜鍼出血 卽愈

대골공(大骨空) 2혈

○ 엄지손가락 둘째 마디 끝 위에 있다. 치료는 소골공과 같고 뜸은 9장을 뜬다.

◇ 大骨空二穴
在手大指第二節尖上 可灸九壯 如下法

소골공(小骨空) 2혈

○ 새끼손가락 두번째 마디 끝에 있다. 눈병과 난현풍(爛弦風) 등을 치료한다. 뜸은 9장을 뜨는데 불을 입으로 불어서 죽인다.

◇ 小骨空二穴
在手小指二節尖上 治眼疾及爛弦風 灸九壯 以口吹火滅

태양(太陽) 2혈

○ 양쪽 이마 모서리, 눈썹 뒤 붉은 혈맥 위에 있다. 두풍, 편두통을 치료한다. 침으로 찔러 피를 뺀다. 또는 동자료(瞳子髎)라고도 한다.

◇ 太陽二穴
在兩額角眉後紫脈上 治頭風及偏頭痛 鍼出血 一云 卽瞳子店也

명당(明堂) 1혈

○ 코에서 곧바로 위로 올라가 머리털이 돋은 경계에서 1치 올라가 있다. 두풍과 코가 메고 콧물이 많이 나오는 것을 치료한다. 침은 2푼을 놓는다. 상성혈이라고도 한다.

◇ 明堂一穴
在鼻直上 入髮際一寸 主頭風鼻塞 多涕 鍼入二分 一云 卽上星穴也

미충(眉衝) 2혈

○ 일명 소죽당혈(小竹當穴)이라고도 하는데 두 눈썹의 안쪽 끝에서 곧바로 위로 올라가 머리털이 돋은 경계에서 좀 들어가 있다. 5간(五癎), 머리아픔, 코가 메는 것(鼻塞) 등을 치료한다. 침은 2푼을 놓고 뜸은 뜨지

◇ 眉衝二穴
一名 小竹當 兩眉頭直上 入髮際 主五癎 頭痛 鼻塞 鍼入二分 不可灸

말아야 한다.

영지(滎池) 2혈

○ 발 안쪽 복사뼈의 앞뒤에 있는 우묵한 곳의 맥이 뛰는 곳에 있다. 일명 음양혈(陰陽穴)이라고 하는데 적백대하를 치료한다. 침은 3푼을 놓고 뜸은 30장을 뜬다.

◇ 滎池二穴
在足內踝前後兩邊 池中脉 一名陰陽穴 主赤白帶下 鍼入三分 灸三十壯

누음(漏陰) 2혈

○ 발 안쪽 복사뼈에서 아래로 5푼 내려가 맥이 약간 뛰는 곳에 있다. 적백대하를 치료한다. 침은 1푼을 놓고 뜸은 30장을 뜬다.

◇ 漏陰二穴
在足內踝下五分 微有動脉 主赤白帶下 鍼入一分 灸三十壯

중괴(中魁) 2혈

○ 가운뎃손가락 두번째 마디 끝에 있다. 5열(五噎)과 탄산(呑酸), 토하는 것 등을 치료한다. 뜸은 5장을 뜨는데 불을 입으로 불어 끈다.

◇ 中魁二穴
在手中指第二節尖上 主五噎呑酸嘔吐 灸五壯 以口吹火滅

혈극(血郄) 2혈

○ 곧 백충괴(百蟲窠)이다. 무릎 안쪽에서 3치 올라가 우묵한 곳에 있다. 신장풍창(腎藏風瘡. 음낭이 몹시 가려운 병)을 치료한다. 침은 2치 5푼을 놓고 뜸은 14장을 뜬다.

◇ 血郄二穴
卽百蟲窠 在膝內廉 上膝三寸陷中 主腎藏風瘡 鍼入二寸半 灸二七壯

요안(腰眼) 2혈

○ 환자가 옷을 벗었을 때에 허리 위 양쪽에 약간 우묵하게 들어가는 곳으로 요안혈이라고 한다. 곧바로 서서 붓으로 혈에 점을 찍은 다음 침상에 얼굴을 대고 엎드리게 한다. 그리고 한번에 작은 뜸봉으로 7장씩 뜨면 노채충을 토하거나 설사하고 곧 편안하게 된다.

○ 이 방법을 우선구(遇仙灸)라고 하며 노채를 치료하는

◇ 腰眼二穴
令病人解去上體衣服 於腰上兩傍微陷處 謂之腰眼穴 直身平立 用筆點定 然後上床 合面而臥 每灼 小艾炷七壯 灸之 瘵蟲或吐出或瀉下卽安
▷此法名遇仙灸 治瘵捷法也

데 좋은 방법이다[단심].

《丹心》

○ 먼저 하루 요안혈을 잡은 다음 계해일 전날밤 자시(11~1시)에 뜸 7장을 뜬다. 9~11장을 뜨면 더욱 좋다[의감].

▷先一日點定腰眼穴 至半夜子時交癸亥日期 便灸七壯 若灸九壯至十一壯尤妙《醫鑑》

통관(通關) 2혈

◇ 通關二穴

○ 중완혈(中脘穴)에서 옆으로 각각 5푼 나가 있다. 오열증(五噎證)을 치료한다. 침은 8푼을 놓는데 왼쪽으로 돌리면서 비비면 음식을 먹을 수 있고, 오른쪽으로 돌리면서 비비면 비위(脾胃)가 좋아진다. 이 혈에 한 대의 침을 놓으면 네 가지 효과가 있다. 즉 첫째로, 침을 꽂은 다음 한참 있으면 비장이 음식을 삭이느라고 침대가 움직이는 것을 느끼게 된다. 둘째로, 병의 근원을 없애는 소리가 뱃속에서 난다. 셋째로, 방광으로 흘러 들어가는 것을 느낀다. 넷째로, 기가 허리의 뒤뼈 사이로 흘러 들어가는 것 같은 것이다[강목].

在中脘傍各五分 主五噎 鍼入八分 左撚能進飮食 右撚能和脾胃 此穴一鍼有四效 凡下鍼後 良久覺脾磨食覺鍼動 爲一效 次鍼破病根 腹中作聲 爲二效 次覺流入膀胱 爲三效 又次覺氣流行腰後骨空間 爲四效《綱目》

갑봉(胛縫) 2혈

◇ 胛縫二穴

○ 등의 단골(端骨)에서 아래로 곧추 내려가 겨드랑이 끝과 팔에 있다. 어깨와 등이 아프며 어깨뼈까지 아픈 것을 치료한다. 침은 3푼을 놓고 6번 숨쉴 동안 사한다.

在背端骨下 直腋縫尖及臂 主肩背痛連胛 鍼入三分 瀉六吸

이백(二白) 2혈

◇ 二白二穴

○ 손바닥 뒤에 가로간 금에서 위로 4치 올라가 수궐음경맥과 같이 있다. 1개 혈은 두 힘줄 사이에 있고 1개 혈은 큰 힘줄 밖에 있다. 치루로 피가 나오며 가렵고 아픈 것을 치료한다. 침은 3푼을 놓고 2번 숨쉴 동안 사한다.

在掌後橫文上四寸 手厥陰脈 兩穴相並 一穴在兩筋中 一穴在大筋外 主痔漏下血痒痛 鍼入三分 瀉兩吸

회기(廻氣) 1혈
○ 척궁골(脊窮骨, 꼬리뼈) 위에 있다. 5가지 치질, 대변에 피가 섞여 나오는 것, 대변이 나가는 줄 모르는 것 등을 치료한다. 뜸은 100장을 뜬다.

◇ 廻氣一穴
在脊窮骨上 主五痔便血失屎 灸百壯

기단(氣端) 10혈
○ 열 발가락 끝에 있다. 각기를 치료한다. 하루에 뜸을 3장 뜨면 효과가 좋다.

◇ 氣端十穴
在足十指端 主脚氣日 灸三壯神效

학정(鶴頂) 2혈
○ 슬개골(膝蓋骨) 윗끝에 있다. 두 다리를 쓰지 못하고 힘이 없는 것을 치료한다. 뜸은 7장을 뜬다.

◇ 鶴頂二穴
在膝蓋骨尖上 主兩足癱瘓無力 灸七壯

용현(龍玄) 2혈
○ 열결혈(列缺穴) 위의 퍼런 혈맥(靑脈)의 가운데 있다. 아랫니가 아픈 것을 치료한다. 뜸은 7장을 뜬다.

◇ 龍玄二穴
在列缺上 靑脈中 主下牙痛 灸七壯

음독(陰獨) 8혈
○ 네 발가락 사이에 있다. 부인들의 월경이 고르지 못한 것을 치료한다. 반드시 월경이 고르게 될 때까지 치료한다. 침은 3푼을 놓고 뜸은 3장을 뜬다.

◇ 陰獨八穴
在足四指間 主婦人月經不調 須待經定爲度 鍼三分 灸三壯

통리(通理) 2혈
○ 새끼발가락에서 2치 위에 있다. 부인의 붕루, 월경이 지나치게 많이 나오는 것을 치료한다. 침은 2푼을 놓고 뜸은 14장을 뜬다.

◇ 通理二穴
在足小指上二寸 主婦人崩中及經血過多 鍼入二分 灸二七壯

기문(氣門) 2혈
○ 관원혈에서 3치 옆에 있다. 부인의 붕루를 치료한다.

◇ 氣門二穴
在關元傍三寸 主婦人崩漏 鍼入

침은 5푼을 놓는다.

五分

음양(陰陽) 2혈

○ 엄지발가락을 아래로 구부릴 때 안쪽으로 살이 두드러지는 곳에 있다. 부인들의 적백대하를 치료한다. 뜸은 21장을 뜬다.

◇ 陰陽二穴

在足拇指下屈裏 表頭白肉際 主婦人赤白帶下 灸三七壯

누음(漏陰) 2혈

○ 발 안쪽 복사뼈에서 아래로 5푼 내려간 곳, 동맥이 약간 뛰는 곳에 있다. 적백대하를 치료한다. 침은 1푼을 놓고 뜸은 30장을 뜬다.

◇ 漏陰二穴

在足內踝下五分 微有動脉 主赤白帶下 鍼入一分 灸三十壯

정궁(精宮) 2혈

○ 제14등뼈 아래에서 옆으로 3치 나가 있다. 주로 몽설, 유정 등을 치료한다. 뜸은 7장을 뜨는데 효과가 좋다.

◇ 精宮二穴

在背第十四椎下 各開三寸 專主夢遺 可灸七壯 神效

직골(直骨) 2혈

○ 젖꼭지 아래에서 손가락 너비만큼 떨어져서 우묵한 곳에 있는데 젖꼭지와 수직되게 있다. 부인은 젖을 아래로 눌러서 젖꼭지가 닿는 곳이 바로 직골혈이다. 오래된 기침을 치료한다. 뜸봉은 팥알만큼 하게 하여 3장을 뜬다. 남자는 왼쪽, 여자는 오른쪽에 떠야 하는데 착오가 없게 해야 한다. 그러면 기침이 곧 멎는다. 만일 멎지 않으면 치료하기 힘들다.

◇ 直骨二穴

在乳下 大約離一指頭 看其低陷之處 與乳直對不偏者 是穴也 婦人按其乳直向下 看乳頭所到之處 正穴也 主遠年咳嗽 炷如小豆大 灸三壯 男左女右 不可差誤 其咳卽愈 如不愈 不可治

교의(交儀) 2혈

○ 발 안쪽 복사뼈에서 5치 위에 있다. 여자의 적백대하를 치료한다. 뜸은 30장을 뜬다.

◇ 交儀二穴

在足內踝上五寸 主女子漏下赤白 灸三十壯

당양(當陽) 2혈

○ 눈동자에서 곧바로 올라가 머리털이 돋은 경계에서 1치 올라가 있다. 풍증(風證)으로 어지럽고 갑자기 정신을 잃으며 코가 메는 것을 치료한다. 침은 3푼을 놓는다.

◇ 當陽二穴

在目瞳子直上 入髮際一寸 主風眩 卒不識人 鼻塞 鍼入三分

어요(魚腰) 2혈

○ 일명 인당(印堂)이라고도 하는데, 눈썹 가운데 두 개가 있다. 눈병을 치료한다. 침은 2푼을 놓는다.

◇ 魚腰二穴

一名印堂 在兩眉中 主眼疾 鍼入二分

탈명(奪命) 2혈

○ 곡택혈 위에 있다. 눈앞이 깜깜하고 어지러운 것을 치료한다. 침은 3푼을 놓고 뜸은 뜨지 말아야 한다.
(위의 혈들은 여러 책에 산재되어 있다.)

◇ 奪命二穴

在曲澤上 主目昏暈 鍼入三分 禁灸(已上穴散出諸方)

여러 가지 약으로 뜸뜨는 방법

◇ 諸藥灸法

약전국떡뜸법(시병구법)

◇ 豉餠灸法

○ 곪기 전의 헌데를 치료한다. 약전국, 후추, 생강, 소금, 파는 각각 같은 양을 짓찧어 동전 3개 두께만하게 떡을 만들어 헌데 위에 놓고 뜸을 뜬다. 만약 지나치게 뜨거우면 잠깐 쳐들었다가 다시 놓는다. 만약 떡이 마르면 새 것으로 바꾸어 놓고 뜬다. 고름이 생긴 다음에는 뜸을 뜨지 않는다[정의].

治疽瘡不起發 取豆豉和椒 薑鹽 葱 爛搗 捏作餠子 厚薄如折三錢以來 安瘡頭上灸之 若覺太熱卽擡起 又安其上 若餠子乾更換新者灸之 若膿已成 愼不可灸《精義》

유황뜸법

◇ 硫黃灸法

○ 여러 가지 헌데가 오래도록 낫지 않고 누공이 생긴 것을 치료한다. 유황 1덩이를 헌데 구멍만한 크기로 만들어 놓는다. 그리고 유황에 불을 붙여 집게로 집어서 헌데 위에 놓은 유황에다 불을 붙인다. 이와 같이 3~5번 거듭하여 고름이 마르게 한다[정의].

治諸瘡久不差 變成瘻 取硫黃一塊 可瘡口大小安之 別取少許硫黃於火上燒 用釵尖桃起 點硫黃令着 三五遍 取膿水乾差爲度《精義》

마늘뜸법(격강구법)

◇ 隔蒜灸法

○ 옹저와 종독이 심하게 아프거나 아프지 않고 감각이 없는 것을 치료한다. 먼저 젖은 종이를 헌데 위에 덮으면 먼저 마르는 곳이 헌데가 제일 심한 곳이다. 통마늘을 3푼 두께로 썰어서 헌데 위에다 놓고 그 위에 쑥으로 뜸을 뜬다. 5장을 뜨고는 마늘을 바꾼다. 헌데가 심하여 끝이 10여 개 생긴 데는 마늘을 짓찧어 헌데에 붙이고 그 위에 쑥을 놓고 뜬다. 헌데가 아플 때에는 아프지 않을 때까지 뜨고 아프지 않을 때에는 아플 때까지 뜬다. 이것은 몰려

治癰疽腫毒大痛 或不痛麻木 先以濕紙覆其上 候先乾處爲瘡 以獨頭蒜切片 三分厚 安瘡頭上艾炷灸之 每五炷換蒜片 如瘡大有十餘頭作一處生者 以蒜搗爛攤患處 鋪艾灸之 若痛灸至不痛不痛灸至痛 此拔引鬱毒之法 的有廻生之功 若瘡色白 不起發

있는 독을 빼내는 법이며, 새살이 살아나게 한다. 만약 헌데 빛이 희면서 터지지 않고 곪지도 않은 데는 날짜에 관계없이 많이 뜨는 것이 좋다[입문].

不作膿 不問日期 最宜多灸《入門》

뽕나무가지로 뜨는 법(상지구법)

◇ 桑枝灸法

○ 잔등에 생긴 헌데가 터지지도 않고 곪지도 않는 것을 치료한다. 뽕나무가지에 불을 붙였다가 입으로 불길을 불어 불이 꺼진 다음 그것으로 환처를 지진다. 하루에 3~5번 하며, 매번 잠깐 동안씩 한다. 궂은살이 없어질 때까지 한다. 만약 궂은살이 다 없어지고 새살이 잘 나오지 않을 때에는 그 주위를 지진다. 만약 음창(陰瘡)과 염창(臁瘡), 나력(瘰癧)이 여기저기 옮겨가면서 오래도록 낫지 않을 때에 지지는 것이 더욱 좋다[입문].

治發背 不起發不腐 桑枝燃着 吹息火焰 以火頭灸患處 日三五次 每次片時 取瘀肉腐動爲度 若腐肉已去 新肉生遲 宜灸四圍 如陰瘡 臁瘡 瘰癧 流注 久不愈者 尤宜灸之《入門》

부자뜸법

◇ 附子灸法

○ 뇌루(腦瘻)와 여러 가지 옹종이 단단하여 진 것을 치료한다. 부자를 바둑알만한 두께로 썰어서 부은 곳에 붙이고 침을 약간 발라 부자를 적신 다음 쑥을 놓고 뜸을 떠서 열이 속으로 들어가게 한다. 부자가 마르려고 할 때는 떼고 다시 침으로 부자를 적신다. 그리고 늘 부자에 열이 통하게 하며 부자가 마를 때에는 다시 반복한다. 부자 기운이 헌데 속에 들어가면 낫지 않는 것이 없다[자생].

治腦瘻諸癰腫堅牢 削附子 令如碁子厚 正着腫上 以小唾濕附子 艾灸附子 令熱徹 附子欲乾 輒更唾濕之 常令附子熱徹 附子欲乾輒更之 氣入腫中 無不愈《資生》

진흙뜸법(황토구법)

◇ 黃土灸法

○ 등창은 잔등의 두 어깨 사이에 많이 난다. 처음에는

凡發背 率多於背兩胛間 初如粟

좁쌀알만하고 아프거나 가렵다. 이 때에는 사람들이 대수롭지 않게 여기면서 치료하지 않아 10일이 못 되어 죽게 된다. 이럴 경우에는 빨리 깨끗한 황토를 물에 반죽하여 두께는 2푼으로 하고 너비는 1치 5푼으로 떡처럼 만들어 헌데 위에 붙이고 그 위에 큰 뜸봉을 놓고 뜸을 뜬다. 1장을 뜨고는 진흙떡을 바꾼다. 헌데가 좁쌀알만할 때에는 진흙떡 7개를 뜨면 곧 차도가 있고, 돈잎만할 때에는 밤낮 계속하여 차도가 있을 때까지 뜬다[자생].

米大 或痛或痒 人皆慢忽不爲治 不過十日 遂至於死 急取淨黃土和水爲泥 捻作餠子 厚二分簧一寸半 貼瘡上 以大艾炷安餠上灸之 一炷一易餠子 若粟米大時 灸七餠卽差 如錢許大 可日夜不住灸之 以差爲度《資生》

계족침법

◇ 鷄足鍼法

○ 『영추』에는 "병이 중하면 계족침(鷄足鍼)을 놓는다"고 하였다. 그 방법은 침을 곧바로 1대 찌르고 다음에 양옆으로 각각 1대씩 빗찔러서 마치 닭의 발과 같이 세 개의 침을 놓는 것이다[강목].

靈樞云 病重者 鷄足取之 其法正入一鍼 左右斜入二鍼 如鷄之足有三爪也《綱目》

좋은 날을 택하여 침뜸 놓는 법

◇ 擇鍼灸吉日法

○ 침이나 뜸을 놓을 때에는 먼저 그 해의 좋고 나쁜 것과 인신(人神)이 있는 곳을 알아서 나쁜 날을 피해야 한다. 그러나 만일 급한 병일 때에는 여기에 구애되어서는 안된다. 지식이 있는 사람들은 이 방법에 구애되지 않는다[자생].

欲行鍼灸 先知行年宜忌 及人神所在 不與禁忌相應 卽可矣 若遇急卒暴病不可拘於此法 通人達士豈拘此哉《資生》

○ 『천금방(千金方)』에 "대체로 옹저(癰疽), 정종(疔腫), 후비(喉痺), 객오(客忤) 등은 더욱 급한 병이므로 병이 생기면 곧 치료해야 하며 또한 중풍으로 급한 증상이 나타날 때에는 속히 구급치료를 해야 한다"고 하였다. 이 말은 아주 정당한 말이다. 급한 병으로 생명이 위급한데도 반드시 좋은 날을 기다려서만 치료하려고 하면 치료하기 전에 죽고 만다. 그러므로 여기에 구애될 수 없다는 것이다. 오직 그 외의 병을 치료할 때에는 천덕(天德), 월덕(月德) 등의 날을 가려서 약을 먹고 침이나 뜸을 놓을 수 있다[자생].

▷千金云 凡癰疽 疔腫 喉痺 客忤 尤爲急 覺病卽宜便治 又中風卒急之證 須速救療 此論甚當 夫急難之際 命在須臾 必待吉日後治之 則已淪於鬼錄矣 此所以不可拘避忌也 惟平居治病於未形 選天德月德等日 服藥鍼灸可也《資生》

태을이 중궁에 옮겨가는 날, 8풍으로 좋고 나쁜 것을 예견하는 법

◇ 太乙徙立於中宮朝八風占吉凶

○ 황제가 "8정(八正)을 관찰한다는 것은 어떻게 하는 것인가."고 하였다. 이에 소사(少師)는 "이것을 관찰하는 것은 동짓날에는 태을이 반드시 협칩의 궁[叶蟄之宮]에 서게 된다. 이 때에는 하늘이 바람과 비로 알린다. 바람은 지붕을 벗기고 나무를 꺾으며 모래와 돌을 날린다. 그러므로 몸의 솜털이 일어서고 땀구멍이 벌어지게 된다"라고 하였다.

▷帝曰 候八正奈何 少師曰 候此者 當以冬至之日 太乙立於叶蟄之宮 其至也 天必應之以風雨 所謂風者 皆拔屋 折樹木 揚沙石 起毫毛 發腠理者也

○ 태을이 있는 방향에서 불어오는 바람을 실풍(實風)이라 하는데 만물을 생장하게 하고, 반대쪽에서 불어오는

▷風從太乙所居之方來者爲實風 主生長萬物 其從衝後來者爲

바람을 허풍(虛風)이라고 하는데 사람을 죽이거나 상하게 한다. 그러므로 성인은 허풍을 잘 살펴서 피한다. 지금 바람이 남쪽에서 분다면, 하지 때에는 실풍이므로 태을이 있는 곳에서 오는 것이다. 동지에는 허풍인데 태을이 있는 반대쪽에서 불어온다. 나머지도 다 이와 같다[영추].

虛風 主殺害傷人 故聖人謹候虛風而避之 今言風從南方來者 夏至爲實風 太乙所居之方故也 冬至爲虛風者 以其衝太乙者故也 餘方倣此《靈樞》

○ 바람이 밤중에만 불 때에는 사람들이 다 자기 때문에 바람을 맞지 않으므로 그 해에는 병이 적게 생긴다. 그러나 바람이 낮에 불면 사람들이 다 마음 놓고 있다가 허풍을 맞게 되므로 병이 많이 생긴다[영추].

▷其以夜半至者 萬民皆臥而不犯也 故其歲 民少病 其以晝至者 萬民懈惰而皆中於虛風 故多病《靈樞》

바람이 남쪽에서 불어오는 것

◇ 風從南方來

○ 이것을 대약풍(大弱風)이라고 하는데 사람이 맞으면 속으로는 심에 들어가고 겉으로는 맥에 들어간다. 그 기운은 주로 열이 된다.

▷名曰大弱風 其傷人也 內舍於心 外在於脉 其氣主爲熱

○ 하지에는 실풍(實風)이 되고 동지에는 허풍(虛風)이 된다(영추].

▷夏至爲實風 冬至爲虛風《靈樞》

바람이 서남쪽에서 불어오는 것

◇ 風從西南來

○ 이것을 모풍(謀風)이라고 하는데 사람이 맞으면 속으로는 비에 들어가고 겉으로는 살에 들어간다. 그 기운은 주로 약해지게 한다.

▷名曰謀風 其傷人也 內舍於脾 外在於肌 其氣主爲弱

○ 입추에는 실풍이 되고, 입춘에는 허풍이 된다[영추].

▷立秋爲實風 立春爲虛風《靈樞》

바람이 서쪽에서 불어오는 것

◇ 風從西方來

○ 이것을 강풍(剛風)이라고 하는데 사람이 맞으면 속으로는 폐에 들어가고, 겉으로는 피부에 들어간다. 그 기운은 주로 마르게 한다.

▷名曰剛風 其傷人也 內舍於肺 外在於皮膚 其氣主爲燥

○ 추분에는 실풍이 되고, 춘분에는 허풍이 된다[영추].

▷秋分爲實風 春分爲虛風《靈樞》

바람이 서북쪽에서 불어오는 것

◇ 風從西北來

○ 이것을 절풍(折風)이라고 하는데 사람이 맞으면 속으로는 소장에 들어가고, 겉으로는 수태양경맥에 들어간다. 맥이 끊어지면 넘쳐 나고, 맥이 막히면 몰려 통하지 않으므로 갑자기 죽을 수 있다.

▷名曰折風 其傷人也 內舍於小腸 外在於手太陽脉 脉絶則溢 脉閉則結不通 善暴死

○ 입동에는 실풍이 되고, 입하에는 허풍이 된다[영추].

▷立冬爲實風 立夏爲虛風《靈樞》

바람이 북쪽에서 불어오는 것

◇ 風從北方來

○ 이것을 대강풍(大剛風)이라고 하는데 사람이 맞으면 속으로는 신(腎)에 들어가고 겉으로는 뼈와 어깨, 등과 등심의 힘줄에 들어간다. 그 기운은 주로 찬 기운이 되게 한다.

▷名曰大剛風 其傷人也 內舍於腎 外在於骨與肩背之膂筋 其氣主爲寒

○ 동지에는 실풍이 되고, 하지에는 허풍이 된다[영추].

▷冬至爲實風 夏至爲虛風《靈樞》

바람이 동북쪽에서 불어오는 것

◇ 風從東北來

○ 이것을 흉풍(凶風)이라고 하는데 사람이 맞으면 속으로는 대장에 들어가고 겉으로는 양쪽 겨드랑이뼈 아래와 팔다리의 뼈마디에 들어간다.

▷名曰凶風 其傷人也 內舍於大腸 外在於兩脇腋骨下及肢節

○ 입춘에는 실풍이 되고, 입추에는 허풍이 된다[영추].

▷立春爲實風 立秋爲虛風《靈樞》

바람이 동쪽에서 불어오는 것

◇ 風從東方來

○ 이것을 영아풍(嬰兒風)이라고 하는데 사람이 맞으면 속으로는 간에 들어가고 겉으로는 힘줄에 들어간다. 그 기운은 주로 몸을 따뜻하게 한다.

▷名曰嬰兒風 其傷人也 內舍於肝 外在於筋紐 其氣主爲身溫

○ 춘분에는 실풍이 되고, 추분에는 허풍이 된다[영추].

▷春分爲實風 秋分爲虛風《靈樞》

바람이 동남쪽에서 불어오는 것

◇ 風從東南來

○ 이것을 약풍(弱風)이라고 하는데 사람이 맞으면 속으로는 위(胃)에 들어가고, 겉으로는 살에 들어간다. 그 기

▷名曰弱風 其傷人也 內舍於胃 外在於肌肉 其氣主體重

운은 주로 몸을 무겁게 한다.

○ 하지에는 실풍이 되고, 동지에는 허풍이 된다[영추].

○ 8정(八正)은 8절기(八節)의 정기(正氣)를 말하는 것이고 허사는 8절기의 허풍을 말한 것이다. 허한 곳에서 와서 허한 것을 뚫고 들어가 병이 되므로 8정 허사(八正虛邪)라고 한다. 몸이 허약한데 절기도 허한 때를 만나면 두 허한 것이 서로 반응하여 그 기운이 뼈에까지 들어가서 속으로 오장을 상하게 하기 때문에 성인은 바람을 피하는 것을 화살이나 돌을 피하는 것같이 한다[영추].

▷夏至爲實風 冬至爲虛風《靈樞》

▷八正 謂八節之正氣也 虛邪者 謂八節之虛風也 以從虛之鄉來 襲虛而入爲病 故謂之八正虛邪也 以身之虛 逢時之虛 兩虛相感 其氣至骨 入則傷五藏 故聖人避風 如避矢石焉《靈樞》

구궁도

◇ 九宮圖

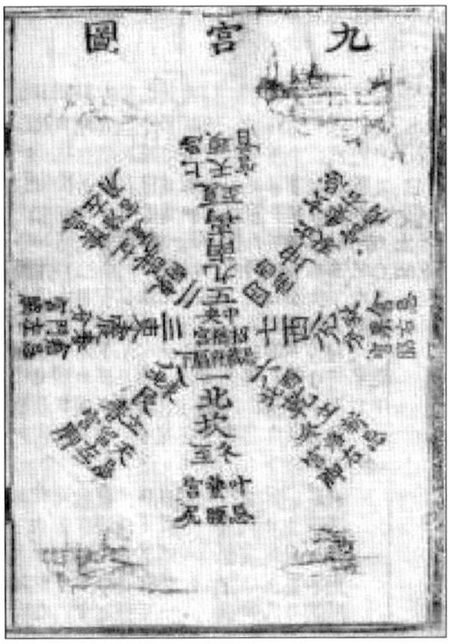

○ 태을신(太乙神, 신의 이름이다)은 늘 동짓날부터 협칩궁(叶蟄宮)에 46일간 있고 다음날부터는 천류궁(天留宮)에 46일간 있으며, 그 다음날부터는 창문궁(倉門宮)에 46일간 있고, 그 다음날부터는 음락궁(陰絡宮)에서 46일간 있다. 그 다음날부터는 상천궁(上天宮)에 46일간 있고, 그 다음날부터는 현위궁(玄委宮)에 46일간 있으며, 그 다음날부터는 창과궁(倉果宮)에 46일간 있고, 그 다음날부터는 신락궁(新絡宮)에 45일간 있다가, 그 다음날부터 다시 협칩궁에 있게 된다. 있는 날짜는 처음 시작한 곳에서부터 9일

▷太乙(神名) 常以冬至之日 居叶蟄之宮四十六日 明日居天留宮四十六日 明日居倉門宮四十六日 明日居陰洛宮四十六日 明日居上天宮四十六日 明日居玄委宮四十六日 明日居倉果宮四十六日 明日居新洛宮四十五日 明日復居叶蟄之宮 數所在日 從一處至九日 復返於一 常如是無已 終而復始《靈樞》

이 지나서는 다시 시작된 곳으로 돌아간다. 늘 이와 같이 계속 돌아간다[영추].

○ 처음에 8계절의 기준날부터 그 해당한 궁이 있는 데로 가서 첫날부터 9일이 지나서는 다음으로 옮겨가 다시 첫날로 돌아간다. 한바퀴 돈 후에는 이와 같이 계속된다. 그러므로 한 궁에 각각 5일씩 돌아가는데 9배를 하면 한 계절의 날짜가 다 찬다[동인].

▷始自八節得王之日 從其宮至所在之處 首一終九 日徙一宮至九日復返於一 周而復始 如是次而行之 計每宮各得五日 九之則一節之日悉備矣《銅人》

몸이 9야에 상응한다는 데 대하여

◇ 身形應九野

○ 황제가 "몸이 9야에 상응한다(應)는 것은 무엇인가"고 하니 기백이 "몸이 9야에 상응한다는 것은 왼쪽발은 입춘에 상응하는데, 그 날짜는 무인일(戊寅日), 기축일(己丑日)이다. 왼쪽 옆구리는 춘분에 상응하는데, 그 날짜는 을묘일(乙卯日)이다. 왼쪽 어깨는 입하에 상응하는데, 그 날자는 무진일(戊辰日), 기사일(己巳日)이다. 가슴, 목구멍, 머리는 하지에 상응하는데, 그 날짜는 병오일(丙午日)이다. 오른손은 입추에 상응하는데, 그 날자는 무신일(戊申日), 기미일(己未日)이다. 오른쪽 옆구리는 추분에 상응하는데, 그 날짜는 신유일(辛酉日)이다. 오른쪽 발은 입동에 상응하는데, 그 날짜는 무술일(戊戌日), 기해일(己亥日)이다. 허리, 꽁무니 아래의 구멍(전후음)은 동지에 상응하는데 그 날짜는 임자일(壬子日)이다. 육부와 횡경막 아래와 오장은 중주(中州, 중앙)에 상응하는데, 그것은 대금날이다. 대금(大禁)이라는 것은 태을신이 있는 날과 모든 무일, 기일인데 이것을 천기일(天忌日)이라고 한다[영추].

帝曰 身形應九野奈何 岐伯曰 請言身形之應九野也 左足應立春 其日戊寅己丑 左脇應春分 其日乙卯 左肩膺立夏 其日戊辰己巳 膺喉首頭應夏至 其日丙午 右手應立秋 其日戊申己未 右脇應秋分 其日辛酉右足應立冬 其日戊戌己亥 腰尻下竅應冬至 其日壬子 六府 膈下 五藏應中州 其大禁大禁太乙所在之日 及諸戊己 是謂天忌日也《靈樞》

태을신이 8계절을 나도는 날수

◇ 太乙遊八節日數 出鍼灸書

입춘절

◇ 立春節

○ 입춘날부터 시작하여 춘분까지의 날짜를 모두 계산하면 45일이 된다. 만약 하루가 남으면 그것은 버리고 계산하지 않는다. 아래의 다른 계절도 이와 같다.

自立春入節日始計 至春分通計四十五日而止 或餘一日則棄之不用 以下倣此

1일, 10일, 19일 28일, 37일째는 왼쪽 다리와 발을 조심한다.

一日 十日 十九日 二十八日 三十七日忌(左脚足)

2일, 11일, 20일, 29일, 38일째는 머리, 목, 가슴을 조심한다.

二日 十一日 二十日 二十九日 三十八日忌(頭首喉膺)

3일, 12일, 21일, 30일, 39일째는 허리, 항문을 조심한다.

三日 十二日 二十一日 三十日 三十九日忌(腰尻下竅)

4일, 13일, 22일, 31일, 40일째는 오른쪽 어깨와 팔을 조심한다.

四日 十三日 二十二日 三十一日 四十日忌(右肩臂)

5일, 14일, 23일, 32일, 41일째는 왼쪽 겨드랑이를 조심한다.

五日 十四日 二十三日 三十二日 四十一日忌(左脇)

6일, 15일, 25일, 33일, 42일째는 왼쪽 어깨와 팔을 조심한다.

六日 十五日 二十四日 三十三日 四十二日忌(左肩臂)

7일, 16일, 25일, 34일, 43일째는 장부와 횡경막 아래를 조심한다.

七日 十六日 二十五日 三十四日 四十三日忌(臟腑膈下)

8일, 17일, 26일, 35일, 44일째는 오른쪽 다리와 발을 조심한다.

八日 十七日 二十六日 三十五日 四十四日忌(右脚足)

9일, 18일, 27일, 36일, 45일째는 오른쪽 겨드랑이를 조심한다.

九日 十八日 二十七日 三十六日 四十五日忌(右脇)

춘분절

◇ 春分節

○ 춘분날부터 시작하여 입하까지 계산하면 모두 45일이다.

自春分入節日始計 至立夏通計四十五日

1일, 10일, 19일 28일, 37일째는 왼쪽 겨드랑이를 조심한

一日十日十九日二十八日三十

다.	七日忌(左脇)
2일, 11일, 20일, 29일, 38일째는 왼쪽 어깨와 팔을 조심한다.	二日十一日二十日二十九日三十八日忌(左肩臂)
3일, 12일, 21일, 30일, 39일째는 장부와 횡경막 아래를 조심한다.	三日十二日二十一日三十日三十九日忌(臟腑膈下)
4일, 13일, 22일, 31일, 40일째는 오른쪽 다리와 발을 조심한다.	四日十三日二十二日三十一日四十日忌(右脚足)
5일, 14일, 23일, 32일, 41일째는 오른쪽 겨드랑이를 조심한다.	五日十四日二十三日三十二日四十一日忌(右脇)
6일, 15일, 25일, 33일, 42일째는 왼쪽 다리와 발을 조심한다.	六日十五日二十四日三十三日四十二日忌(左脚足)
7일, 16일, 25일, 34일, 43일째는 머리, 목, 가슴을 조심한다.	七日十六日二十五日三十四日四十三日忌(頭首喉膺)
8일, 17일, 26일, 35일, 44일째는 허리와 항문을 조심한다.	八日十七日二十六日三十五日四十四日忌(腰尻下竅)
9일, 18일, 27일, 36일, 45일째는 오른쪽 어깨와 팔을 조심한다.	九日十八日二十七日三十六日四十五日忌(右肩臂)

입하질	◇ 立夏節
○ 입하절부터 시작하여 하지까지 계산하면 모두 45일이다.	自立夏入節日始計 至夏至通共四十五日
1일, 10일, 19일 28일, 37일째는 왼쪽 어깨와 팔을 조심한다.	一日十日十九日二十八日三十七日忌(左肩臂)
2일, 11일, 20일, 29일, 38일째는 장부와 횡경막 아래를 조심한다.	二日十一日二十日二十九日三十八日忌(臟腑膈下)
3일, 12일, 21일, 30일, 39일째는 오른쪽 다리와 발을 항문을 조심한다.	三日十二日二十一日三十日三十九日忌(右脚足)
4일, 13일, 22일, 31일, 40일째는 오른쪽 겨드랑이를 조심한다.	四日十三日二十二日三十一日四十日忌(右脇)

5일, 14일, 23일, 32일, 41일째는 왼쪽 다리와 발을 조심한다.
五日十四日二十三日三十二日四十一日忌(左脚足)

6일, 15일, 25일, 33일, 42일째는 머리, 목, 가슴을 조심한다.
六日十五日二十四日三十三日四十二日忌(頭首喉膺)

7일과 16일, 25일, 34일, 43일째는 허리와 항문을 조심한다.
七日十六日二十五日三十四日四十三日忌(腰尻下竅)

8일, 17일, 26일, 35일, 44일째는 오른쪽 어깨와 팔을 조심한다.
八日十七日二十六日三十五日四十四日忌(右肩臂)

9일, 18일, 27일, 36일, 45일째는 왼쪽 겨드랑이를 조심한다.
九日十八日二十七日三十六日四十五日忌(左脇)

하지절
◇ 夏至節

○ 하지날부터 시작하여 입추까지 계산하면 모두 45일이다.
自夏至入節日始計　至立秋通共四十五日

1일, 10일, 19일 28일, 37일째는 머리, 목, 가슴을 조심한다.
一日十日十九日二十八日三十七日忌(頭首喉膺)

2일, 11일, 20일, 29일, 38일째는 허리와 항문을 조심한다.
二日十一日二十日二十九日三十八日忌(腰尻下竅)

3일, 12일, 21일, 30일, 39일째는 오른쪽 어깨와 팔을 조심한다.
三日十二日二十一日三十日三十九日忌(右肩臂)

4일, 13일, 22일, 31일, 40일째는 왼쪽 겨드랑이를 조심한다.
四日十三日二十二日三十一日四十日忌(左脇)

5일, 14일, 23일, 32일, 41일째는 왼쪽 어깨와 팔을 조심한다.
五日十四日二十三日三十二日四十一日忌(左肩臂)

6일, 15일, 25일, 33일, 42일째는 장부와 횡경막 아래를 조심한다.
六日十五日二十四日三十三日四十二日忌(臟腑膈下)

7일, 16일, 25일, 34일, 43일째는 오른쪽 다리와 발을 조심한다.
七日十六日二十五日三十四日四十三日忌(右脚足)

8일, 17일, 26일, 35일, 44일째는 오른쪽 겨드랑이를 조심
八日十七日二十六日三十五日

한다.

四十四日忌(右脇)

9일, 18일, 27일, 36일, 45일째는 왼쪽 다리와 발을 조심한다.

九日十八日二十七日三十六日四十五日忌(左脚足)

입추절

◇ 立秋節

○ 입추날부터 시작하여 추분까지 계산하면 모두 45일이다.

自立秋入節日始計　至秋分通共四十五

1일, 10일, 19일 28일, 37일째는 오른쪽 어깨와 팔을 조심한다.

一日十日十九日二十八日三十七日忌(右肩臂)

2일, 11일, 20일, 29일, 38일째는 왼쪽 겨드랑이를 조심한다.

二日十一日二十日二十九日三十八日忌(左脇)

3일, 12일, 21일, 30일, 39일째는 왼쪽 어깨와 팔을 조심한다.

三日十二日二十 日三十日三十九日忌(左肩臂)

4일, 13일, 22일, 31일, 40일째는 장부와 횡경막 아래를 조심한다.

四日十三日二十二日三十一日四十日忌(臟腑膈下)

5일, 14일, 23일, 32일, 41일째는 오른쪽 다리와 발을 조심한다.

五日十四日二十三日三十二日四十一日忌(右脚足)

6일, 15일, 25일, 33일, 42일째는 오른쪽 겨드랑이를 조심한다.

六日十五日二十四日三十三日四十二日忌(右脇)

7일, 16일, 25일, 34일, 43일째는 왼쪽 다리와 발을 조심한다.

七日十六日二十五日三十四日四十三日忌(左脚足)

8일, 17일, 26일, 35일, 44일째는 머리, 목, 가슴을 조심한다.

八日十七日二十六日三十五日四十四日忌(頭首喉膺)

9일, 18일, 27일, 36일, 45일째는 허리와 항문을 조심한다.

九日十八日二十七日三十六日四十五日忌(腰尻下竅)

추분절

◇ 秋分節

○ 추분날부터 시작하여 입동까지 계산하면 모두 45일이다.

自秋分入節日始計　至立冬通共四十五日

1일, 10일, 19일 28일, 37일째는 오른쪽 겨드랑이를 조심한다. 一日十日十九日二十八日三十七日忌(右脇)

2일, 11일, 20일, 29일, 38일째는 왼쪽 다리와 발을 조심한다. 二日十一日二十日二十九日三十八日忌(左脚足)

3일, 12일, 21일, 30일, 39일째는 머리, 목, 가슴을 조심한다. 三日十二日二十一日三十日三十九日忌(頭首喉膺)

4일, 13일, 22일, 31일, 40일째는 허리와 항문을 조심한다. 四日十三日二十二日三十一日四十日忌(腰尻下竅)

5일, 14일, 23일, 32일, 41일째는 오른쪽 어깨와 팔을 조심한다. 五日十四日二十三日三十二日四十一日忌(右肩臂)

6일, 15일, 25일, 33일, 42일째는 왼쪽 겨드랑이를 조심한다. 六日十五日二十四日三十三日四十二日忌(左脇)

7일, 16일, 25일, 34일, 43일째는 왼쪽 어깨와 팔을 조심한다. 七日十六日二十五日三十四日四十三日忌(左肩臂)

8일, 17일, 26일, 35일, 44일째는 장부와 횡경막 아래를 발을 조심한다. 八日十七日二十六日三十五日四十四日忌(臟腑膈下)

9일, 18일, 27일, 36일, 45일째는 오른쪽 다리와 발을 조심한다. 九日十八日二十七日三十六日四十五日忌(右脚足)

입동절 ◇ 立冬節

○ 입동날부터 시작하여 동짓날까지 계산하면 모두 45일이다. 自立冬入節日始計 至冬至通共四十五日

1일, 10일, 19일 28일, 37일째는 오른쪽 다리와 발을 조심한다. 一日十日十九日二十八日三十七日忌(右脚足)

2일, 11일, 20일, 29일, 38일째는 오른쪽 겨드랑이를 조심한다. 二日十一日二十日二十九日三十八日忌(右脇)

3일, 12일, 21일, 30일, 39일째는 왼쪽 다리와 발을 조심한다. 三日十二日二十一日三十日三十九日忌(左脚足)

4일, 13일, 22일, 31일, 40일째는 머리, 목, 가슴을 조심한 四日十三日二十二日三十一日

다.

四十日忌(頭首喉膺)

5일, 14일, 23일, 32일, 41일째는 허리와 항문을 조심한다.

五日十四日二十三日三十二日四十一日忌(腰尻下竅)

6일, 15일, 25일, 33일, 42일째는 오른쪽 어깨와 팔을 조심한다.

六日十五日二十四日三十三日四十二日忌(右肩臂)

7일, 16일, 25일, 34일, 43일째는 왼쪽 겨드랑이를 조심한다.

七日十六日二十五日三十四日四十三日忌(左脇)

8일, 17일, 26일, 35일, 44일째는 왼쪽 어깨와 팔을 조심한다.

八日十七日二十六日三十五日四十四日忌(左肩臂)

9일, 18일, 27일, 36일, 45일째는 오른쪽 겨드랑이를 조심한다.

九日十八日二十七日三十六日四十五日忌(臟腑膈下)

동지절

◇ 冬至節

○ 동짓날부터 시작하여 입춘날까지 계산하면 모두 45일이다.

自冬至入節日始計 至立春通共四十五日

1일, 10일, 19일 28일, 37일째는 허리와 항문을 조심한다.

一日十日十九日二十八日三十七日忌(腰尻下竅)

2일, 11일, 20일, 29일, 38일째는 오른쪽 어깨와 팔을 조심한다.

二日十一日二十日二十九日三十八日忌(右肩臂)

3일, 12일, 21일, 30일, 39일째는 왼쪽 겨드랑이를 조심한다.

三日十二日二十一日三十日三十九日忌(左脇)

4일, 13일, 22일, 31일, 40일째는 왼쪽 어깨와 팔을 조심한다.

四日十三日二十二日三十一日四十日忌(左肩臂)

5일, 14일, 23일, 32일, 41일째는 장부와 횡경막 아래를 조심한다.

五日十四日二十三日三十二日四十一日忌(臟腑膈下)

6일, 15일, 25일, 33일, 42일째는 오른쪽 다리와 발을 조심한다.

六日十五日二十四日三十三日四十二日忌(右脚足)

7일, 16일, 25일, 34일, 43일째는 장부와 오른쪽 겨드랑이를 조심한다.

七日十六日二十五日三十四日四十三日忌(右脇)

8일, 17일, 26일, 35일, 44일째는 왼쪽 다리와 발을 조심한다.

9일, 18일, 27일, 36일, 45일째는 머리, 목, 가슴을 조심한다.

八日十七日二十六日三十五日四十四日忌(左脚足)

九日十八日二十七日三十六日四十五日忌(頭首喉膺)

구궁고신(九宮尻神)을 꺼리는 출입문

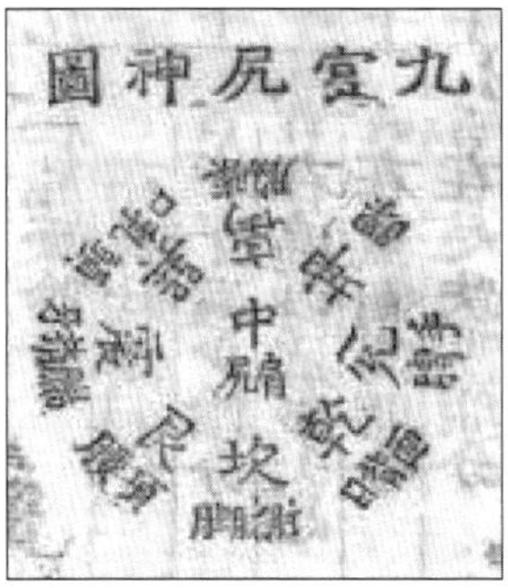

○ 곤궁(坤宮)은 복사뼈, 진궁(震宮)은 장딴지, 손가락, 이빨 위이고, 손궁(巽宮)에는 머리와 젖, 입 안이 속한다. 얼굴, 잔등, 눈은 건궁(乾宮)에 속하고, 손과 어깨는 태궁(兌宮)에 속하며, 목덜미와 허리는 간궁(艮宮)에 속하고, 무릎과 옆구리는 이궁(离宮)에 속한다. 감궁(坎宮)에는 팔꿈치, 다리, 배가 속하고, 어깨와 꽁무니만은 중궁(中宮)에 속한다.

◇ 九宮尻神禁忌出入門

坤踝 震腨 指 牙上 巽屬頭兮 乳口中 面 背 目乾 手 膊兌 項 腰艮 膝 肋象從 坎肘 脚 肚輪流數惟有肩 尻在中宮

날짜에 따라 인신(人神)이 있는 곳(신응경에서 나왔다)

○ 1일에는 엄지발가락의 궐음경 부분, 2일에는 바깥 복사뼈의 소양경 부분, 3일에는 허벅다리 안의 소음경부분, 4일에는 허리의 태양경 부분, 5일에는 입과 혀의 태음경 부분, 6일에는 수양명경 부분, 7일에는 안쪽 복사뼈의 소음경 부분, 8일에는 손목의 태양경 부분, 9일에는 꽁무니의 궐음경 부분, 10일에는 허리와 등의 태음경 부분, 11일에는 콧마루의 양명경 부분, 12일에는 머리털이 돋은 소양경 부분, 13일에는 이빨의 소음경 부분, 14일에는 위완(胃脘)의 양명경 부분에 있다. 15일에는 온몸에 침과 뜸을 놓지 말아야 한다. 16일에는 가슴과 젖의 태음경 부

◇ 逐日人神所在 出神應經

一日在足大指厥陰分 二日在足外踝少陽分 三日在股內少陰分 四日在腰太陽分 五日在口舌太陰分 六日在手陽明分 七日在足內踝少陰分 八日在手腕太陽分 九日在尻厥陰分 十日在腰背太陰分 十一日在鼻柱陽明分 十二日在髮際少陽分 十三日在牙齒少陰分 十四日在胃脘陽明分 十五日在遍身鍼灸大忌 十六日在

분, 17일에는 기충(氣衝)의 양명경 부분, 18일에는 허벅다리 안쪽의 소음경 부분, 19일에는 발등의 양명경 부분, 20일에는 안쪽 복사뼈의 소음경 부분, 21일에는 새끼손가락의 태양경 부분, 22일에는 바깥 복사뼈의 소양경 부분, 23일에는 간유(肝腧)의 궐음경 부분, 24일에는 수양명경 부분, 25일에는 족양명경 부분, 26일에는 가슴의 태음경 부분, 27일에는 무릎의 양명경 부분, 28일에는 전음의 소음경 부분, 29일에는 무릎과 정강이의 궐음경 부분, 30일에는 발등의 양명경 부분에 있다.

胸乳太陰分 十七日在氣衝陽明分 十八日在股內少陰分 十九日在足趺陽明分 二十日在足內踝少陰分 二十一日在手小指太陽分 二十二日在外踝少陽分 二十三日在肝腧厥陰分 二十四日在手陽明分 二十五日在足陽明分 二十六日在胸太陰分 二十七日在膝陽明分 二十八日在陰少陰分 二十九日在膝脛厥陰分 三十日在足趺陽明分

◇ 每月諸神直日避忌傍通圖 出鍼灸書

매달 여러 신이 오는 날을 가리는 도표(침구서에서 나왔다)

	正月	二月	三月	四月	五月	六月	七月	八月	九月	十月	十一月	十二月
月厭	戌	酉	申	未	午	巳	辰	卯	寅	丑	子	亥
月忌	戌	戌	戌	丑	丑	丑	辰	辰	辰	未	未	未
月殺	丑	戌	未	辰	丑	戌	未	辰	丑	戌	未	辰
月刑	巳	子	辰	申	午	丑	寅	酉	未	亥	卯	戌
大殺	戌	巳	午	未	寅	卯	辰	亥	子	丑	申	酉
六害	巳	辰	卯	寅	丑	子	亥	戌	酉	申	未	午
血忌	丑	未	寅	申	卯	酉	辰	戌	巳	亥	午	子
血支	丑	寅	卯	辰	巳	午	未	申	酉	戌	亥	子
天醫	卯	寅	丑	子	亥	戌	酉	申	未	午	巳	辰
季忌	丑	戌	未	辰	丑	戌	未	辰	丑	戌	未	辰
天滅	丑	卯	申	酉	丑	卯	申	酉	丑	卯	申	酉
瘟癀	未	戌	辰	寅	午	巳	酉	申	亥	子	丑	卯
不向	東	西	北	南	東	西	北	南	東	西	北	南

침·뜸하기 좋은 날

◇ 鍼灸吉日

○ 매달 갑술일(甲戌日), 갑신일(甲申日), 갑인일(甲寅日)

▷每月甲戌 甲申 甲寅

○ 을사일(乙巳日), 을묘일(乙卯日), 을축일(乙丑日), 을해일(乙亥日),

▷乙巳 乙卯 乙丑 乙亥

○ 병자일(丙子日), 병신일(丙申日), 병오일(丙午日), 병술일(丙戌日),

▷丙子 丙申 丙午 丙戌

○ 정묘일(丁卯日), 정해일(丁亥日), 정축일(丁丑日),

▷丁卯 丁亥 丁丑

○ 무술일(戊戌日), 무신일(戊申日),

▷戊戌 戊申

○ 기해일(己亥日),

▷巳亥

○ 경오일(庚午日), 경자일(庚子日), 경술일(庚戌日), 경신일(庚申日),

▷庚午 庚子 庚戌 庚申

○ 신묘일(辛卯日), 신축일(辛丑日), 신해일(辛亥日),

▷辛卯 辛丑 辛亥

○ 임오일(壬午日), 임자일(壬子日), 임술일(壬戌日), 임신일(壬申日),

▷壬午 壬子 壬戌 壬申

○ 계축일(癸丑日), 계미일(癸未日) 등 이 날들은 다 좋은 날이다[강목].

▷癸丑 癸未 已上 皆吉日《綱目》

○ 비록 좋은 날이라고 하여도 태을신이 있거나 무기일(戊己日)에는 침이나 뜸을 놓아서는 안된다[침구서].

▷雖云吉日 太乙所在及戊巳日不可鍼灸《鍼灸書》

○ 봄의 갑일, 을일, 여름의 병일, 정일, 4계(3월, 6월, 9월, 섣달)의 무일, 기일, 가을의 경일, 신일, 겨울의 임일, 계일 등은 다 좋은 날이다.

▷春甲乙 夏丙丁 四季戊巳 秋庚辛 冬壬癸皆吉

○ 남자는 파일(破日)이 좋고 여자는 제일(除日)이 좋다. 남자와 여자가 다 개일(開日)이 좋다[입문].

▷男喜破日 女喜除日 男女俱宜開日《入門》

침·뜸하기 꺼리는 날

◇ 鍼灸忌日

○ 대체로 침과 뜸은 인신일(人神日), 고신일(尻神日), 혈지일(血支日), 혈기일(血忌日), 온황일(瘟㾮日) 등에는 놓

▷凡鍼灸 必忌人神 尻神 血支血忌 瘟㾮之類 急病則一日上忌

지 말아야 한다. 급한 병에는 하루에 2시간 동안만 피한다[입문].

一時《入門》

○ 매달 음력 6일, 16일, 18일, 22일, 24일, 소진일(小盡日), 7일, 보름날(15일), 그믐날(그 달의 마지막 날), 1일, 5진일(五辰日), 5유일(五酉日), 5미일(五未日)과 절기가 바뀌는 전날과 다음날은 다 좋지 않다. [강목].

▷每月忌初六 十六 十八 二十二 二十四 小盡日 及弦 望 晦朔 五辰 五酉 五未 及入節前後各一日凶《綱目》

○ 환자의 생일날에는 침이나 뜸을 놓아서는 안된다[강목].

▷病人本命日 不可鍼灸《綱目》

○ 신미일(辛未日)에는 침을 놓거나 약을 쓰지 못한다. 편작(扁鵲)은 이날을 죽는 날이라고 하였다[입문].

▷辛未日 鍼藥俱忌 扁鵲死日也《入門》

○ 남자는 제일과 무일을 가리고 여자는 파일과 기일을 가리며 남자와 여자가 다 만일(滿日)을 가린다[입문].

▷男忌除日及戊日 女忌破日及巳日 男女俱忌滿日《入門》

○ 임진일(壬辰日), 갑진일(甲辰日), 기사일(己巳日), 병오일(丙午日), 정미일(丁未日) 등에는 남자에게 침과 뜸을 놓지 말아야 한다.

▷壬辰 甲辰 己巳 丙午 丁未日男忌鍼灸

○ 갑인일(甲寅日), 을묘일(乙卯日), 을유일(乙酉日), 을사일(乙巳日), 정사일(丁巳日) 등에는 여자에게 침과 뜸을 놓지 말아야 한다[입문].

▷甲寅 乙卯 乙酉 乙巳 丁巳日女忌鍼灸《入門》

자리와 방향을 정하는 법

◇ 坐向法

○ 봄에는 동쪽에 앉아서 서쪽으로 향한다.

▷春東坐西向

○ 여름에는 남쪽에 앉아서 북쪽으로 향한다.

▷夏南坐北向

○ 가을에는 서쪽에 앉아서 동쪽으로 향한다.

▷秋西坐東向

○ 겨울에는 북쪽에 앉아서 남쪽으로 향한다[입문].

▷冬北坐南向《入門》

제2편

동의보감 침뜸치료법

東醫寶鑑 鍼灸法

내경 · 외형 · 잡병편의 침구법

내경편 침구법(內景篇 鍼灸法)

신형

배꼽 뜸

○ 어떤 사람이 늙어서도 얼굴이 젊은이와 같았다. 그는 매년 배꼽 한가운데다 쥐똥만한 크기의 뜸을 1장씩 떴기 때문이라고 했다[자생경].

○ 한옹(韓雍)이라는 사람이 대등협[大藤峽]을 쳐서 적을 잡았는데 그는 100살이 넘었고 매우 건강하였다. 그 이유를 물으니 그가 말하기를 젊었을 때는 병이 많았는데 어떤 이인(異人)을 만나서 그가 가르쳐준 대로 배꼽에 뜸을 뜬 후부터 건강해졌다고 하였다[휘언].

◇ 身形

灸臍法

▷有人年老而顔如童子者 盖每歲以鼠糞灸臍中一壯故也《資生經》

▷本朝韓雍侍郎 討大藤峽 獲一賊 年逾百歲而甚壯健 問其由 曰少時多病 遇一異人 敎令每歲灸臍中 自後康健云《彙言》

정

○ 유정과 몽설에는 심유, 백환유, 고황유, 신유, 중극, 관원 등의 혈에 침을 놓거나 뜸을 뜨기도 한다[강목].

○ 정액이 절로 나오거나 정액이 많아서 절로 나오면 중극, 대혁, 연곡, 태충에 주로 침을 놓는다[강목].

○ 허로로 정액이 절로 나오는 데는 대혁, 중봉에 놓는다[강목].

○ 유정과 오장이 허약하고 마르는 데는 곡골 끝 한 혈에 4·7장(28장)의 뜸을 뜬다. 이 혈은 음경 위의 치골 중앙(橫骨 中央, 반달처럼 구부러진 곳)에 있다[강목].

○ 오줌이 뿌옇고 정액이 절로 나오는 데는 신유에, 몽설

◇ 精

▷遺精夢泄 心兪 白環兪 膏肓兪 腎兪 中極 關元等穴 或針或灸<綱目>

▷失精精溢 中極 大赫 然谷 太衝等穴 皆主之<綱目>

▷虛勞失精 宜取大赫 中封<綱目>

▷遺精五藏虛竭 灸曲骨端一穴 四七壯 穴在前陰橫骨中央 曲如月中央 是也.<綱目>

▷便濁失精 取腎兪 夢泄精 取

이 있는 데는 삼음교에 각각 14장의 뜸을 뜨면 효과가 매우 좋다[득효].

三陰交 各灸二七壯 神效<得效>

기

◇ 氣

○ 일체 기병에는 기해혈에 놓고 기가 치미는 데는 척택, 상구, 태백, 삼음교 등의 혈에 놓는다. 트림이 올라올 때에는 태연과 신문에 놓고 숨결이 밭을 때에는 대릉과 척택혈에 놓는다. 기운이 적을 때에는 간사, 신문, 대릉, 소충, 족삼리, 하렴, 행간, 연곡, 지음, 간유, 기해 등의 혈에 놓는다[신응].

▷一切氣疾取氣海 氣逆取尺澤 商丘 太白 三陰交 噫氣上逆 取太淵 神門 短氣 取大陵 尺澤 少氣取間使 神門 大陵 少衝 足三里 下廉 行間 然谷 至陰 肝兪 氣海<神應>

○ 기가 치미는 데는 뜸을 태충혈에 뜬다. 기가 몰려서 먹은 것이 소화되지 않을 때에는 뜸을 태창혈(太倉穴)에 뜬다. 냉기가 있어서 배꼽 아래가 아플 때에는 관원혈에 뜸을 100장 뜬다. 숨결이 밭을 때에는 나이수만큼 뜸을 대추혈에 뜨고 폐유혈에 100장, 신궐혈에 27장 또는 나이수만큼 장수의 뜸을 제5추 아래에 뜬다[득효].

▷上氣 灸太衝 氣結 食不消 灸太倉 冷氣臍下痛 灸關元百壯 短氣 灸大椎隨年壯 肺兪百壯 神闕二七壯 又灸第五椎下隨年壯<得效>

○ 숨결이 밭은 데는 천정, 대추, 폐유, 간유, 어제, 척택 등의 혈에 놓는다[갑을]

▷短氣 取天井 大椎 肺兪 肝兪 魚際 尺澤<甲乙>

○ 기가 심에서 문란해졌을 때에는 신문과 대릉에 놓는다. 기가 폐에서 문란해졌을 때에는 어제와 태계혈에 놓는다. 기가 창자에서 문란해졌을 때에는 태백혈, 함곡혈, 족삼리에 놓는다. 기가 머리에서 문란해졌을 때에는 천주, 대저, 통곡, 속골 등의 혈에 놓는다. 기가 팔과 다리에서 문란해졌을 때에는 침을 이간, 삼간, 내정, 함곡, 액문, 중저, 협계, 임읍 등의 혈에 놓는다[영추].

▷氣亂于心 取神門 大陵 氣亂于肺 取魚際 太谿 氣亂于腸胃 取太白 陷谷 足三里 氣亂于頭 取天柱 大杼 通谷 束骨 氣亂于臂脛 取二間 三間 內庭 陷谷 液門 中渚 俠谿 臨泣<靈樞>

신

◇ 神

○ 전간증이 낮에 발작하는 데는 양교(陽蹻, 신맥)에, 밤에 발작하는데는 음교(陰蹻, 조해)에 각각 27장의 뜸을 뜬다[역로].

▷癲癎 晝發治陽蹻(申脈) 夜發治陰蹻(照海) 各灸二七壯<易老>

○ 또한 백회와 풍지에 뜸을 뜬다[자생].

▷又 灸百會 風池<資生>

○ 간질에는 구미, 후계, 용천, 심유, 양교, 삼리, 태충, 간사, 상완 등의 혈에 놓는다. 대체로 간병(癎病)에는 반드시 먼저 설사시키고 뜸을 떠야 한다. 그렇지 않으면 기가 잘 통하지 못해서 죽을 수 있다. 침을 놓을 때에는 그렇지 않다[강목].

▷癎病 取鳩尾 後谿 湧泉 心兪 陽交 三里 太衝 間使 上脘 凡癎病 必先下之 乃可灸 不然則 氣不通 能殺人 針不拘此<綱目>

○ 전광에는 풍륭, 기문, 온류, 통곡, 축빈, 양곡, 후계, 음곡 등의 혈에 놓는다[갑을].

▷癲狂取豊隆 期門 溫留 通谷 築賓 陽谷 後谿 陰谷<甲乙>

○ 또한 간사에 30장의 뜸을 뜬다[득효].

▷又 灸間使 三十壯<得效>

○ 또한 천추에 100장의 뜸을 뜬다[득효].

▷又 灸天樞百壯<得效>

○ 건망증에는 열결, 심유, 신문, 중완, 삼리, 소해 등의 혈에 놓는다. 또한 백회에 뜸을 뜬다[강목].

▷健忘 取列缺 心兪 神門 中脘 三里 少海 又 灸百會<綱目>

○ 정신을 잃고 바보처럼 된데는 신문, 중충, 귀안(鬼眼), 구미, 백회, 후계, 대종 등의 혈에 놓는다[강목].

▷失志痴騃 取神門 中衝 鬼眼 鳩尾 百會 後谿 大鍾<綱目>

○ 잘 무서워하고 가슴이 두근거리는 데는 연곡, 내관, 음릉천, 협계, 행간등의 혈에 놓는다[강목].

▷善恐 心惕惕 取然谷 內關 陰陵泉 俠谿 行間<綱目>

○ 가슴이 할랑거리면서 몹시 뛰는 데는 대릉, 삼리에 놓는다[강목].

▷心澹澹大動 取大陵 三里<綱目>

혈

◇ 血

○ 코피가 나오는 것, 피를 토하는 것, 하혈하는 데는 은백, 대릉, 신문, 태계을 쓴다[역로].

▷衄吐血下血 取隱白 大陵 神門 太谿<易老>

○ 코피가 나는 데는 신회와 상성에 뜸을 뜬다[자생].

▷衄血 灸顖會 上星<資生>

○ 코피는 대추(大椎)와 아문에 뜸을 뜨면 곧 멎는다[단심].

▷衄 宜灸大椎 瘂門 卽止<丹心>

○ 코피가 멎지 않을 때에는 삼릉침으로 기충을 찔러 피를 내야 곧 멎는다[동원].

▷衄不止 以三稜針於氣衝出血立愈<東垣>

○ 코피가 나오는 데는 상성, 풍부, 아문, 합곡, 내정, 삼리, 조해를 쓴다[강목].

▷衄血 取上星 風府 瘂門 合谷 內庭 三里 照海 <綱目>

○ 피를 토하는 데는 풍부, 대추, 단중, 상완, 중완, 기해, 관원, 삼리혈들을 쓴다[강목].

▷吐血 取風府 大椎 亶中 上脘 中脘 氣海 關元 三里<綱目>

○ 피를 토하는 데는 대릉에 뜸을 뜬다[득효].

▷吐血 灸大陵<得效>

○ 구혈(嘔血)에는 상완, 대릉, 극문, 신문을 쓴다[동원].

▷嘔血 取上脘 大陵 郄門 神門<東垣>

○ 관맥 부위에서 규맥(芤脈)이 나타나고 대변으로 피가 여러 되 나오는 것은 격유가 상하였기 때문이다. 그러므로 격유에 뜸을 뜨는 것이 좋다[맥경].

▷關脈芤 大便出血數斗者 以膈兪傷故也. 宜灸膈兪<脈經>

○ 허로(虛勞)로 피를 토하는 데는 중완에 뜸을 3백장 뜬다. 그리고 피를 토하는 데와 타혈(唾血)에는 폐유에 나이 수와 같이 뜸을 뜬다. 입과 코로 피가 나오는 것이 멎지 않는 것을 뇌뉵(腦衄)이라고 하는데 이때에는 상성에 뜸을 50장 뜬다[득효].

▷虛勞吐血 灸中脘 三百壯 又吐血 唾血 灸肺兪隨年壯 又口鼻出血不止 名腦衄 灸上星 五十壯<得效>

○ 하혈이 멎지 않을 때에는 배꼽과 수평되는 등뼈 위에 뜸을 7장 뜨면 멎는다[자생].

▷下血不止 量臍心與脊骨平 於脊骨上灸七壯卽止<資生>

꿈

◇ 夢

○ 담(膽)이 차서[寒] 자지 못하는 데는 규음에 놓는다.

▷膽寒不得睡臥 取竅陰

○ 몹시 노곤하여 잠을 많이 잘 때에는 약손가락을 구부린 다음 둘째마디 끝에 혈을 잡아 뜸 1장을 뜬다[강목].

▷沈困睡多 無名指第二節尖 屈指取之 灸一壯<綱目>

○ 놀란 것처럼 가슴이 두근거리면서 잠을 자지 못하는 데는 음교혈에 놓고 잠을 자지 못하는 데는 부극(浮郄)에

▷驚悸不得眠 取陰交 不得臥 取浮郄<甲乙>

놓는다[갑을].

목소리

◇ 聲音

○ 갑자기 목소리를 내지 못하는 데는 천돌에 놓는다[영추].

▷卒然無音 取天突<靈樞>

○ 궐기(厥氣)가 목구멍으로 가서 말을 하지 못하게 된 데는 조해에 놓는다[영추].

▷厥氣走喉 不能言 取照海<靈樞>

○ 후비증(喉痺證)으로 갑자기 말을 못하는 데는 풍륭에 놓는다[영추].

▷喉痺卒瘖 取豊隆<靈樞>

○ 갑자기 말을 못하고 숨이 찬 데는 부돌(扶突)과 염천에 놓는다[영추].

▷暴瘖氣喘 取扶突 廉泉<靈樞>

○ 갑자기 목이 쉰 데는 신문혈(神門穴)과 용천에 놓는다[강목].

▷暴失音 取神門 涌泉<綱目>

○ 갑자기 말을 못하는 데는 합곡, 양교, 통곡, 천정, 기문, 지구, 용천혈에 놓는다[갑을경].

▷暴瘖 取合谷 陽交 通谷 天鼎 期門 支溝 涌泉<甲乙經>

언어

◇ 言語

○ 벙어리가 되어 말을 하지 못하는 데는 합곡, 용천, 양교, 통곡, 천정, 기문, 지구를 쓴다[갑을경].

▷瘖不能言 取合谷 涌泉 陽交 通谷 天鼎 期門 支溝<甲乙經>

○ 족태음경에 병이 생기면 혀뿌리가 뻣뻣해져 말을 할 수 없게 된다. 또한 수소음경의 별맥(別脈)을 통리(通里)라고 하는데 그 맥이 허(虛)하면 말을 하지 못한다. 이런 때에 위의 혈들을 쓴다[영추].

▷足太陰之脈病 舌本强 不能言 又手少陰之別脈 名曰通里 虛則不能言 取此穴<靈樞>

○ 혀가 늘어져서 말을 못하는 데는 아문을 쓰고 혀 밑이 부어서 말하기 힘들어 하는 데는 염천을 쓴다[자생].

▷舌緩不能言 取瘂門 舌下腫難言 取廉泉<資生>

진액

◇ 津液

○ 식은땀이 나는 것이 멎지 않으면 음극(陰郄)을 사(瀉)해야 한다[강목].

▷盜汗不止 取陰郄 瀉之<綱目>

○ 땀이 나지 않는 데는 곡차를 쓴다. 식은땀이 나는 데는 음도, 오리, 간사, 중극, 기해를 쓴다. 허손(虛損)되어 식은땀이 나는 데는 백로, 폐유를 쓴다[갑을경].

▷汗不出 取曲差 盜汗 取陰都 五里 間使 中極 氣海 虛損 盜汗 取百勞 肺兪<甲乙經>

○ 상한(傷寒)에 땀이 나지 않으면 합곡과 부류(復溜)를 다 사(瀉)해야 아주 좋다[강목].

▷傷寒 汗不出 取合谷 復溜 俱瀉之大妙<綱目>

담음

◇ 痰飮

○ 모든 담음병(痰飮病)에는 풍륭과 중완을 쓴다.

▷諸痰飮病 取豊隆 中脘

○ 가슴에 담음이 있어서 토하고 구역을 하며 음식을 먹지 못하는 데는 거궐과 족삼리를 쓴다[강목].

▷胸中痰飮 吐逆不食 取巨闕 足三里<綱目>

○ 일음(溢飮)에는 중완을 쓴다[갑을].

▷溢飮 取中脘<甲乙>

○ 삼초(三焦)에 수기(水氣)가 머물러 있으면서 치밀어 오르기 때문에 음식을 먹지 못하는 데는 유도(維道), 중봉, 위유, 신유를 쓴다[동원].

▷三焦停水 氣攻不食 取維道 中封 胃兪 腎兪<東垣>

○ 담연(痰涎)으로 생기는 병은 한가지가 아니다. 그러나 노채(勞瘵) 때에 담이 있는 것이 치료하기 어렵다. 이때에는 빨리 고황에 뜸을 뜨는 것이 제일 좋다. 뜸을 많이 뜨면 반드시 무엇이 내려가는 것 같은데 물이 졸졸 흘러내리는 것 같은 것이 담이 내려가는 것이다[자생].

▷痰涎等疾 不一而足 惟勞瘵有痰爲難治 最宜早灸膏肓穴 壯數旣多 當有所下 嚨嚨然如流水之狀者 是痰下也.<資生>

포

◇ 胞

○ 월경이 고르지 못하면 음독, 중극, 삼음교, 신유, 기해에 놓는다[강목].

▷月經不調 取陰獨 中極 三陰交 腎兪 氣海<綱目>

○ 월경이 중단되었으면 중극, 삼음교, 신유, 합곡, 사만, 삼리에 놓는다[강목].

▷月經斷絶 取中極 三陰交 腎兪 合谷 四滿 三里<綱目>

○ 붕루가 멎지 않으면 혈해, 음곡, 삼음교, 행간, 태충, 중극에 놓는다[강목].

▷崩漏不止 取血海 陰谷 三陰交 行間 太衝 中極<綱目>

○ 벌겋고 흰이슬이 흐르면 중극, 신유, 기해, 삼음교, 장문, 행간에 놓는다.

▷赤白帶 取中極 腎兪 氣海 三陰交 章門 行間

○ 벌겋고 흰이슬이 흐를 때에는 대맥혈에 뜸을 떠야 효과를 본다. 어떤 여자가 이 병에 걸렸을 때 이 혈에 다 뜸을 뜨니 몸에 들어왔던 사기(邪氣)가 나가고 얼마 지나서 병이 나았다고 한다[자생].

▷赤白帶 帶脈穴 灸之最奇 一女患此 灸此穴 鬼附身云 灸着我 我卽去 俄而卽差<資生>

○ 최씨(崔氏)의 사화혈(四花穴)은 이슬이 흐르는 것을 치료하는 데 효과가 있는 혈이다[강목].

▷崔氏四花穴 治帶下如神<綱目>

○ 벌건 이슬이 흐르면 중극, 기해, 위중에 놓는다.

▷赤帶 取中極 氣海 委中

○ 흰이슬이 흐르면 곡골, 승읍, 중극에 놓는다[강목].

▷白帶 取曲骨 承陰 中極<綱目>

○ 월경이 오랫동안 없다가 갑자기 피를 많이 쏟는 데는 풍륭, 석문, 천추, 중완, 기해를 쓴다[강목].

▷經斷久 忽大崩下 取豊隆 石門 大樞 中脘 氣海<綱目>

충

◇ 蟲

○ 골증이나 전시노채 때에는 초기에 최씨사화혈(崔氏四花穴, 자세한 것은 침구편에 있다)에 뜸을 뜨는 것이 좋다. 늦으면 다른 방법이 없다[입문].

▷骨蒸傳尸勞瘵 宜早灸崔氏四花穴 (詳見鍼灸) 晩則無及矣<入門>

○ 노채충이 폐엽(肺葉) 사이에서 폐줄[肺系]을 파먹으면 각혈하고 목이 쉬게 되는데 이때에는 충이 고(膏)의 위에 황(肓)의 아래에 있어서 침을 놓거나 약을 써도 그 효과가 미치지 못한다. 그러므로 이때에는 빨리 고황유, 폐유, 사화혈(四花穴)에 뜸을 뜨는 것이 좋다[입문].

▷瘵蟲居肺間 蝕肺系 故咯血聲嘶 此所謂膏之上 肓之下 針之不到 藥之不及 宜早灸膏肓腧肺腧 四花穴爲佳<入門>

○ 노채 때에는 계해(癸亥)일 밤 11~01시경 육신(六神)이 다 모이는 때에 윗옷을 벗게 한 다음 허리 위 양쪽에 약

▷治勞瘵 癸亥夜三更 六神皆聚之時 解去上體衣服 於腰上 兩

간 들어간 곳에 있는 요안혈을 잡아 쓰는데 몸을 곧추세우고 붓으로 요안혈에 점을 찍는다. 다음 침대에 얼굴을 대고 엎드리게 한다. 그 다음 작은 뜸봉으로 한 곳에 7장씩 뜸을 뜨면 충을 토하면서 설사하고 낫는다. 이와 같이 뜸을 뜨는 것을 우선구(遇仙灸)라고 한다[득효].

○ 하루 전에 요안혈에 점을 찍어 놓았다가 밤 12시에 뜸을 떠야 하는데 계해일로 넘어가는 때에는 7~9장을 떠야 한다. 11장을 뜨면 더 좋다. 이와 같이 하면 충이 대변으로 나오는데 그것을 즉시 불에 태워야 한다[의감].

○ 골증노열(骨蒸勞熱)에는 고황과 삼리혈에 뜸을 뜬다.

○ 노채골증과 앞니가 마르는 데는 대추와 구미혈에 뜸을 각각 14장씩 뜬다. 또한 고황, 폐유, 사화(四花), 대추혈 등에 뜸을 뜨기도 하는데 일찍 뜨면 다 낫는다.

○ 전시노채 때에는 용천혈에 3푼 깊이로 침을 놓되 숨을 6번 들이쉬게 하고 사(瀉)해야 한다. 이와 같이 하여 피가 나오면 치료할 수 있으나 피가 나오지 않으면 위험하다. 풍륭혈은 담(痰)을 치료하는 혈인데 침을 1치 깊이로 찌른 다음 숨을 열번 들이쉬게 하고 사해야 한다. 단전혈은 기천(氣喘)을 치료하는 혈인데 침을 3푼 깊이로 찌르고 숨을 두번 내쉬게 하면서 보(補)해야 한다[입문].

傍微陷處　謂之腰眼　直身平立　以筆點定　然後上床　合面而臥　每灼　小艾炷灸七壯　蟲或吐出　或瀉下　卽安　名曰遇仙灸<得效>

▷先一日點定腰眼穴　至半夜子時交癸亥日期 便灸七壯 或九壯 或十一壯　尤妙　其蟲從大便出 卽焚之<醫鑑>

▷骨蒸勞熱 灸膏肓 三里

▷勞瘵骨蒸 或板齒乾燥 大椎 鳩尾 各灸二七壯 又膏肓 肺腧 四花 大椎等穴 若灸之早 百發百中

▷傳尸勞瘵　涌泉　鍼三分　瀉六吸　有血可治　無血必危　豊隆治痰　針入一寸　瀉十吸　丹田治氣喘　鍼入三分　補二呼<已上入門>

오줌

◇ 小便

○ 오줌이 잘 나오지 않는 데는 음교(陰蹻, 즉 조해혈), 대돈, 위양, 대종, 행간, 위중, 음릉천, 석문에 놓는다[갑을].

○ 오줌이 조금씩 나오거나 막힌 데는 관원(8푼 깊이로 놓는다), 삼음교(3푼 깊이로 놓는다), 음곡, 음릉천, 기해, 태계, 음교혈에 놓는다[강목].

▷癃閉 取陰蹻(卽照海穴) 大敦 委陽 大鍾 行間 委中 陰陵泉 石門<甲乙>

▷小便淋閉 關元(八分) 三陰交(三分卽透) 陰谷 陰陵泉 氣海 太谿 陰交<綱目>

○ 석림에는 관원, 기문, 대돈에 놓는다[동원].

▷石淋取關元 氣門 大敦<東垣>

○ 혈림에는 기해, 관원 혈에 놓는다[동원].

▷血淋取氣海 關元<東垣>

○ 열림에는 음릉천, 관원, 기충혈에 놓는다[동원].

▷熱淋陰陵泉 關元 氣衝<東垣>

○ 오줌이 술술 자주 나오는[滑數] 데는 중극에 뜸을 뜨고 신유, 음릉천, 기해, 음곡, 삼음교혈에 침을 놓는다[강목].

▷小便滑數 中極 灸腎兪 陰陵泉 氣海 陰谷 三陰交<綱目>

○ 오줌이 나오는 줄 모르거나[遺尿] 나오는 것을 알면서도 참지 못하는 데는 음릉천, 양릉천, 대돈, 곡골혈에 놓는다[동원].

▷遺尿不禁 陰陵泉 陽陵泉 大敦 曲骨<東垣>

○ 음경 속이 아픈 데는 행간(行間, 뜸 30장)이나 중극, 태계, 삼음교, 부류(復溜)에 놓는다[자생].

▷莖中痛 行間(灸三十壯) 又取中極 太谿 三陰交 復溜<資生>

○ 오줌이 뿌연 데는 신유혈에 뜸을 뜨고 장문, 곡천, 관원, 삼음교혈에 침을 놓는다[강목].

▷白濁 腎兪灸 又取章門 曲泉 關元 三陰交<綱目>

○ 부인이 전포증으로 오줌을 누지 못하는 데는 곡골, 관원혈에 놓는다[갑을].

▷婦人轉胞不得尿 取曲骨 關元<甲乙>

○ 부인이 음부가 아픈 데는 음릉천혈에 놓는다[갑을].

▷婦人陰中痛 取陰陵泉<甲乙>

대변

◇ 大便

○ 몹시 목이 마를 때 물을 마시면 흔히 활설(滑泄)이 생기는데 물을 마시면 곧 설사하고 설사한 다음 또 물을 마시는 것은 약으로는 낫지 않는다. 이때에는 반드시 대추에 뜸을 3·5장(15장) 떠야 한다[역로].

▷大渴飮水多爲滑泄 水入卽泄 泄而復飮 此無藥 當灸大椎三五壯<易老>

○ 설사를 3~5년이나 하면서 낫지 않으면 백회에 뜸을 5·7장(35장) 떠야 곧 낫는다[의감].

▷泄瀉三五年不愈 灸百會五七壯卽愈<醫鑑>

○ 오랜 설사나 이질[久泄痢]에는 천추, 기해혈에 뜸을 뜨는데 반드시 설사가 멎는다[단계].

▷久泄痢 灸天樞 氣海 大能止泄<丹溪>

○ 설사와 이질이 멎지 않는 데는 뜸을 뜨는데 신궐에 7장(어떤 데는 3·7장을 뜬다고도 하였다), 관원에 30장을

▷泄痢不止 灸神闕七壯(一云三七壯) 關元三十壯<得效>

뜬다[득효].

○ 묽은 대변이 나오는 설사[溏泄]에는 배꼽 위에 뜸을 뜨는 것이 제일이고 삼음교에 뜨는 것은 그 다음이다[자생].

▷溏泄 灸臍中爲第一 三陰交次之<資生>

○ 설사와 이질에는 비유에 나이 수만큼 뜸을 뜨는데 배꼽에 20장, 관원혈에 100장, 삼보에 2·7장(14장)을 뜬다[득효].

▷泄痢 灸脾兪 隨年壯 臍中二十壯 關元百壯 三報二七壯<得效>

○ 손설(飧泄)에는 음릉천, 연곡, 거료, 상렴, 태충혈에 뜸을 뜬다[강목].

▷飧泄 取陰陵泉 然谷 巨髎 上廉 太衝<綱目>

○ 물 같은 설사를 하면서 손발이 차고 맥이 끊어지려고 하며 배꼽 둘레가 아프고 점점 숨결이 밭아지는 데는 기해에 뜸 100장을 뜬다[득효].

▷泄瀉如水 手足冷 脈欲絶 臍腹痛 漸漸短氣 灸氣海百壯<得效>

○ 설사와 이질로 배가 아프면서 피곱이 나오는 데는 단전, 부류(復溜), 소장유, 천추, 복애에 놓는다[동원].

▷下痢腹痛 便膿血 取丹田 復溜 小腸兪 天樞 腹哀<東垣>

○ 냉리(冷痢)에는 관원, 궁곡에 각각 50장씩 뜸을 뜬다[동원].

▷冷痢 關元 窮谷 各灸五十壯<東垣>

○ 뱃속이 켕기면서 뒤가 무직한 데는 합곡, 외관혈에 놓는다[동원].

▷裏急後重 取合谷 外關<東垣>

○ 이질이 멎지 않는 데는 합곡, 삼리, 음릉천, 중완, 관원, 천추, 신궐, 중극혈에 놓는다[강목].

▷痢不止 取合谷 三里 陰陵泉 中脘 關元 天樞 神闕 中極<綱目>

○ 여러 가지 설사와 이질에는 모두 대도에 5장, 상구, 음릉천혈에 뜸을 각각 3장씩 뜬다[강목].

▷諸下痢 皆可灸 大都五壯 商丘 陰陵泉 各三壯<綱目>

○ 대변이 잘 나오지 않는 데는 조해(照海, 침을 5푼 깊이로 찌르고 세번 숨을 내쉬는 동안 보한 다음 여섯번 들이쉬는 동안만큼 사하면 대변이 곧 나온다), 지구(支溝, 침을 5푼 깊이로 찌르고 세번 숨을 들이쉴 동안 사한다), 태백(太白, 사한다)을 쓴다[강목].

▷大便秘澁 取照海(鍼入五分 補三呼 瀉六吸 立通) 支溝(鍼半寸 瀉三吸) 太白(瀉之)<綱目>

○ 대변이 나오지 않는 데는 삼간, 승산, 태백, 태종, 삼리, 용천, 곤륜, 조해, 장문, 기해혈에 놓는다[강

▷大便不通 取三間 承山 太白 大鍾 三里 湧泉 崑崙 照海 章門 氣海<綱目>

목].

○ 대소변이 나오지 않는 데는 대도, 환강, 수도혈에 놓는다[강목].

▷大小便不通 取大都 環崗 水道<綱目>

○ 관격(關格)으로 토하면서 오줌이 나가지 않는 데는 먼저 기해, 천추혈에 뜸을 각각 3·7장(21장)씩 뜨고 토하는 것이 멎은 뒤에는 익원산(益元散)을 써서 오줌을 잘 나가게 해야 한다[정전].

▷關格吐逆而小便不通 先灸氣海 天樞 各三七壯 吐止 然後用益元散以利小便<正傳>

○ 부인이 몸푼 뒤에 배가 불러 오르고 대소변이 나가지 않는 데는 기해, 족삼리, 관원, 삼음교, 음곡에 놓는다[강목].

▷婦人産後腹脹 大小便不通 取氣海 足三里 關元 三陰交 陰谷<綱目>

외형편(外形篇 鍼灸法)

머리

○ 어지럼증에는 신정, 상성, 신회, 전정, 후정, 뇌공, 풍지, 양곡, 대도, 지음, 금문, 신맥, 족삼리혈을 쓴다[강목].

○ 어지럼증이 있으면서 추위를 타기 때문에 봄이나 여름에도 항상 솜모자를 쓰고 있으며 모자를 잠깐만 벗어도 도지는 데는 백회, 상성, 풍지, 풍륭혈을 쓴다[강목].

○ 편두통, 정두통에는 사죽공, 풍지, 합곡, 중완, 해계, 족삼리혈을 쓴다[강목].

○ 정두통에는 백회, 상성, 신정, 태양, 합곡혈을 쓴다[강목].

○ 신궐 두통에는 관원혈에 뜸 1백장을 뜬다[자생].

○ 궐역두통과 이빨이 아픈 데는 곡빈에 뜸 7장을 뜬다[자생].

○ 담궐두통에는 풍륭혈을 쓴다[강목].

○ 두풍증과 두통은 백회혈에 침을 놓으면 곧 낫는다. 또한 신회, 전정, 상성, 백회혈에 뜸을 떠도 된다[단심].

○ 속골이 아프고 머리가 빙빙 도는 것 같고 콧물이 많이 흐르며 속골이 다는 것 같기도 하고 찬 것 같기도 한 데는 신회혈에 뜸을 뜬다[자생].

○ 미릉골(眉稜骨)이 아픈 데는 찬죽, 합곡, 신정, 두유,

◇ 頭

▷眩暈 取神庭 上星 顖會 前頂 後頂 腦空 風池 陽谷 大都 至陰 金門 申脈 足三里[綱目]

▷眩暈怕寒 春夏常着綿帽 暫去卽發 取百會 上星 風池 豊隆[綱目]

▷偏正頭痛 取絲竹空 風池 合谷 中脘 解谿 足三里[綱目]

▷正頭痛 取百會 上星 神庭 太陽 合谷[綱目]

▷腎厥頭痛 灸關元百壯[資生]

▷厥逆頭痛 齒亦痛 灸曲鬢七壯[資生]

▷痰厥頭痛 取豊隆[綱目]

▷頭風頭痛 鍼百會 立愈 又灸顖會 前頂 上星 百會[丹心]

▷腦痛 腦旋 腦瀉 腦熱 腦冷 皆灸顖會[資生]

▷眉稜骨痛 取攢竹 合谷 神庭

해계혈을 쓴다[강목].

頭維 解谿[綱目]

○ 술취한 다음 머리가 아픈 데는 인당, 찬죽, 족삼리, 풍문, 단중혈을 쓴다[강목].

▷醉後頭痛 取印堂 攢竹 足三里 風門 膻中[綱目]

○ 한 늙은 부인이 오랫동안 머리가 아파서 고생하기에 그의 손발을 살펴보았더니 핏줄이 모두 검붉기 때문에 침으로 빼내었는데 핏빛이 먹물같았다. 그 다음 병이 생긴 경맥을 찾아서 침을 놓았는데 다 나았다[강목].

▷一老婦 久患頭痛 因視其手足有血絡皆紫黑 遂用針刺 出血如墨汁 後刺受病之經 得全愈[綱目]

○ 편두통과 정두통은 아시혈을 잡아 침을 놓으면 곧 낫는다.

▷偏頭痛及正頭痛 取阿是穴 針之卽愈

눈

◇ 眼

○ 눈알이 아픈 데는 풍부, 풍지, 통리, 합곡, 신맥, 조해, 대돈, 규음, 지음혈을 쓴다[강목].

▷眼睛痛 取風府 風池 通里 合谷 申脈 照海 大敦 竅陰 至陰[綱目]

○ 눈에 피지고 부으며 예막이 생기고 햇볕에서 눈을 잘 뜰 수 없고 깔깔한 데는 상성, 백회, 찬죽, 사죽공, 정명, 동자료, 태양, 합곡혈을 쓴다. 또한 풀대로 콧구멍을 찔러 피를 조금 빼내도 낫는다[자화].

▷目赤腫瞖 羞明隱澁 取上星 百會 攢竹 絲竹空 睛明 瞳子髎 太陽 合谷 又以草莖刺鼻孔 出血數升 卽愈[子和]

○ 눈에 갑자기 피지면서 붓고 아픈 데는 신정, 상성, 신회, 전정, 백회혈에 침을 놓아 피를 빼내면 곧 낫는다. 또한 광명(光明), 지오회혈도 쓴다[강목].

▷眼暴赤腫痛 取神庭 上星 顖會 前頂 百會 出血卽愈 又取光明 地五會[綱目]

○ 여러 가지 내장과 예막 때에는 정명, 사백, 태양, 백회, 상양, 여태, 광명혈에 각각 침을 놓아 피를 빼고 합곡, 삼리, 명문, 간유, 광명혈에 각각 뜸을 뜬다[강목].

▷諸障瞖 取睛明 四白 太陽 百會 商陽 厲兌 光明 各出血 合谷 三里 命門 肝兪 光明 各灸之[綱目]

○ 내장(內障)에는 족궐음과 족소음경의 양교맥을 쓴다[강목].

▷內障 取足厥陰 足少陰 陽蹻[綱目]

○ 예막을 없애는 방법은 다음과 같다. 거위깃[鵝翎]을 잘라서 검은자위나 흰자위에 대고 빨아당기게 한다. 그러면 예막이 몰리는데 이때에 그것을 갈구리 끝에 걸어 잡아

▷去瞖法 以鵝翎切之近黑睛 及當白睛 嗍之 膜自聚上 以鋮鉤挽之 割去 卽明見物 以綿着眼

당겨서 베어버리면 곧 밝게 볼 수 있게 된다. 피가 나오는 것은 솜을 대서 멈춰야 한다. 3일이 지나면 낫는다[천금].

斷血 三日差[千金]

○ 노육반정(努肉攀睛)에는 정명, 풍지, 기문혈을 쓰고 태양혈에서 피를 빼내야 한다[강목].

▷努肉攀睛 取睛明 風池 期門 太陽出血[綱目]

○ 난현풍(爛弦風)에는 대골공에 뜸 9장을 뜨되 뜸을 뜨다가 입으로 불어서 불을 꺼야 한다. 소골공에는 뜸 7장을 뜨되 이때에도 역시 불을 불어서 꺼야 한다. 또는 삼릉침으로 눈시울의 외자쪽을 찔러 피를 빼내도 곧 낫는다[강목].

▷爛弦風 取大骨空 灸九壯 以口吹火滅 小骨空灸七壯 亦吹火滅 又以三稜鍼刺眶外出血 卽愈[綱目]

○ 바람을 맞으면 찬 눈물이 나오고 눈곱이 끼며 검은 꽃무늬 같은 것이 나타나는 데는 대골공, 소골공에 뜸을 뜨다가 불어서 불을 꺼야 한다. 또한 임읍과 합곡혈도 쓴다[강목].

▷迎風冷淚 眵黑花 取大骨空 小骨空 灸之吹火滅 又取臨泣 合谷[綱目]

○ 청맹(靑盲) 때는 거료에 뜸을 뜬다. 또한 간유, 명문, 상양혈도 쓴다[득효].

▷靑盲 灸巨髎 又取肝兪 命門 商陽[得效]

○ 눈이 잘 보이지 않는 데는 삼리혈에 뜸을 뜨고 승읍(承泣)에 침을 놓는다. 또한 간유나 동자료혈을 쓴다[강목].

▷目昏暗 灸三里 鍼承泣 又取肝兪 瞳子髎[綱目]

○ 밤눈증 때에는 신정, 상성, 전정, 백회, 정명혈에 침을 놓아 피를 빼내면 곧 낫는다. 또는 간유나 조해혈을 쓴다[강목].

▷雀目取神庭 上星 前頂 百會 睛明出血卽愈 又取肝兪 照海[綱目]

○ 갑자기 눈이 멀어 아무것도 보이지 않는 데는 찬죽혈과 정수리 앞의 5개 혈에 침을 놓는다. 그 다음 또 콧구멍을 찔러 피를 많이 빼내면 곧 눈이 밝아진다[자화].

▷暴盲不見物 鍼攢竹 及頂前五穴 又刺鼻中 大出血 立明[子和]

○ 눈이 붓고 빠질 것같이 아플 때에는 반드시 팔관(八關, 열손가락 사이)을 세게 찔러 피를 빼내야 곧 낫는다[역로].

▷眼腫痛 睛欲出 須八關大刺 手十指間出血 卽愈[易老]

○ 눈을 치뜨면서 보지 못하는 데는 척추 제2흉추골과 제5흉추골 위에 각각 뜸을 7장씩 뜨되 한꺼번에 불을 달아

▷眼戴上 不能視 灸脊第二骨 第五骨上 各七壯 一齊下火 立

놓고 뜨면 곧 낫는다[보감].

愈[寶鑑]

귀

○ 귀에서 소리가 나는 데는 액문, 이문, 중저, 상관, 완골, 임읍, 양곡, 전곡, 후계, 양계, 편력, 합곡, 대릉, 태계, 금문혈들에 놓는다.

○ 귀가 먹은 데는 중저, 외관, 화료, 청회, 청궁, 합곡, 상양, 중충혈들에 놓는다.

○ 갑자기 귀가 먹은 데는 천유, 사독혈들에 놓는다.

○ 귀가 갑자기 먹은 데는 뜸을 뜨는데 창출를 길이가 7푼 되게 잘라서 한쪽 끝을 평평하게 만들고 한쪽 끝은 뾰족하게 만든 다음 뾰족한 끝은 귓속에 꽂고 평평한 끝에 7장 뜬다. 병이 심한 사람도 14장 뜨면 귓속이 뜨거워지면서 낫는다[강목].

◇ 耳

▷耳鳴 取液門 耳門 中渚 上關 完骨 臨泣 陽谷 前谷 後谿 陽谿 偏歷 合谷 大陵 太谿 金門

▷耳聾 取中渚 外關 和髎 聽會 聽宮 合谷 商陽 中衝

▷暴聾 取天牖 四瀆

▷灸耳暴聾 蒼朮長七分 一頭切平 一頭削尖 將尖頭插耳中 於平頭上灸七壯 重者二七壯 覺耳內熱 卽效[綱目]

코

○ 맑은 콧물이나 탁한 콧물이 나올 때에는 상성에 뜸 14장을 뜬다. 또한 인중과 풍부에도 뜨는데 그래도 낫지 않으면 백회, 풍지, 풍문, 대추혈에 떠야 한다[강목].

○ 코가 메서 냄새를 맡지 못하면 영향, 상성, 합곡혈에 뜸을 떠야 하는데 그래도 낫지 않으면 인중, 풍부, 백로, 전곡혈에 뜸을 떠야 한다[강목].

○ 코에서 냄새가 나는 더러운 콧물이 나올 때에는 상성, 곡차(曲差), 합곡, 인중, 영향혈에 놓는다[강목].

○ 코 안에 군살이 생겼으면 풍지, 풍문, 풍부, 인중, 화료혈에 놓는다[동원].

○ 콧물이 많이 나오면 신회, 전정, 영향혈에 뜸을 뜨는

◇ 鼻

▷鼻流清涕 濁涕 灸上星二七壯 又取人中 風府 不愈 又取百會 風池 風門 大推 [綱目]

▷鼻塞 不聞香臭 取迎香 上星 合谷 不愈 灸人中 風府 百勞 前谷[綱目]

▷鼻流臭穢 取上星 曲差 合谷 人中 迎香[綱目]

▷鼻中瘜肉 取風池 風門 風府 人中 和髎[東垣]

▷鼻涕多 宜灸顖會 前頂 迎香

것이 좋다[자생].

[資生]

입과 혀

◇ 口舌

○ 입 안이 헌데는 승장, 합곡, 인중, 장강혈에 놓는다. 또는 금진, 옥액 침으로 찔러 피를 빼도 된다[강목].

▷口瘡 取承漿 合谷 人中 長强 又取金津玉液 各出血[綱目]

○ 또는 위중혈에 놓고 후계를 사(瀉)해도 된다. 그것은 이 두 혈이 심화(心火)와 신수(腎水), 두 경맥의 표(表)이기 때문이다[강목].

▷又取委中 瀉後谿 此二穴 乃心火 腎水二經之表[綱目]

○ 또는 담유, 소장유혈에 뜸을 각각 7장씩 뜬다. 그리고 태충, 노궁혈에 침을 놓아도 된다[동원].

▷膽兪 小腸兪 各灸七壯 又刺太衝 勞宮[東垣]

○ 혀가 부어 말하기가 힘든 데는 염천과 금진, 옥액혈을 삼릉침으로 찔러 피를 빼낸 다음 천돌, 소상, 연곡, 풍부혈에 놓는다[강목].

▷舌腫難言 取廉泉 金津玉液 各以三稜出血 又取天突 少商 然谷 風府[綱目]

○ 혀가 가드라드는 데는 액문과 이간에 놓는다[강목].

▷舌卷 取液門 二間[綱目]

○ 혀가 늘어지면서 침을 흘리는 데는 음곡혈에 놓는다[강목].

▷舌縱涎下 取陰谷[綱目]

○ 혀가 가드라들었으면 아문에 놓고 혀가 늘어졌으면 풍부혈에 놓는다[자생].

▷舌急 取瘂門 舌緩 取風府[資生]

○ 대체로 혀가 몹시 부었을 때에는 먼저 혀 끝이나 혓바닥이나 혀의 양쪽에 침을 놓아 피를 빼내야 한다. 혀 밑에 있는 염천혈에 침을 놓는 것을 금해야 한다[회춘].

▷凡舌腫脹甚 先刺舌尖 或舌上或舌傍 出血 惟舌下廉泉穴 禁鍼[回春]

○ 긴순(緊脣)으로 입을 벌렸다 다물었다 하지 못할 때에는 손의 호구(虎口)에 뜸을 뜨는데 남자는 왼쪽에 여자는 오른쪽에 뜬다. 또는 승장에 뜸을 3장씩 떠도 된다[득효].

▷緊脣不能開合 灸手虎口 男左女右 又灸承漿三壯[得效]

○ 대체로 혀가 부었을 때에는 혀 밑에 반드시 입을 다문 벌레 같은 것이 있는데 마치 땅강아지나 누운 누에 같으면서 머리와 꼬리가 있다. 그런데 대가리는 좀 허옇다. 쇠젓가락을 달구어 대가리를 지지면 곧 낫는다[삼인].

▷凡舌腫 舌下必有噤蟲 狀如螻蛄 臥蠶 有頭有尾 頭少白 可燒鐵烙 烙頭上卽消[三因]

○ 혀가 부어서 돼지 오줌통(저포)같이 되었을 때에는 침으로 혀 밑의 양쪽에 있는 큰 핏줄을 찔러서 피를 빼면 곧 내린다. 한가운데 있는 맥은 절대로 찌르지 말아야 한다. 여기를 찔러 피가 멎지 않고 나오면 죽는다. 만약 잘못해서 찔렀을 때에는 구리젓가락을 달구어 지져야 한다. 혹은 식초에 백초상을 개어 붙여도 저절로 낫는다. 이렇게 앓은 사람들이 많으나 이것을 알지 못해서 치료를 하지 못해 죽은 것도 있다[득효].

▷舌腫如猪胞 以鍼刺舌下兩傍大脈 血出卽消 切勿刺中央脈 血不止則死 若誤刺 以銅筋火燒烙之 或醋調百草霜塗之 須臾自消 此患 人多不識 失治則死[得效]

이빨

◇ 牙齒

○ 『영추』에 "이빨이 아플 때 찬 음식을 싫어하지 않으면 족양명경의 혈을 쓴다. 윗이빨이 아픈 데도 그 경의 혈을 쓴다. 이빨이 아플 때 찬 것을 싫어하면 수양명경의 혈을 쓴다. 아랫이빨이 아픈 데도 마찬가지다"고 씌어 있다.

▷靈樞曰 齒痛不惡淸飮 取足陽明 上齒痛亦如之 齒痛惡淸飮 取手陽明 下齒痛亦如之

○ 수양명경은 입으로 들어가서 잇몸으로 돌아가는데 그 시작한 곳이 대영이다. 아랫이빨이 벌레가 먹은 데도 이 혈을 쓴다. 족태양경도 입으로 들어가서 잇몸으로 돌아가는데 그것은 각손이다. 윗이빨이 벌레가 먹은 데 이 혈을 쓴다[득효].

▷手陽明有入口徧齒者 名曰大迎 下齒齲取之 足太陽有入口徧齒者 名曰角孫 上齒齲取之[得效]

○ 수양명경의 별락을 편력이라고 하는데 주로 이빨이 한사로 아플 때 쓴다[내경].

▷手陽明之別 名曰偏歷 主齒寒痛 宜取此[內經]

○ 이빨과 잇몸이 아플 때에는 태계에 뜸을 떠야 하는데 윗이빨이 아픈 것도 낫게 한다. 이간에 뜸을 뜨면 아랫이빨이 아픈 것이 낫는다. 위중에 침을 놓은 다음 양쪽 발 안쪽 복사뼈의 뾰족한 곳에 뜸을 뜨면 윗이빨이 아픈 것이 낫는다. 용현혈(龍玄穴, 열결혈의 우측 푸른 맥 가운데 있다)에 뜸을 뜨면 아랫이빨이 아픈 것이 낫는다. 승장, 풍부, 합곡, 내정은 윗이빨이 아픈 것을 낫게 한다[강목].

▷牙痛牙槽 取太谿灸之 治上牙齒痛 二間灸之 治下牙痛 委中鍼之 又足內踝兩尖灸之 治上牙痛 龍玄在列缺上 靑脈中灸之 治下牙痛 承漿 風府 合谷 內庭 治上牙痛[綱目]

○ 이빨이 아플 때 열결혈에 뜸 7장을 뜨면 영원히 아프지 않게 된다. 또는 견우에 뜸 7장을 뜬다. 그리고 귓방울 아래, 마지막 어금니가 돋은 데 해당되는 부위의 뼈 위에 뜸을 3장 떠도 된다[득효].

▷齒痛 灸列缺七壯 永不疼 又灸肩髃七壯 又灸耳垂下牙盡骨上 三壯[得效]

○ 이빨이 아플 때에는 실로 가운데 손가락 끝에서부터 손바닥 뒤의 가로 간 금이 있는 데까지 재어서 4등분 하여 그 1등분의 길이로 손바닥 뒤의 가로 간 금에서 팔뚝에 댄 다음 실 끝이 닿는 곳에 뜸을 3장 뜨는데 아픈 쪽 팔에 뜬다[득효].

▷齒痛 以線量手中指至掌後橫紋 折爲四分 去三分 將一分 於橫紋後 臂中 灸三壯 隨左右[得效]

○ 이빨이 아픈 데는 엄지손가락을 구부린 다음 밑마디 뒤의 움푹한 곳에 뜸 3장을 뜨는데 첫 장을 뜰 때까지는 이빨이 아픈 것이 아린다. 그리고 두번째 장을 뜨면 이빨에서 소리가 나고 세번째 장을 떠야 아픈 것이 멎는데 영원히 도지지 않는다. 그런데 왼쪽 이빨이 아프면 오른쪽에 뜨고 오른쪽이 아프면 왼쪽에 떠야 한다[자생].

▷牙疼 屈手大指 本節後陷中灸三壯 初灸覺牙疼再灸覺牙有聲 三灸疼止 永不復作 恐是陽谿穴也 左疼灸右 右疼灸左[資生]

○ 어금니가 아픈 것이 온갖 약을 써도 효과가 없을 때 양쪽 이당(耳當)에 뜸 3장을 뜨면 낫는다[회춘].

▷牙疼百藥不效 灸兩耳當 三壯立止[回春]

○ 이빨에 벌레가 먹고 잇몸에 헌데가 났을 때에는 승장에 뜸을 뜬다[정전].

▷口齒蝕生瘡 灸承漿[正傳]

목구멍

◇ 咽喉

○ 후폐(喉閉) 때에는 소상, 합곡, 척택혈에 침을 놓는다[단심].

▷喉閉 少商 合谷 尺澤 皆鍼之[丹心]

○ 후비증은 나쁜 피가 흩어지지 못하여 생긴 것이므로 삼릉침으로 나쁜 피를 빼내는 것이 제일 좋은 방법이다[강목].

▷喉痺 因惡血不散故也 砭出惡血 最爲上策[綱目]

○ 목구멍이 부어서 막힌 데는 풍부혈에 침을 놓는다. 이 혈은 목 안에 생기는 여러 가지 병과 독기가 심으로 들어

▷咽喉腫痺 鍼風府 主咽喉諸病及毒氣歸心等項惡證 無不效 又

간 것 등 목에 생기는 나쁜 증상을 주로 치료하는 데 낫지 않는 것이 없다. 또한 소상혈에 침을 놓아도 목구멍이 붓고 아픈 것이 다 낫는다. 그리고 합곡혈에 침을 놓거나 상성혈에 침을 놓아서 볼에 생긴 부스럼이나 전후풍 등을 치료한다. 또한 족삼리혈에 침을 놓아도 된다[득효].

鍼少商 咽喉腫痛皆治之 又鍼合谷 又鍼上星 治頬腫 纏喉風等證 又鍼足三里[得效]

○ 후비증 때에는 수소음경의 혈 즉 신문혈에 침을 놓는다[강목].

▷喉痺刺手少陰　卽神門穴[綱目]

○ 후비증 때에는 수족소양경의 정혈 즉 관충혈과 규음혈에 침을 놓는다[동원].

▷喉閉　刺手足少陽井　卽關衝竅陰[東垣]

○ 후비증과 유아에는 소상, 조해, 태충혈을 쓴다[동원].

▷喉痺乳蛾 取少商 照海 太衝[東垣]

○ 목구멍이 막힌 데는 조해혈을 쓴다[영추].

▷咽喉閉塞 取照海[靈樞]

○ 이를 악물고 벌리지 못할 때에는 양령혈에 침을 놓아 피를 빼내면 낫는다[득효].

▷牙關不開 取陽靈穴 出血卽愈[得效]

○ 후비증에는 풍륭, 용천, 관충, 소상, 은백, 소충혈을 쓴다[강목].

▷喉痺 取豊隆 涌泉 關衝 少商 隱白 少衝[綱目]

○ 여러 해 된 후비증 때에는 남자는 왼쪽, 여자는 오른쪽 엄지손가락 첫마디에 작은 뜸봉으로 뜸을 2~3장 뜬다[단심].

▷累年喉痺 男左女右 手大指甲第一節 灸二三小壯[丹心]

○ 오랫동안 인후증이 늘 생기는 데는 귀방울에서 약 5푼 정도 아래로 내려가 볼뼈 가까운 곳에 뜸을 7장 뜬다. 2·7장(14장)을 뜨면 더 좋다[득효].

▷根脚咽喉常發者　耳垂珠下半寸 近腮骨 灸七壯 二七尤妙[得效]

○ 족양명경의 별락을 풍륭혈이라고 한다. 이 경맥에 병이 생겨서 기가 거슬러오르기 때문에 후비증이 생겨 갑자기 벙어리가 되었을 때에 이 혈을 쓴다[영추].

▷是陽明之別 名曰豊隆 其病氣逆 則喉痺 卒瘖 宜取之[靈樞]

목

◇ 頸項

○ 목이 뻣뻣한 데는 승장, 풍부혈에 놓는다[강목].

▷項强 取承漿 風府[綱目]

○ 앞뒤의 목이 아프고 뻣뻣한 데는 통천, 백회, 풍지, 완골, 아문, 대저혈에 놓는다[갑을].

▷頸項痛强 取通天 百會 風池 完骨 瘂門 大杼[甲乙]

○ 앞뒷목이 아픈 데는 후계혈에 놓는다[강목].

▷頸項痛 取後谿[綱目]

○ 목이 부었을 때에는 족양명경과 수양명경의 혈을 쓴다[강목].

▷頸腫 取足陽明 手陽明兩經[綱目]

등

◇ 背

○ 등뼈가 뻣뻣하고 아픈 데는 인중혈에 놓는다[강목].

▷脊膂强痛 取人中[綱目]

○ 어깨와 등이 아픈 데는 수삼리혈에 놓는다[강목].

▷肩背疼 取手三里[綱目]

○ 등에서부터 어깻죽지(髀)까지 아픈 데는 오추, 곤륜, 현종, 견정혈과 갑봉(胛縫, 이 혈은 견갑골쪽으로 견봉 끝에서 곧추 팔로 2치 5푼 내려가서 잡는데 여섯번 숨쉴 동안 사한다)을 쓴다[강목].

▷背痛連胛 取五樞 崑崙 懸鍾 肩井 及胛縫 穴在背端骨下 直腋縫尖及臂 取二寸半 瀉六吸[綱目]

○ 등이 아픈 것은 지나치게 피로해서 생기는 것인데 이런 데는 고황혈이 중요하게 쓰인다. 혹은 등에서 먼저 아프기 시작하여 어깨 위로 당기면서 아픈 것은 고황에 병이 든 것이므로 고황유혈과 견정혈에 뜸을 뜨면 나을 수 있다[자생].

▷背疼乃作勞所致 惟膏肓爲要穴 或背上先疼 遂牽引肩上而疼者 乃膏肓爲患 當灸膏肓兪及肩井可愈[資生]

가슴

◇ 胸

○ 9가지 심통에는 간사, 영도, 공손, 태충, 족삼리, 음릉천 등의 혈에 놓는다[강목].

▷九種心痛取間使 靈道 公孫 太衝 足三里 陰陵泉[綱目]

○ 졸심통(卒心痛)에는 연곡, 상완, 기해, 용천, 간사, 지구, 족삼리, 대돈, 독음 등의 혈에 놓는다[강목].

▷卒心痛取然谷 上脘 氣海 涌泉 間使 支溝 足三里 大敦 獨陰[綱目]

○ 위완통(胃脘痛)에는 족삼리혈에 놓는다[영추].

▷胃脘痛 取足三里[靈樞]

○ 병이 가슴에 있으면 반드시 혼문에 뜸을 뜨고 침을 놓는다[자생].

▷病在膺必灸刺魂門[資生]

○ 음유맥에 병이 생기면 가슴이 몹시 아프게 되는데 내관에 놓는다[난경].
▷陰維爲病苦心痛　取內關[難經]

○ 수궐음심포락에 병이 생겼는데 실하면 가슴이 아프다. 이때에는 내관혈에 놓는다[강목].
▷手心主之病 實則心痛 取內關[綱目]

○ 가슴이 아픈 것이 잔등까지 뻗치면 경골(京骨), 곤륜혈에 놓는다. 통증이 멎지 않으면 연곡, 위양혈에 놓는다[영추].
▷心痛引背 取京骨 崑崙 不已取然谷 委陽[靈樞]

○ 심비통(心脾痛)이면 거궐, 상완, 중완 등의 혈에 놓는다[강목].
▷心脾痛 取巨闕 上脘 中脘[綱目]

○ 궐심통(厥心痛)은 즉 신심통(腎心痛)인데 먼저 경골혈과 곤륜혈에 놓는다. 낫지 않으면 연곡, 대도, 태백, 태계, 행간, 태충, 어제, 태연 등의 혈에 놓는다[영추].
▷厥心痛 卽腎心痛也 先取京骨崑崙 不已取然谷 大都 太白 太谿 行間 太衝 魚際 太淵[靈樞]

○ 충심통(蟲心痛)에는 상완, 중완, 음도 등의 혈에 뜸을 뜬다[득효].
▷蟲心痛 灸上脘 中脘 陰都[得效]

○ 어혈로 가슴이 아픈 데는 기문에 놓는다[강목].
▷血心痛 取期門[綱目]

○ 상한결흉(傷寒結胸)에는 먼저 사람을 시켜 명치뼈 아래의 바로 아픈 곳의 왼쪽을 주물러 주고 왼쪽 지구혈(支溝穴)에 호침(毫鍼)을 놓은 다음 왼쪽 간사혈에 침을 놓는다. 이것을 쌍관자(雙關刺)라고 한다. 그 다음 왼쪽 행간혈에 침을 놓으면 왼쪽 결흉은 곧 낫는다. 오른쪽도 위의 방법대로 침을 놓고 천천히 숨을 쉬게 하면서 유침하면 곧 낫는다[강목].
▷傷寒結胸　先使人心蔽骨下正痛處 左畔揉之 以毫鍼刺左畔支溝穴 次刺左間使 名曰雙關刺 次刺左行間 左一壁結胸立效 右畔依上法刺之 慢慢呼吸停鍼 卽時愈[綱目]

○ 가슴이 트직한 데는 용천, 태계, 중충, 대릉, 은백, 태백, 소충, 신문 등의 혈에 놓는다[강목].
▷心胸痞涌泉　太谿　中衝　大陵 隱白 太白 少衝 神門[綱目]

○ 결흉(結胸)으로 몸이 누렇게 된 데는 용천혈에 놓는다[강목].
▷結胸身黃 取涌泉[綱目]

○ 결흉 때의 뜸법은 파두(껍질을 버린 것) 10알을 잘 갈아서 황련가루 4g과 같이 섞어서 침으로 갠 다음 떡을 만들어 배꼽에 놓고 그 위에 약쑥을 놓고서 뜸을 뜬다. 뱃속
▷結胸灸法巴豆十粒去皮研細 黃連末一錢 右以津唾和成餠 塡臍中 以艾灸其上 腹中有聲 其

에서 소리가 나면 병은 낫는다. 뜸의 장수는 적당히 하는데 병이 다 나을 때까지 뜬다. 뜸을 뜬 다음에는 더운물에 담갔던 수건으로 뜸뜬 자리를 볶아야 한다. 헌데가 생길 염려가 있기 때문에 이렇게 한다[강목].

病去矣 不拘壯數 病去爲度 灸了 溫湯浸手帕拭之 恐生瘡[綱目]

○ 여러 가지로 명치 밑과 배, 가슴과 옆구리, 허리, 잔등이 몹시 아픈 데는 산초(천초)를 보드랍게 가루를 낸 다음 식초로 개어 떡을 만든다. 이것을 아픈 곳에 붙이고 애엽을 떡 위에 놓고 태우면 통증이 곧 멎는다[의감].

▷一切心腹 胸脇 腰背 苦痛 川椒爲細末 醋和爲餠 貼痛處 用熟艾鋪餠上 發火燒艾 痛卽止[醫鑑]

젖

◇ 乳

○ 투유(妬乳)에는 태연에 놓는다.

▷妬乳 取太淵

○ 유옹에는 응창, 유중, 유근, 거허하렴, 태충, 부류(復溜) 등의 혈에 놓는다.

▷乳癰 取膺窓 乳中 乳根 巨虛下廉 太衝 復溜

○ 유옹에 여러 가지 약을 써도 통증이 잘 멎지 않는 데는 족삼리혈에 침을 5푼 깊이로 놓으면 통증이 곧 멎는다[강목].

▷乳癰 諸藥不能止痛 足三里穴鍼入五分 痛立止[綱目]

배

◇ 腹

○ 배가 아픈 데는 내관, 지구, 조해, 거궐, 족삼리 등의 혈에 놓는다[강목].

▷腹痛取內關 支溝 照海 巨闕 足三里[綱目]

○ 배꼽 둘레가 아픈 데에는 음릉천과 태충, 족삼리, 지구, 중완, 관원, 천추, 공손, 삼음교, 음곡 등의 혈에다 놓는다.

▷臍腹痛 取陰陵泉 太衝 足三里 支溝 中脘 關元 天樞 公孫 三陰交 陰谷

○ 뱃속이 끊어지는 것처럼 아픈 데는 공손혈에 놓는다[영추].

▷腹中切痛 取公孫[靈樞]

○ 배꼽이 아프며 묽은 대변을 설하는 데는 신궐에 뜸을 뜨면 곧 낫는다.

▷臍中痛 溏泄 灸神闕 卽效

○ 적(積)으로 아픈 데는 기해, 중완, 은백에 놓는다[강목].

▷積痛 取氣海 中脘 隱白[綱目]

○ 배꼽 둘레가 몹시 아픈 데는 독음에 뜸을 뜨면 잘 낫는다[득효].

▷臍腹痛甚 灸獨陰 神效[得效]

허리

◇ 腰

○ 허리가 아픈 데는 신유에 3·7장(21장)의 뜸을 뜨면 낫는다[강목].

▷腰痛 灸腎兪三七壯 卽差[綱目]

○ 허리가 구부러진 것을 펴지 못하는 데는 위중에 침을 놓아 피가 나오면 낫는다[단심].

▷腰曲不能伸 鍼委中 出血 立愈[丹心]

○ 허리와 잔등이 아픈 것은 오금 중간에 푸르고 붉은 낙맥에 침을 놓아 피가 나오면 낫는다[득효].

▷腰背痛 以鍼決膝腰句畫中 青赤絡脈 出血便差[得效]

○ 허리가 아파서 굽혔다 폈다 하지 못하는 데는 환자를 바로 세우고 참대[竹柱]로 땅에서 배꼽까지를 재어 끊는다. 이것으로 발뒤꿈치에서 등뼈로 올려 재서 대 끝이 닿는 곳에 환자의 나이수만큼 뜸을 뜬다[자생].

▷腰痛不得俛仰 令患人正立 以竹拄地度至臍斷竹 乃以度背脊 灸竹上頭盡處 隨年壯 灸訖藏竹 勿令人知[資生]

○ 허리가 아픈 데는 뜸뜨는 신선구법(神仙灸法)인데 오금에 나타난 금의 끝 좌우에 각각 4곳에 3장씩 뜸을 뜨되 매번 한 다리씩 좌우 2곳에 단번에 뜬다. 뜸봉이 거의 타서 살이 뜨거워질 때에 두 사람이 양쪽에서 뜸봉불이 죽을 때까지 불어 준다. 한낮에 뜨면 밤잠을 잘 때 쯤 뱃속이 요동하면서 설사를 한두번하게 된다. 혹은 뱃속이 몹시 끓으면 병이 곧 낫는다. 이 방법은 신기하다[강목].

▷神仙灸法 治腰痛 灸曲脷兩文頭左右脚四處 各三壯 每灸一脚二火齊下 艾炷纔燒至肉 初覺痛便用二人兩邊齊吹 至火滅 午時着灸 至人定已來 藏府自動一二行 或轉動如雷聲 其疾立愈 此法神效[綱目]

○ 신허(腎虛)로 허리가 아픈 데는 신유, 인중, 위중, 견정 등의 혈에 놓는다[강목].

▷腎虛腰痛 取腎兪 人中 委中 肩井[綱目]

○ 접질려서 허리가 아픈 데는 척택에 놓고 위중, 인중, 양릉천, 속골, 곤륜, 하료, 기해 등의 혈에 뜸을 뜨지 않는다[강목].

▷挫閃腰痛 取尺澤 勿灸委中 人中 陽陵泉 束骨 崑崙 下髎 氣海[綱目]

○ 허리가 아픈 데는 곤륜, 위중혈에서 피를 빼고 또한 신유, 중려유, 요유에 놓는다[강목].

▷腰痛 崑崙 委中出血 又取腎兪 中膂兪 腰兪[綱目]

○ 허리가 몹시 아픈 데는 명문, 곤륜, 지실, 행간, 부류(復溜) 등의 혈에 놓는다[강목].

▷腰强痛 命門 崑崙 志室 行間 復溜[綱目]

옆구리

◇ 脇

○ 옆구리가 아픈 데는 현종, 규음, 외관, 삼리, 지구, 장문, 중봉, 양릉천, 행간, 기문, 음릉천 등의 혈에 놓는다[강목].

▷脇痛 取懸鐘 竅陰 外關 三里 支溝 章門 中封 陽陵泉 行間 期門 陰陵泉[綱目]

○ 옆구리와 가슴이 아파서 견딜 수 없는 데는 기문, 장문, 행간, 구허, 용천, 지구, 담유 등의 혈에 놓는다[강목].

▷脇幷胸痛不可忍 取期門 章門 行間 丘墟 涌泉 支溝 膽兪[綱目]

○ 가슴과 옆구리가 부어 오르면서 아픈 데는 공손, 삼리, 태충, 삼음교 등의 혈에 놓는다[강목].

▷胸脇脹痛 取公孫 三里 太衝 三陰交[綱目]

○ 허리와 옆구리가 아픈 데는 환도, 지음, 태백, 양보 등의 혈에 놓는다[강목].

▷腰脇痛 取環跳 至陰 太白 陽輔[綱目]

○ 옆구리가 아픈 데는 지구, 외관, 곡지 등의 혈에 놓는다[강목].

▷脇肋痛 取支溝 外關 曲池[綱目]

○ 양쪽 옆구리가 아픈 데는 규음, 대돈, 행간 등의 혈을 잡는다[내경].

▷兩脇痛 取竅陰 大敦 行間[內經]

피부

◇ 皮

○ 전풍(癜風)과 역양풍(癧瘍風)에는 두 손의 가운뎃손가락 마디의 오목한 곳에 뜸 3~5장을 뜬다. 군살이나 여러 가지 사마귀에도 다 효과가 있다[입문].

▷癜風及癧瘍風 灸左右手中指節宛宛中 灸三五壯 凡贅疣 諸痣 皆效[入門]

살

◇ 肉

○ 무사마귀는 지정(支正)에 뜸을 뜨면 떨어진다[강목].

▷疣目支正灸之卽差[綱目]

○ 군살, 무사마귀, 검정사마귀 등의 꼭대기에 3~5장의 뜸을 뜨면 곧 없어진다[강목].

▷凡贅疣諸痣　當其上灸三五壯卽差[綱目]

맥

◇ 脉

○ 상한(傷寒)에 6맥이 다 나타나지 않는 데는 부류(復溜, 보하면 6맥을 잘 회복시킨다), 합곡, 중극, 지구, 거궐, 기충 등의 혈에 7장의 뜸을 뜬다[강목].

▷傷寒　六脈俱無　取復溜(補之大回六脈) 合谷 中極 支溝 巨闕 氣衝 灸七壯[綱目]

○ 또는 기해혈에 뜸을 많이 뜬다[해장].

▷又氣海 多灸之[海藏]

○ 헛구역이 멎지 않고 팔다리가 싸늘하며 맥이 끊어진 데는 간사혈에 30장의 뜸을 뜬다. 이것들은 다 죽어 가는 사람을 살려내는 방법이다[득효].

▷乾嘔不止 四肢厥冷 脈絶 灸間使三十壯　此回生起死之法也[得效]

힘줄

◇ 筋

○ 힘줄이 가드라들고 뼈가 아픈 데는 혼문혈에 보법을 쓴다[강목].

▷筋攣骨痛 補魂門[綱目]

○ 무릎이 꼬부라지고 힘줄이 땅겨서 펴지 못하는 데는 곡천혈에 놓는다[강목].

▷膝曲筋急不能舒　取曲泉[綱目]

○ 힘줄이 땅겨 걷지 못하는 데와 안쪽 복사뼈의 힘줄이 땅기는 데는 안쪽 복사뼈에 40장의 뜸을 뜨고 바깥쪽 복사뼈의 힘줄이 땅기면 바깥쪽 복사뼈에 30장의 뜸을 뜨면 낫는다[천금].

▷筋急不能行 內踝筋急 灸內踝四十壯 外踝筋急 灸外踝三十壯立愈[千金]

○ 무릎의 힘줄이 가드라들고 땅겨서 펼 수 없는 데는 두 무릎의 안팎 꺾인 자리 끝(즉 위양혈에 각각 2·7장(14장)의 뜸을 뜬다[강목].

▷膝筋攣急不開　兩膝內外曲交尖 各灸二七壯 卽委陽穴[綱目]

○ 다리에 쥐가 나면서 아픈 데는 승산혈에 침을 놓아 사(瀉)하거나 2·7장(14장)의 뜸을 뜬다[강목].

▷筋轉而痛 瀉承山 或灸二七壯[綱目]

○ 간(肝)에 열이 있어 근위(筋痿)가 생긴 데는 행간혈에 침을 놓아 보하고 태충혈은 사한다[강목].

▷肝熱生筋痿 補行間 瀉太衝[綱目]

○ 힘줄이 땅기고 음낭이 졸아들면서 아픈 데는 중봉에 50장의 뜸을 뜬다[자생].

▷筋攣陰縮痛 灸中封五十壯[資生]

○ 근의 회혈인 양릉천혈은 힘줄에 생긴 병을 치료한다[난경].

▷筋會陽陵泉 筋病治此[難經]

뼈

◇ 骨

○ 골의 회혈인 대저혈[大杼]은 뼈에 생긴 병을 치료하는데 이 혈에 뜸을 뜨는 것이 좋다[난경].

▷骨會大杼 骨病治此 宜灸之[難經]

○ 힘줄이 가드라들고 뼈가 아픈 데는 혼문혈에 보법을 쓴다[강목].

▷筋攣骨痛 補魂門[綱目]

○ 등뼈가 뻣뻣하고 아픈 데는 인중혈에 침을 놓는다[강목].

▷脊膂强痛 鍼人中[綱目]

손과 팔

◇ 手

○ 『영추』에 "수양명경맥의 병 때에는 어깻죽지 앞과 팔이 아프면서 엄지손가락과 집게손가락이 아파서 쓰지 못한다."고 씌어 있다.

▷靈樞曰 手陽明之脈病 肩前臑痛 大指 次指痛不用

○ 수태양경맥의 병 때에는 어깨가 빠져 나가는 것 같고 팔죽지가 부러져 나가는 것 같다.

▷手太陽之脈病 肩似拔 臑似折

○ 수소양경맥의 병 때에는 어깻죽지, 팔죽지, 팔굽, 팔뚝의 바깥부분이 다 아프고 새끼손가락과 집게손가락을 쓰지 못한다.

▷手少陽之脈病 肩臑肘臂外皆痛 小指 次指不用

○ 수궐음경맥의 병 때에는 손바닥이 달며 팔굽과 팔이

▷手厥陰之脈病 手心熱 肘臂攣

켕기고 가드라들며 겨드랑이가 붓는다.

急 腋腫

○ 수태음경맥의 병 때에는 팔죽지, 팔뚝의 안쪽 앞이 아프고 싸늘하며 손바닥이 단다.

▷手太陰之脈病 臑臂內前廉痛厥 掌中熱

○ 수소음경맥의 병 때에는 팔죽지와 팔뚝의 안쪽 뒤가 아프고 시리며 손바닥이 달고 아프다. 그러므로 매 경맥에 따라 침과 뜸을 놓아야 한다.

▷手少陰之脈病 臑臂內後廉痛厥 掌中熱痛 隨其經鍼灸之

○ 견우혈은 양손에 병이 있는가 없는가를 나타낸다[자생].

▷肩髃係兩手之安否[資生]

○ 다섯손가락에 경련이 일어 가드라드는 데는 삼간, 전곡혈을 쓴다[강목].

▷五指拘攣 取三間 前谷[綱目]

○ 다섯손가락이 다 아플 때에는 양지, 외관, 합곡을 쓴다[강목].

▷五指皆痛 取陽池 外關 合谷[綱目]

○ 양손이 가드라들어 쓰지 못하면서 한쪽이 마르는 데는 대릉혈을 쓴다[강목].

▷兩手攣急 偏枯 取大陵[綱目]

○ 팔굽이 가드라들고 힘줄이 켕길 때에는 척택을 쓴다[강목].

▷肘攣筋急 取尺澤[綱目]

○ 어깨를 잘 움직일 수 없어 팔을 들지 못하는 데는 견우, 거골, 청랭연, 관충 등을 쓴다[동원].

▷肩不可動 臂不可擧 取肩髃 巨骨 清冷淵 關衝[東垣]

○ 팔과 어깻박죽이 아프면서 감각이 없는 데는 견우, 수삼리, 외관, 견정, 곡지, 수상렴, 합곡혈 등을 쓴다[강목].

▷臂膊痛 痲痺 取肩髃 手三里 外關 肩井 曲池 手上廉 合谷[綱目]

○ 팔굽이 아파서 굽혔다 폈다 하지 못하는 데는 천정, 척택혈을 쓴다[강목].

▷肘痛不可屈伸 取天井 尺澤[綱目]

○ 팔굽과 팔뚝, 손목이 아픈 데는 전곡, 액문, 중저혈을 쓴다[강목].

▷肘臂腕痛 取前谷 液門 中渚[綱目]

○ 팔이 시글면서 저린 데는 주로 규음, 척택, 전곡, 후계혈 등을 쓴다[강목].

▷臂痠攣 取肘髎 竅陰 尺澤 前谷 後谿[綱目]

○ 손목이 아픈 데는 양계, 곡지, 완골을 쓴다[강목].

▷腕痛 取陽谿 曲池 腕骨[綱目]

○ 양 어깻죽지가 아픈 데는 견정, 지구를 쓴다[강목].

▷兩胛痛 取肩井 支溝[綱目]

다리

◇ 足

○ 환도혈에 양다리의 건강상태가 나타난다[자생].

▷環跳穴 係兩足之安否[資生]

○ 다리와 무릎이 가드라들면서 아프거나 다리가 마르면서 거멓게 되는 데는 풍시, 양릉천, 곡천, 곤륜혈을 쓴다[강목].

▷腿膝攣痛 或枯黑 取風市 陽陵泉 曲泉 崑崙[綱目]

○ 넓적다리와 정강이가 아프고 켕길 때에는 풍시, 중독, 양관, 현종혈을 쓴다[강목].

▷髀脛痛急 取風市 中瀆 陽關 懸鍾[綱目]

○ 허리와 다리가 아플 때에는 위중, 곤륜, 인중, 음시혈을 쓴다[강목].

▷腰脚痛 取委中 崑崙 人中 陰市[綱目]

○ 무릎이 아파서 다리를 절 때에는 환도, 현종, 거료, 위중혈을 쓴다[강목].

▷膝痛 足蹶 取環跳 懸鍾 居髎 委中[綱目]

○ 넓적다리가 아프고 정강이가 시글 때에는 양릉천, 절골, 중봉, 임읍, 족삼리, 양보혈을 쓴다[강목].

▷髀痛脛痠 取陽陵泉 絶骨 中封 臨泣 足三里 陽輔[綱目]

○ 무릎 안쪽 변두리가 아프면 슬관, 태충, 중봉혈을 쓴다[강목].

▷膝內廉痛 取膝關 太衝 中封[綱目]

○ 무릎 바깥쪽 변두리가 아프면 협계, 양관, 양릉천혈을 쓴다[강목].

▷膝外廉痛 取俠谿 陽關 陽陵泉[綱目]

○ 발목이 아프면 곤륜, 태계, 신맥, 구허, 상구, 조해, 태충, 해계를 쓴다[강목].

▷足腕痛 取崑崙 太谿 申脈 丘墟 商丘 照海 太衝 解谿[綱目]

○ 다섯 발가락이 다 아프면 용천, 연곡을 쓴다[강목].

▷足五指盡痛 取湧泉 然谷[綱目]

○ 각기병만 있을 때에는 침을 놓는 것이 제일 좋다. 열이 있을 때에는 뜸을 뜨지 말아야 한다[자생].

▷脚氣一病 最宜鍼 有熱者 不可灸[資生]

○ 각기병이 생긴 초기에는 먼저 풍시에 뜸을 뜬 다음 복토, 독비, 삼리, 상렴, 하렴, 절골 등의 순서로 날마다 뜸을 1백장씩 뜬다[자생].

▷脚氣初發 先灸風市 次伏兎 次犢鼻 次三里 次上廉 次下廉 次絶骨 日日報灸 以百壯爲率[資生]

○ 습열(濕熱)로 생긴 각기로 벌겋게 붓고 헌데가 생긴 데는 중봉, 양보, 풍시, 절골혈을 쓴다[자생].

▷濕熱脚氣 紅腫生瘡 取中封 陽輔 風市 絶骨[資生]

○ 각기병 때에는 열발가락 끝에 혈을 잡는데 이 혈이름

▷脚氣 取足十指端 名曰氣端

을 기단(氣端)이라고 한다. 즉 발가락 끝에서부터 1푼 떨어져 잡는다. 매일 3장씩 뜸을 뜨면 잘 낫는다[자생].

去指奇一分 日灸三壯 神效[資生]

○ 무릎 속이 아프면 독비에 침을 놓는다[강목].

▷膝中痛 鍼犢鼻[綱目]

○ 무릎이 부었으면 삼리에 화침한다. 그러면 부었던 것이 내린다. 또는 행간도 쓴다[자생].

▷膝腫 以火鍼刺三里 其腫如失 又取行間[資生]

○ 각기병 때에는 빨리 풍시, 삼리혈에 뜸을 떠서 독기를 뽑아내야 한다[자생].

▷脚氣 速灸風市 三里 以瀉毒氣[資生]

○ 다리가 약하고 몹시 여윈 데는 삼리, 절골을 쓴다. 절골혈을 쓰면 각기병이 잘 낫는다[자생].

▷脚弱瘦削 取三里 絶骨 絶骨治脚疾 神效[資生]

전음

◇ 前陰

○ 여러 가지 산증(疝證) 때에는 관원혈에 뜸 21장을 뜨고 대돈혈에 7장을 뜬다[득효].

▷諸疝 取關元 灸三七壯 大敦灸七壯[得效]

○ 대돈혈은 일곱 가지 산증으로 아픈 것을 치료하는 데 쓴다[강목].

▷大敦 主七疝痛[綱目]

○ 여러 가지 산증에는 대체로 대돈, 행간, 태충, 중봉, 여구, 관문, 관원혈, 수도혈, 삼음교혈, 족삼리혈을 쓴다[강목].

▷諸疝大法 取大敦 行間 太衝 中封 蠡溝 關門 關元 水道 三陰交 足三里[綱目]

○ 갑자기 산증이 생겨 고환이 붓고 몹시 아픈 데는 여구, 대돈, 음시, 조해, 하거허, 소장유혈을 쓴다[강목].

▷卒疝睾腫暴痛 取蠡溝 大敦 陰市 照海 下巨虛 小腸兪[綱目]

○ 음낭과 음경이 줄어들면서 아플 때에는 중봉혈에 뜸을 뜬다[자생].

▷陰縮痛 灸中封[資生]

○ 호산 때에는 태충, 상구, 대돈, 여구혈을 쓴다[강목].

▷狐疝 取太衝 商丘 大敦 蠡溝[綱目]

○ 부인이 산가증으로 아픈 것은 남자의 호산 때와 같은데 이런 데는 천정, 주첨, 기해, 중극혈을 쓴다[강목].

▷婦人疝瘕痛 與狐疝同 取天井 肘尖 氣海 中極[綱目]

○ 방광기에는 위중, 위양혈을 쓴다[강목].

▷膀胱氣 取委中 委陽[綱目]

○ 소장기 때에는 풍시, 기해혈에 뜸을 뜨거나 또는 독음혈에 뜬 다음 태충혈에 뜬다. 또한 배꼽에서 양 옆으로 각

▷小腸氣 灸風市 氣海 又灸獨陰 取太衝 又灸臍左右各去一寸

각 1치 5푼씩 나가서 그곳에 뜸을 각각 7장씩 떠도 곧 낫는다. 이 혈을 외릉혈이라고 한다[득효].

半 兩穴各七壯 立效 名曰外陵穴[得效]

○ 여러 가지 산증이 위로 치밀어 올라서 숨이 끊어질 것 같을 때 독음혈에 뜸을 뜨면 잘 낫는다[득효].

▷諸疝上衝 氣欲絶 灸獨陰 神效[得效]

○ 퇴산으로 한쪽 고환이 커져서 내려 처진 데는 대거(大巨), 지기, 중극, 중봉, 교신, 용천혈을 쓴다[강목].

▷㿗疝偏墮 取大巨 地機 中極 中封 交信 湧泉[綱目]

○ 또 한 가지 방법은 다음과 같다. 볏짚대로 앓은 사람의 양 입귀 사이를 재서 그것을 한변의 길이로 하여 정삼각형을 만든다. 이와 같이 만든 삼각형을 한쪽 모서리는 배꼽 중심에 다른 두 모서리는 배꼽 아래의 양 옆으로 가게 대고 그 두 모서리가 닿는 곳에 뜸을 뜨는데 왼쪽 고환이 내려 처졌으면 오른쪽에 뜨고 오른쪽 고환이 내려 처졌으면 왼쪽에 뜬다. 양쪽을 나 떠도 해롭지 않는데 40장을 뜨면 잘 낫는다[득효].

▷又法 以稈量患人口兩角 爲一摺斷 如此則三摺成三角如厶樣 以一角當臍心 兩角在臍之下兩傍 盡處是穴 左偏灸右 右偏灸左 左右灸亦無害 灸四十壯 神效[得效]

○ 기충혈은 주로 퇴산 때에 쓴다[자생].

▷氣衝專主㿗[資生]

○ 수퇴(水㿗)로 한쪽 고환이 커져서 내려 처진 데는 난문(闌門)과 삼음교혈을 쓴다[강목].

▷水㿗偏墮 取闌門 三陰交[綱目]

○ 어린이가 태산(胎疝)으로 한쪽 고환이 커져서 내려 처진 데는 음낭 가운데 있는 십자금의 사귄 점에 뜸 3장을 뜨는데 봄에 뜨면 여름에 가서 낫고 여름에 뜨면 겨울에 가서 낫는다[강목].

▷小兒胎疝 卵偏墮 囊縫後十字紋上 灸三壯 春灸夏差 夏灸冬差[綱目]

○ 무거운 것을 들다가 퇴산증이 생겼을 때에는 관원혈에서 양쪽 옆으로 각각 3치씩 나가서 청맥(靑脈)이 나타나는 곳에 뜸을 7장씩 뜨면 곧 낫는다[자생].

▷擧重物得㿗 灸關元兩傍 相去各三寸 靑脈上 灸七壯 卽愈[資生]

○ 목신(木腎)으로 고환이 됫박만하게 커졌으나 아프지 않은 데는 대돈, 삼음교혈을 쓰고 목신으로 벌겋게 붓고 아픈 데는 연곡, 난문혈을 쓴다[강목].

▷木腎 大如升不痛 取大敦 三陰交 木腎紅腫痛 取然谷 闌門[綱目]

○ 신장풍(腎藏風)으로 음낭이 축축하고 가려우면서 허는 데는 혈극, 삼음교혈을 쓴다[강목].

▷腎藏風濕痒瘡 取血郄 三陰交[綱目]

○ 『내경』에 "퇴산 때에는 침을 놓아야 한다"고 한 구절은 바로 『영추』에 "피침(鈹鍼)으로 음낭 속에 있는 물을 빼내야 한다"고 한 것을 말하는 것이다. 이 방법을 지금 사람들 가운데서도 잘 쓰는 사람이 많다. 음낭이 됫박만하게 커졌을 때에는 반드시 그 속에 더러운 물이 몇 홉 들어 있다. 그러므로 침을 놓는 방법은 옛날부터 있었다는 것을 알 수 있다[강목].

▷內經刺㿉疝一節 卽靈樞所謂鈹鍼取睪囊中水液 是也 此法令人亦多能之 囊大如斗者 中藏穢液 必有數升 信知此法出於古也[綱目]

후음

◇ 後陰

○ 치질(痔疾)에는 족태양경의 혈인 승산혈을 쓰고 독맥혈에서는 장강혈을 쓴다[영추].

▷痔疾 取足太陽 卽承山穴 取督脉 卽長强穴<靈樞>

○ 다섯 가지 치질과 대변에 피가 섞여 나오는 데는 척중혈에 뜸 100장을 뜬다. 또는 회기혈에 뜸 100장을 뜬다[득효].

▷五痔便血 灸脊中百壯 又灸回氣百壯<得效>

○ 치질을 치료하는 데는 똑바로 서서 배꼽 높이에 있는 척추에 뜸 7장을 뜬다. 그리고 오랜 치질 때에는 그 추골에서 양옆으로 1치씩 나가서 7장씩 뜨면 낫는다[득효].

▷治痔 平立量脊 與臍平處 上灸七壯 或年深更於 骨兩傍 各一寸 灸七壯 除根<得效>

○ 치질로 아플 때에는 승근, 비양, 위중, 승부, 찬죽, 회음, 상구혈을 쓴다[갑을].

▷痔痛 取承筋 飛揚 委中 承扶 攢竹 會陰 商丘<甲乙>

○ 여러 가지 치질과 장풍을 치료하는 데는 2요추 아래에서 좌우로 각각 1치씩 나가서 뜸을 뜨는데 오랜 치질에는 더 좋다[입문].

▷治諸痔及腸風 取脊十四推下各開一寸 灸之 久痔尤效<入門>

○ 탈항(脫肛)이 된 데는 대장유, 백회, 장강, 견정(肩井, 담경의 혈), 합곡, 기충혈을 쓴다[강목].

▷脫肛 取大腸兪 百會 長强 肩井 合谷 氣衝<綱目>

○ 탈항 때에는 배꼽에 환자의 나이수만큼 뜸을 뜨고 또 횡골혈(橫骨穴)에 100장을 뜨며 꽁무니뼈 끝에 7장을 뜬다[득효].

▷脫肛 灸臍中 隨年壯 又灸橫骨百壯 又灸脊窮骨上七壯<得效>

○ 치질로 헌 데는 머리때를 반죽해 떡을 만들어 헌데에

▷痔瘡 先取頭垢 捏成餠子 安

놓고 그 위에 마늘 조각을 놓고 약쑥으로 뜸을 뜬다[단심].

痔頭上 其上又安大蒜片 以艾灸之<丹心>

○ 치루(痔漏) 때에는 부자가루를 물에 개어 돈잎만하게 빚어서 치루 위에 놓고 쑥으로 뜸을 뜨는데 약간 뜨거울 때까지 뜬다. 마르면 새것으로 바꾸어 놓고 다시 뜸을 떠야 한다. 그리고 다음날에 또 뜸을 뜨는데 살이 평평해지면 낫는다[단심].

▷痔漏 以附子末 津唾和作餠子如錢大 安漏上 以艾灸令微熱 乾則易新餠再灸 明日又灸 直至肉平爲效<丹心>

○ 어떤 사람이 길을 가다가 치질이 생겨 오이같이 생긴 것이 항문 끝에 나오면서 불덩어리같이 달아 올랐다. 그리하여 넘어져서 일어나지도 못하였다. 그러다가 어떤 사람이 시키는 대로 홰나무가지(槐枝)를 진하게 달인 물로 상처를 씻은 다음 쑥으로 뜸 15장을 떴는데 갑자기 뜨거운 기운이 뱃속으로 들어가는 감이 나면서 새빨간 피가 쏟아져 나왔다. 그 다음 잠깐 동안은 아프고 병이 나았다[본초].

▷一人行路得痔疾 狀如胡瓜 貫於腸頭 熱如火 僵仆不能起 有人敎之 先以槐枝濃煎湯 洗患處 以艾炷灸其上 三五壯 忽覺一道熱氣入腸中 因瀉鮮血 雖一時暫痛 其疾如失<本草>

잡병편 침구법(雜病篇 鍼灸法)

풍

◇ 風

○ 중풍(中風)에는 속명탕 같은 것이 제일 좋다고 하는데 이것도 약간 낫게 할 뿐이다. 완전한 효과를 보자면 뜸뜨는 것이 제일 좋다. 중풍은 맥도(脈道)가 잘 통하지 않아 혈기가 막히시 되는 것인데 이때에 뜸을 뜨면 맥도를 흥분시켜 혈기가 통하게 되므로 완전한 효과를 본다[주후].

▷治中風 莫如續命湯之類 然此加扶持初病 若欲要收全功 火艾爲良 中風皆因脈道不利 血氣閉塞也 灸則喚醒脈道 而血氣得通 故可收全功[肘後]

○ 중풍 때에 담(痰)이 성하여 목에서 톱질하는 것 같은 소리가 나면서 약을 먹어도 내리지 않을 때에는 기해, 관원에 뜸을 2백~3백장 뜨면 죽게 되었던 사람도 다시 살아나게 된다. 오장의 기가 끊어져 위험한 증상이 나타날 때에도 뜸을 뜬다[강목].

▷中風痰盛 聲如曳鋸 服藥不下 宜灸臍下氣海 關元二三百壯 亦可轉死廻生 五藏氣絶危證 亦宜灸之[綱目]

○ 때없이 정갱이나 집게손가락, 가운뎃손가락이 시글고 아프면서 마비되었다가 다시 풀리곤 하는 것은 중풍의 전구증상이다. 그러므로 빨리 삼리와 절골에 뜸을 각각 3장씩 떠야 하는데 가을과 봄에도 뜸을 떠서 늘 양쪽다리에 구창(灸瘡)이 생기도록 하는 것이 좋다[자생].

▷ 凡人非時 足脛上及手食指次指忽痠疼 麻痺 良久方解 此將中風之候 急灸三里 絶骨各三壯 春秋報灸 常令兩脚有灸瘡爲妙[資生]

○ 대체로 사람들은 이 방법을 믿지 않기 때문에 뜸뜨는 것을 싫어하다가 갑자기 죽게 되는데 그 이유는 무엇인가. 그것은 풍이 오장에 들어갔기 때문이다. 풍병이 있는 사람은 이깃을 반드시 알고 있어야 한다[강목].

▷ 凡人不信此法 不肯灸 忽然卒死 是謂何病 曰風入藏故也 風病者 不可不知[綱目]

○ 팔다리가 저리거나 아프다가 풀리는 것은 앞으로 풍

▷ 凡覺手足或麻或痛 良久乃已

이 육부에 들어가려는 전구증상이다. 그러므로 이런 때에는 먼저 백회, 곡빈, 견우, 곡지, 풍시, 삼리, 절골에 뜸을 떠야 한다[자생].

此將風中府之候 宜灸百會 曲鬢 肩髃 曲池 風市 三里 絶骨[資生]

○ 가슴이 울렁거리고 기분이 좋지 않으면서 혹 팔다리가 마비되는 것은 풍이 오장에 들어가려는 전구증상이다. 그러므로 이런 때에는 먼저 백회, 풍지, 대추, 견정, 곡지, 간사, 삼리에 뜸을 떠야 한다[자생].

▷ 凡覺心中憒亂 神思不怡 或手足麻痺 此將風中藏之候 宜灸百會 風池 大椎 肩井 曲池 間使 三里[資生]

○ 풍을 치료하는데 쓰이는 7개의 혈은 백회, 귀 앞의 머리털이 난 경계, 견정, 풍시, 삼리, 절골, 곡지혈 등이다. 어떤 처방에는 풍지, 합곡, 견우, 환도를 포함하여 모두 9개의 혈로 되어 있다[자생].

▷ 治風七穴 百會 耳前髮際 肩井 風市 三里 絶骨 曲池 一方加有風池 合谷 肩髃 環跳 凡九穴[資生]

○ 모든 중풍 때에는 뜸을 떠야 한다.

▷凡中風皆灸之

○ 졸중풍(卒中風)으로 입과 눈이 비뚤어지고 담(痰)이 막혀서 정신을 차리지 못하는데는 청회, 협거, 지창, 백회, 견우, 곡지, 풍시, 삼리, 절골, 귀 앞의 머리털이 난 경계, 대추, 풍지 등 12개의 혈에 뜸을 뜬다[본사].

▷ 卒中風喎斜 涎塞不省 宜灸聽會 頰車 地倉 百會 肩髃 曲池 風市 三里 絶骨 耳前髮際 大椎 風池 凡十二穴[本草]

○ 중풍에 눈을 치뜨고 보지 못하는 데는 제 2추골과 제 5추골 위에 뜸을 각각 7장씩 뜨는데 동시에 뜨면 곧 낫는다[강목].

▷ 中風 目戴上 不能視 灸第二椎骨 第五椎骨上 各七壯 一齊下火 立愈[綱目]

○ 입과 눈이 비뚤어졌으면 청회, 협거, 지창혈에 뜸을 뜬다. 또 한 가지 방법은 오른쪽이 비뚤어졌으면 왼쪽 귀 앞의 움푹한 곳에 뜸을 뜨고 왼쪽이 비뚤어졌으면 오른쪽의 움푹한 곳에 뜸을 뜨는 것인데 각각 14장씩 뜨면 곧 낫는다[강목].

▷ 口眼喎斜 宜灸聽會 頰車 地倉 又法喎向右者灸左喎陷中 喎向左者 灸右喎陷中 各二七壯 立愈[綱目]

○ 몸 한쪽을 쓰지 못하는데는 백회, 신회, 풍지, 견우, 곡지, 합곡, 환도, 풍시, 삼리, 절골혈에 뜸을 뜬다[자생].

▷ 半身不隨 宜灸百會 顖會 風池 肩髃 曲池 合谷 環跳 風市 三里 絶骨[資生]

○ 이를 악물었을 때에는 인중, 협거, 백회, 승장, 합곡, 예풍에 침을 놓거나 뜸을 뜬다[강목].

▷ 口噤 宜鍼人中 頰車 百會 承漿 合谷 翳風 灸亦可[綱目]

○ 목이 쉬고 말을 하지 못하는 데는 아문, 인중, 천돌, 용천, 신문, 지구, 풍부혈에 침을 놓는다[강목].

▷ 失音不語 宜鍼瘂門 人中 天突 涌泉 神門 支溝 風府[綱目]

○ 몸 한쪽을 쓰지 못하는데는 환도혈이 중요한 혈로 된다[강목].

▷ 半身不隨 環跳爲要穴[綱目]

○ 중풍으로 몸 한쪽을 쓰지 못할 때에는 경락을 연결시켜 양으로 음을 이끌어가야 한다. 그러므로 지음, 용천, 중충과 관충, 규음, 대돈, 소상, 상양, 여태, 은백, 소충, 소택을 연결시켜야 한다.

▷ 治中風偏枯 大接經從陽引陰 至陰與涌泉 中衝與關衝 竅陰與大敦 少商與商陽 厲兌與隱白 少商與少澤

○ 또한 경락을 연결시켜 음(陰)으로 양(陽)을 이끌어 가려면 소상, 상양, 여태, 은백, 소충, 소택, 지음, 용천, 중충, 관충, 규음, 대돈을 연결시켜야 한다. 이것들이 12경의 정혈이나. 나겸보(羅謙甫)가 조승판(趙僧判)이 중장풍(中藏風)을 앓는 것을 치료할 때에 12개의 정혈에 침을 놓으니 곧 나았다. 그리고 장안무(張安撫)가 중장풍을 앓는 것을 치료할 때에도 12개의 정혈에 뜸을 떴는데 나았다[보감].

▷ 大接經從陰引陽 少商與商陽 厲兌與隱白 少衝與少澤 至陰與涌泉 中衝與關衝 竅陰與大敦 凡此十二經井穴也 羅謙甫治趙僧判中藏 刺十二井穴愈 又治張安撫中藏 灸十二井穴愈[寶鑑]

○ 골비(骨痺) 때에는 태계, 위중혈에 놓고 근비(筋痺) 때에는 태충, 양릉천에 놓으며 맥비(脈痺) 때에는 대릉 소해혈에 놓으며 육비(肉痺) 때는 태백, 삼리혈에 놓으며, 피비(皮痺) 때는 태연, 합곡혈에 놓는다.[강목].

▷ 骨痺 取太谿 委中 筋痺 取太衝 陽陵泉 脈痺 取大陵 少海 肉痺 取太白 三里 皮痺 取太淵 合谷 [綱目]

○ 비병(痺病) 때에는 화침으로 효과가 알릴 때까지 세게 찌르며 아픈 것을 수혈로 삼으라고 하는데 이것은 침을 놓은 후에 효과가 있기까지를 한도로 한다는 것이고 아픈 곳을 혈로 한다는 것이며 여러 경에 정해져 있는 혈(穴)을 쓰지 않는다는 것이다[영추].

▷ 痺病宜燔鍼刦刺 以知爲數 以痛爲兪 言鍼後以應效爲度數 痛處爲兪穴 非取諸經定穴也[靈樞]

○ 역절풍(歷節風)을 치료할 때에도 역시 위의 방법대로 아픈 곳에 뜸을 21장씩 뜬다[천금].

▷ 治歷節風 亦如上法 但於痛處灸三七壯 亦佳[千金]

○ 모든 뼈마디가 다 시글고 아프면서 감각이 없을 때에는 절골에 삼릉침을 놓아 피를 빼내면 곧 낫는다[동원].

▷ 百節痠疼 實無所知 以三稜鍼刺絶骨出血 立愈[東垣]

한 ◇ 寒

○ 상한병에 걸린 지 1~2일에 머리가 아프고 추웠다 열이 나는 데는 거궐, 상완, 중완 등의 혈에 각각 50장의 뜸을 뜬다[득효].

▷傷寒初得一二日 頭痛寒熱 宜灸巨闕 上脘 中脘 各五十壯[得效]

○ 상한에 심한 열이 내리지 않으면 곡지혈에 침을 놓아 사하고 절골혈에 침을 놓아 보하며 함곡혈에서 피를 내고 팔관(八關, 열손가락 사이)을 찔러 피를 낸다[역로].

▷傷寒大熱不止 取曲池(瀉) 絶骨(補)陷谷(出血) 八關大刺(十指間 出血)[易老]

○ 상한에 머리가 아픈 데는 합곡과 찬죽에 침을 놓는다[강목].

▷傷寒頭痛 刺合谷 攢竹[綱目]

○ 상한에 땀이 나지 않으면 합곡(合谷, 침을 5푼 놓아 온몸에서 땀이 나면 곧 침을 뺀다. 이 혈은 땀을 내는 데 아주 좋다)과 부류혈(復溜穴)에 침을 놓아 사하고 또 상구, 완골, 양곡, 협계, 여태, 노궁, 풍지, 어제, 경거, 내정 등의 혈과 또 십이경맥의 형혈(滎穴)에다 침을 놓는다[강목].

▷傷寒汗不出 取合谷(鍼五分 遍身汗出卽出鍼 此穴發汗 大妙) 復溜(瀉) 商丘 腕骨 陽谷 俠谿 厲兌 勞宮 風池 魚際 經渠 內庭 又十二經滎穴皆可刺[綱目]

○ 상한에 땀이 많이 나오면서 멎지 않으면 내정, 합곡, 부류(復溜) 등의 혈에 침을 놓아 사한다[강목].

▷傷寒汗多不止 取內庭 合谷 復溜(俱瀉)[綱目]

○ 상한에 머리가 아픈 것이 태양증이면 완골, 경골혈에 침을 놓고 양명증이면 합곡, 충양혈에 침을 놓고 소양증이면 양지, 구허, 풍부, 풍지 등의 혈에 침을 놓는다[운기].

▷傷寒頭痛 太陽證刺完骨 京骨 陽明證刺合谷 衝陽 少陽證刺陽池 丘墟 風府 風池[雲岐]

○ 상한결흉에는 먼저 명치 밑의 아픈 곳을 왼쪽으로 문지르고 호침(毫鍼)으로 왼쪽 지구혈에 침을 놓고 그 다음 왼쪽 간사혈에 침을 놓는데 이를 쌍관자(雙關刺)라 한다. 다음으로 왼쪽 행간혈에 침을 놓으면 왼쪽에 생긴 결흉증이 곧 낫는다. 오른쪽에 생긴 결흉증에는 위의 방법과 같이 침을 놓고 천천히 숨쉬게 하고 유침하면 곧 낫는다[강목].

▷傷寒結胸 先使人心蔽骨下正痛處左畔揉之 以毫鍼刺左畔支溝穴 次刺左間使穴 名曰雙關刺 次刺左行間穴 左邊結胸立效 右亦依上法刺之 慢慢呼吸 停鍼立愈[綱目]

○ 상한에 가슴이 아픈 데는 기문, 대릉혈을 쓴다[강목].

▷傷寒胸痛 取期門 大陵[綱目]

○ 상한에 옆구리가 아픈 데는 지구, 양릉천을 쓴다[강

▷傷寒脇痛 取支溝 陽陵泉[綱

목].

目]

○ 상한음증(傷寒陰證)으로 배가 아픈 데는 새끼발가락 바깥쪽 위의 금이 난 끝에 뜸 3장을 뜨되 남자는 왼쪽, 여자는 오른쪽에 뜬다[회춘].

▷傷寒陰證腹痛　灸足小指外側上紋尖 灸三壯 男左女右[回春]

○ 상한음독증이 위급하여 약을 먹어도 효과가 없으면 빨리 배꼽에 300장의 뜸을 뜨고 또 기해, 관원혈에 각각 200~300장의 뜸을 떠서 손발이 더워지면 낫는다[본사].

▷傷寒陰毒危極 藥餌無功 速灸臍中三百壯 又灸氣海 關元各二三百壯 以手足溫煖爲效[本事]

○ 또 한 가지 방법으로는 음증이 극심해져서 음경이 줄어드는 데는 빨리 음경을 쥐고 녹두알만한 뜸봉으로 음경 구멍의 위쪽에 3장의 뜸을 뜨면 곧 낫는다[회춘].

▷又法 陰證已極 玉莖縮入 速令人捉定 急將艾丸菉豆大 放在陰莖口上 灸三壯 其莖卽出[回春]

○ 상한에 손발이 싸늘하면 대도혈을 쓴다(침 1푼).

▷傷寒手足厥冷 取大都(鍼一分)

○ 상한에 6맥이 다 나타나지 않으면 부류혈을 보하며(6맥이 돌아온다) 합곡, 중극, 지구(支溝, 1치 반을 찌른다. 이 혈은 맥이 끊어지는 것을 고르게 한다), 거궐(3치 3푼), 기충(氣衝, 뜸 7장) 등을 쓴다[강목].

▷傷寒六脈俱無 取復溜(補之大回六脈) 合谷 中極 支溝(一寸半此穴和脈絶穴) 巨厥(三寸三分) 氣衝(灸七壯) [綱目]

○ 상한에 열이 내렸다가 다시 열이 나면 풍문, 합곡, 행간, 절골 등의 혈을 쓴다[운기].

▷傷寒熱退後再發熱取風門合谷行間絶骨[雲岐]

○ 상한과 열병에는 59개의 혈에 침을 놓는 법을 쓰는데 머리에서는 다섯줄로 한 줄에 다섯 개의 혈씩 잡는데 이 혈들은 여러 양열이 치미는 것을 내린다. 머리의 가운데에는 상성, 신회, 전정, 백회, 후정 등의 5개의 혈이고 가운데서 양쪽 옆으로는 승광, 통천, 낙각, 옥침, 천주 등 10개의 혈이고 또 그 양쪽 옆으로는 임읍, 목창, 정영, 승령, 뇌공 등 10개의 혈이다.

▷傷寒熱病 五十九刺法 頭上五行 行五者 以越諸陽熱逆也 謂頭中行 上星 顖會 前頂 百會 後頂 五穴也 兩傍謂承光 通天 絡却 玉枕 天柱 十穴也 又兩傍謂臨泣 目窓 正營 承靈 腦空 十穴也

○ 대저, 응유(膺兪, 중부혈), 결분, 배유 등 8개의 혈은 가슴 속의 열을 사한다.

▷大杼 膺兪 缺盆 背兪 此八者以瀉胸中之熱也

○ 기충(氣衝), 삼리, 거허상하렴 등 8개의 혈은위 속의 열을 사한다.

▷氣街 三里 巨虛上下廉 此八者 以瀉胃中之熱也

○ 운문, 우골, 위중, 수공(髓空, 요유혈) 등 8개의 혈은 팔

▷雲門 髃骨 委中 髓空 此八者

다리의 열을 사한다.

以瀉四肢之熱也

○ 오장유(五藏兪)의 옆 10개의 혈은 오장의 열을 사한다(응유는 즉 중부혈이고, 배유는 즉 풍문혈이며 우골은 즉 견우혈이고 수공은 즉 요유혈이다) [내경].

▷五藏兪 傍五此十者 以瀉五藏之熱也 (膺兪卽中府穴 背兪卽風門穴 髃骨肩髃穴 髓空卽腰兪穴也) [內經]

○ 열병에 침을 놓지 못하는 증은 9가지가 있는데 그것은 아래와 같다. 1.땀이 나지 않고 관골이 붉으며 딸꾹질하면 죽을 수 있다. 2.설사하고 배가 몹시 창만(脹滿)하면 죽을 수 있다. 3.눈이 밝지 못하고 열이 내리지 않는 것은 죽을 수 있다. 4.늙은이와 어린이가 열이 나고 배가 그득하면 죽을 수 있다. 5.땀이 나지 않고 구역이 나며 하혈하면 죽을 수 있다. 6.혀뿌리가 짓무르고 열이 멎지 않으면 죽을 수 있다. 7.기침하고 코피가 나며 땀이 나지 않고 땀이 나도 발에까지 나지 않으면 죽을 수 있다. 8.골수(骨髓)에 열이 있으면 죽을 수 있다. 9.열이 나면서 경병이 발작하면 죽을 수 있다. 경병이란 허리를 굽히고 경련이 일어 손발이 가드라들며 이를 악물고 가는 것이다[영추].

▷熱病不可刺者有九

一曰汗不出 大顴發赤 噦者 死 二曰泄而腹滿甚者 死 三曰目不明 熱不已者 死 四曰老人 嬰兒熱而腹滿者 死 五曰汗不出 嘔下血者 死 六曰舌本爛 熱不已者 死 七曰欬而衄 汗不出 出不至足者 死 八曰髓熱者 死 九曰熱而痙者 死 痙者 腰折 瘈瘲 齒噤 齘也[靈樞]

습

◇ 濕

○ 습병에는 뜸을 뜨지 못한다. 습비(濕痺)와 습열각기(濕熱脚氣), 위증(痿證)에는 침을 놓아 경락의 기운을 통하게 하는 것이 좋다[속방].

▷濕病禁艾灸 惟濕痺 及濕熱脚氣 痿證 宜施鍼以通經絡之氣爲佳[俗方]

화

◇ 火

○ 골증노열(骨蒸勞熱)에는 고황, 삼리에 놓는다[강목].

▷骨蒸勞熱 取膏肓 三里[綱目]

○ 골증노열로 형체와 기가 빠지지 않은 환자는 최씨사화혈(崔氏四花穴)에 뜸을 뜨면 다 낫는다[정전].

▷骨蒸勞熱 形氣未脫者 灸崔氏四花穴 無有不安[正傳]

○ 몸이 열로(熱勞)로 여위는 데는 백호(魄戶)에 놓는다[강목].

▷體熱勞瘦 取魄户[綱目]

○ 두손이 몹시 달아 불에 넣은 것같은 것을 골궐(骨厥)이라 하는데 용천에 3~5장의 뜸을 뜨면 곧 낫는다[해장].

▷兩手大熱爲骨厥 如在火中 可灸涌泉三壯 或五壯 立安[海藏]

○ 골증열로 앞니가 마르는 데는 대추혈에 뜸을 뜬다[강목].

▷骨蒸熱 板齒乾燥 取大傾灸之[綱目]

○ 몸은 불같이 달며 발은 얼음같이 찬 데는 양보(陽輔)에 뜸을 뜬다[역로].

▷身熱如火 足冷如氷 灸陽輔[易老]

내상

◇ 內傷

○ 위(胃)가 허약하여 음식생각이 없는 데는 족삼리와 삼음교혈에 놓는다.

▷胃弱不思飮食 取三里 三陰交

○ 삼초(三焦)에 사열(邪熱)이 있어서 음식맛을 잃은 데는 관원혈에 놓는다[강목].

▷三焦邪熱不嗜食 取關元[綱目]

○ 전혀 음식생각이 없는 데는 연곡에 침을 놓아 피를 빼면 입맛이 난다.

▷全不思食 取然谷出血 立飢

○ 배고프면서도 음식을 먹지 못하거나 음식이 소화되지 않는 데는 장문과 기문혈에 놓는다[동원].

▷飢不能食 飮食不下 取章門 期門[東垣]

○ 음식을 많이 먹지 못하고 명치 밑이 팽팽하게 불러 오르고 얼굴빛이 누르스름하게 되는 것은 비신병(脾腎病)이므로 중완혈(中脘穴)에 뜸을 뜬다[자생].

▷飮食不多 心腹膨脹 面色萎黃 世謂脾 腎病 宜灸中脘[資生]

○ 음식은 많이 먹으나 몸이 여위는 것을 식회(食晦)라고 하는데 먼저 비유에 놓은 다음 장문과 태창(太倉)에 놓는다[자생].

▷食多身瘦 名曰食晦 先取脾兪 後取章門 太倉[資生]

○ 먹은 음식이 내려가지 않고 가슴에 막혀서 통하지 않는 것은 사기가 위완(胃脘)에 있기 때문이다. 상완에 있으면 상완에 침을 놓아 억제하면서 내리고 하완에 있으면 하완에 침을 놓아 흩어지게 한다[영추].

▷飮食不下 膈塞不通 邪在胃脘 刺法 在上脘則抑而下之 在下脘 則散而去之[靈樞]

○ 위병(胃病)으로 음식이 소화되지 않는 데는 족삼리에 놓는다[동원].

▷胃病飮食不下 取三里[東垣]

○ 탄산(呑酸) 및 토산(吐酸)에는 장문과 신광(神光)에 놓는다[동원].

▷吐宿汁 呑酸 取章門 神光[東垣]

허로

◇ 虛勞

○ 오로(五勞)로 몸이 여위는 데는 족삼리혈에 침을 놓는다.

▷五勞羸瘦 取足三里

○ 몸에서 열이 나고 허로병으로 기침이 날 때에는 백호혈(魄戶穴)에 침을 놓아 사한다.

▷體熱勞嗽 瀉魄户

○ 허로로 골증(骨蒸)과 식은땀[盜汗]이 나는 데는 음극혈에 침을 놓아 사한다[강목].

▷虛勞 骨蒸 盜汗 瀉陰郄[綱目]

○ 진기가 부족한 데는 기해혈에 뜸을 뜬다[자생].

▷眞氣不足 灸氣海[資生]

○ 여러 가지 허로증에는 반드시 고황유혈, 환문혈, 최씨사화혈(崔氏四花穴, 혈을 잡는 법은 침구편에 자세히 있다)에 뜸을 뜨면 매우 효과가 있다.

▷虛勞百證 宜灸膏肓腧穴 患門穴 崔氏四花穴(取法常見鍼灸門) 無所不療

○ 이러한 뜸법은 다 양허(陽虛)한데 적당한 것이다. 화타(華佗)가 말하기를 "풍(風), 허(虛), 냉(冷), 열증(熱證)에 오직 허한 것이 있으면 뜸이 적당치 않다"고 하였으며 『의서』에는 "허손(虛損)과 노채(勞瘵)에는 빨리 고황과 사화혈에 뜸을 뜨는 것이 적당하다"고 하였는데 이것은 허손이 심해지기 전에 떠야 한다. 만일 몸이 여위어 약하고 화증(火證)을 겸한 데는 뜸을 뜨되 내관혈과 삼리혈에만 떠서 그 담화를 헤칠 것이다. 젊은 시기에 음이 허하여 화가 동하려는 데는 뜸이 적당치 않다[입문].

▷此等灸法 皆陽虛所宜 華佗云 風虛冷熱 惟有虛者不宜灸 但方書云 虛損勞瘵 只宜早灸膏肓四花 云乃虛損未成之際 如瘦弱兼火 雖灸 亦只宜灸內關 三里 以散其痰火 早年欲作陰火 不宜灸[入門]

○ 중병으로 허탈된 것은 본래 음이 허한 것인데 단전혈에 뜸뜨는 것은 양을 보하려고 하는 것이다. 양이 생기면 음도 불어나기 때문이다[단심].

▷大病虛脫 本是陰虛 用艾灸丹田者 所以補陽 陽生陰長故也[丹心]

곽란

곽란 때 뜸뜨는 법

○ 곽란 때에 힘줄이 뒤틀리고 병이 속으로 들어가서 손발이 싸늘하고 숨이 끊어지려고 할 때에는 소금을 배꼽 위에 놓고 장수에는 관계없이 뜸을 뜨면 곧 낫는다[득효].

○ 곽란으로 거의 죽을 것같이 되었지만 뱃속에 더운 기운이 있을 때는 위의 방법대로 뜸을 떠야 살아난다[의감].

○ 또한 기해에 뜸 14장을 뜨는 것도 좋다[득효].

○ 곽란으로 토하고 설사하는 것이 멎지 않아 거의 죽게 되었을 때는 천추, 기해, 중완에 뜸을 뜨면 낫는다[정전].

○ 곽란 때에 여러 가지 방법을 다 써보았으나 효과가 없을 때에는 대추에 뜸을 뜨면 곧 낫는다[강목].

○ 곽란으로 거의 죽게 되었으나 더운 기운이 있을 때에는 승근에 뜸 7장을 뜨면 곧 살아난다[강목].

곽란 때 침놓는 법

○ 건곽란 때에는 위중혈(委中穴)에 침을 놓아 피를 빼거나 열손가락끝(경외기혈이다)에서 피를 빼는데 이것도 다 좋은 방법이다[정전].

○ 교장사(絞腸沙)로 손발이 싸늘하고 참을 수 없이 배가 아플 때에는 손에 더운물을 묻혀 환자의 무릎과 팔굽을 두드려 주고 검붉은 점 이 있는 곳을 침으로 찔러 궂은 피를 빼내면 곧 낫는다[경험].

○ 또 한가지 방법은 삼[麻] 오리로 작은 참대활을 만들어 참기름(향유)이나 더운물을 묻혀서 손, 발, 가슴, 잔등, 이마, 목 등에 발라 주는 것인데 효과가 난다[경험].

○ 건곽란(乾霍亂) 때에는 한(寒), 습(濕)이 몹시 심하여 비기가 몰리므로 움직이지 못하고 기가 몰려 돌아가지

◇ 霍亂

霍亂灸法

▷霍亂轉筋入腹 手足厥冷 氣欲絶 以鹽塡臍中 大艾炷灸之 不計壯數 立效[得效]

▷霍亂已死 而腹中有煖氣者 依上法灸之 亦甦[醫鑑]

▷又法 灸氣海二七壯 妙[得效]

▷霍亂吐瀉不止 垂死 灸天樞 氣海 中脘 立愈[正傳]

▷霍亂諸法不效 灸大椎卽效[綱目]

▷霍亂已死 但有煖氣者 灸承筋七壯 立甦[綱目]

霍亂鍼法

▷乾霍亂 刺委中(穴名)出血 或十指頭(諸經非穴)出血 皆是良法[正傳]

▷絞腸沙證 手足厥冷 腹痛不可忍者 以手蘸溫水 於病者膝腕上拍打 有紫黑點處 以鍼刺去惡血卽愈[經驗]

▷又法 用麻弦小竹弓 蘸香油或熱水 刮手足 胸背 額項 卽愈[經驗]

▷乾霍亂者 乃寒濕太甚 脾被絆而不能動 氣被鬱而不能行 所以

못하기 때문에 갑자기 아프고 손발이 싸늘해진다. 민간에서는 교장사(絞腸沙)라고 하는데 이것은 몹시 아프다는 것이다. 북쪽지방에서는 퍼런 핏줄을 침으로 찔러 기혈(氣血)을 빼주고 남쪽지방에서는 가슴, 잔등, 손, 발을 긁어서 기혈을 잘 돌게 하는데 이것은 다 사기를 헤쳐 버리려는 것이다. 그러나 기혈을 빼는 것은 기혈을 잘 돌게 하여 낫게 하는 것보다는 못하다[단심].

卒痛而手足厥冷 俗名絞腸沙者 蓋言痛之甚也 北方刺青筋以出氣血 南方刮胸背 手足以行氣血 俱能散病 然出氣血 不如行氣血之爲愈也[丹心]

○ 교장사 때에 침으로 찔러 피를 빼내는 방법에 대한 것은 구급문에 자세하게 씌어 있다[입문].

▷又 治絞腸沙刺血法 詳見救急門[入門]

곽란 때 찜질하는 방법

霍亂熨法

○ 곽란으로 토하고 설사하며 명치와 배가 참을 수 없이 아플 때에는 볶은 소금 2사발을 종이에 싼 다음 천에 싸서 앞가슴과 배에 대고 다리미질하여 찜질 기운이 속으로 통하게 하면 깨어난다. 그 다음 볶은 소금으로 다시 잔등을 찜질하면 완전히 아무 일 없게 된다[득효].

▷霍亂吐瀉 心腹痛不可忍 炒鹽二椀 紙包紗護 頓其胸前並腹肚上 以熨斗火熨之 氣透則甦 續以炒鹽熨其背 則十分無事[得效]

○ 또 한 가지 방법은 소금과 볶은 오수유(吳茱萸)로 배꼽 아래를 찜질하는 것인데 역시 효과가 있다[입문].

▷又法 鹽炒吳茱萸 熨臍下亦效[入門]

구 토

◇ 嘔吐

○ 수없이 토하고 헛구역이 계속 날 때에는 척택혈과 대릉혈에 뜸을 3장씩 뜬다. 또는 젖에서 아래로 1치 떨어진 곳에 30장을 뜨고 간사혈에 30장을 떠도 된다. 만일 팔다리가 싸늘해지고 맥이 침(沈)하면서 끊어지려고 할 때에는 간사혈에 뜸을 뜨면 대변이 통하게 된다. 이것은 죽게 된 것을 살리는 방법이다[득효].

▷嘔吐無度 幷乾嘔不止 尺澤大陵 皆灸三壯 又灸乳下一寸三十壯 又灸間使三十壯 若四肢厥冷 脈沉絶 灸間使便通 此回生起死之法[得效]

○ 토할 때 쓴맛이 나는 것이 나오는 것은 담병(膽病)이 위를 침범했기 때문이다. 이 때에는 삼리혈과 양릉천혈에

▷善嘔 嘔有苦者 邪在膽 逆在胃 取三里 陽陵泉[內經]

놓는다[내경].

○ 소화되지 않은 음식물을 토할 때에는 상완, 중완, 하완혈에 놓는다[동원].

▷吐食不化 取上脘 中脘 下脘[東垣]

○ 반위증 때 고황유혈에 1백장, 전중, 삼리혈에 각각 7장씩 뜸을 뜨면 효과가 아주 좋다[회춘].

▷反胃神效 膏肓兪 灸百壯 亶中 三里 各灸七壯[回春]

○ 또는 노궁, 중괴, 완골, 심유, 중완혈에 놓는다[강목].

▷又取勞宮 中魁 腕骨 心兪 中脘[綱目]

○ 오늘 먹은 것을 내일 토할 때에는 심유, 격유, 전중, 거궐, 중완혈에 놓는다[강목].

▷今日食明日吐 取心兪 膈兪 亶中 巨闕 中脘[綱目]

○ 5열과 5격 때에는 천돌, 전중, 심유, 상완, 중완, 하완, 비유, 위유, 통관, 중괴, 대릉, 삼리혈에 놓는다[강목].

▷五噎 五膈 取天突 亶中 心兪 上脘 中脘 下脘 脾兪 胃兪 通關 中魁 大陵 三里[綱目]

○ 반위증 때 견정혈에 뜸을 3장 뜨면 곧 낫는다. 이것은 신기하게 낫게 하는 뜸법이다[회춘].

▷反胃 灸肩井三壯 卽愈 乃神灸也[回春]

○ 또는 수분혈과 기해혈에 뜸을 떠도 된다[자생].

▷又取水分 氣海灸之[資生]

해수

◇ 咳嗽

○ 기침할 때에 가래가 많이 나오면 천돌과 폐유에 뜸을 떠서 화열(火熱)을 내리고 폐기를 사해야 한다[단심].

▷咳嗽有痰 宜灸天突 肺兪 以泄火熱 瀉肺氣[丹心]

○ 기침이 나고 기가 치밀어 오르며 찬 가래를 많이 뱉을 때에는 폐유혈에 뜸 50장을 뜬다. 또는 양쪽 젖 아래의 흑백육제(黑白肉際)에 뜸을 각각 1백장씩 뜨기도 한다.

▷咳嗽上氣 多唾冷痰 灸肺兪五十壯 又灸兩乳下黑白肉際 各百壯

○ 기침소리가 갈리고 목이 쉬었을 때에는 천돌에 뜸 50장을 뜬다[득효].

▷咳嗽聲破喉嘶 灸天突五十壯[得效]

○ 오래된 천식과 기침으로 밤이 되어도 눕지 못하고 여름에도 잔등이 차서 옷을 더 입어야 할 때가 있는데 이것은 고황(膏肓)에 병이 든 것이므로 뜸을 뜨면 낫는다[자생].

▷久患喘嗽 夜不得臥 夏月亦衣袂 溫背心是膏肓病也 灸之而愈[資生]

○ 오래된 기침에는 고황혈에 뜸을 뜬 다음 폐유혈에 뜬다[자생].

▷久嗽 宜灸膏肓 次灸肺兪[資生]

○ 숨이 찰 때는 폐유혈에 뜸 11장 뜨고 천돌혈에 7장 뜬다[득효].

▷喘急 灸肺兪十一壯 天突七壯[得效]

○ 상한(傷寒)으로 기침이 심할 때에는 천돌혈에 뜸을 뜨면 곧 낫는다[자생].

▷傷寒嗽甚 灸天突卽差[資生]

○ 여러 해 된 기침에는 직골(直骨)에 뜸을 뜨면 곧 낫는다. 그래도 낫지 않으면 치료하기 어렵다. 뜸봉을 팥알만하게 하여 3장씩 뜨되 남자는 왼쪽, 여자는 오른쪽에 떠야 한다[의감].

▷遠年咳嗽 灸直骨穴 卽愈 如不愈 其病不可治矣 艾炷如小豆大 灸三壯 男左女右[醫鑑]

○ 효천(哮喘)에는 폐유혈에 뜸을 뜬다. 또는 천돌, 전중, 선기, 유부, 유근, 기해혈에 뜨기도 한다[자생].

▷哮喘 灸肺兪 又取天突 膻中 璇 腧府 乳根 氣海[資生]

○ 숨이 차고 가슴이 그득하면서 답답하며 가래가 몹시 걸쭉하여 갖풀(아교) 같을 때에는 태계에 놓는다.

▷喘滿 痰實如膠 取太谿

○ 기침이나 천식으로 눕지 못하면 운문과 태연에 놓는다[강목].

▷咳喘不得臥 取雲門 太淵[綱目]

○ 기침이 나고 찬 가래가 성한 데는 열결에 놓는다[강목].

▷咳嗽寒痰 取列缺[綱目]

○ 기가 치밀어 올라와 딸꾹질이 나는 데는 전중, 중완, 폐유, 삼리, 행간혈에 놓는다[강목].

▷氣逆發噦 取膻中 中脘 肺 兪 三里 行間[綱目]

○ 딸꾹질이 나서 약을 먹었으나 효과가 없을 때에는 중완, 전중, 기문혈에 뜸을 뜨면 반드시 낫는다[강목].

▷吃逆 服藥無效 灸中脘 膻中 期門 必效[綱目]

○ 딸꾹질이 날 때에는 관원에 뜸 7장을 뜨면 곧 낫는다[강목].

▷吃逆 灸關元 七壯 立愈[綱目]

○ 또한 젖 아래로 1손가락 너비만큼 내려가 뼈 사이의 우묵한 곳, 그리고 부인은 젖꼭지를 아래로 꼬부려서 젖꼭지가 닿는 곳, 이곳이 수혈인데 여기에 뜸봉을 팥알만하게 하여 남자는 왼쪽, 여자는 오른쪽에 3장씩 떠도 곧 낫는다. 또는 젖 아래 뼈 사이의 맥이 뛰는 곳이 혈이라고

▷又法 乳下一指許 正與乳相直骨間陷中 婦人卽屈乳頭向下度之 乳頭齊處是穴 艾炷如小豆大 灸三壯 男左女右 大到肌卽差 一云 其穴當取乳下骨間動脈處

한 데도 있다[득효].

是也[得效]

○ 딸꾹질이 멎지 않을 때에는 양쪽 유근에 뜸을 뜨면 잘 낫는다. 또 배꼽 아래의 기해혈에 5장이나 7장을 떠도 곧 낫는다[정전].

▷咳逆不止 灸乳根二穴 卽止如神 又灸臍下氣海五壯 或七壯亦立止[正傳]

○ 폐창(肺脹)으로 가래가 성하고 기침이 나면서 눕지 못하거나 다만 한쪽으로만 누워 잔다고 하면 왼쪽으로만 누워 잘 때에는 오른쪽의 삼음교에 뜸을 뜨고 오른쪽으로만 누워 잘 때에는 왼쪽의 삼음교혈에 뜸을 뜨면 곧 낫는다[단심].

▷肺脹痰嗽 不得臥 但可一邊眠者 可左側者 灸右足三陰交 可右側者 灸左足三陰交 立安[丹心]

적취

◇ 積聚

○ 분돈(奔豚)의 기운이 치밀어 올라 가슴이 아프고 숨이 끊어질 것같이 되었을 때에는 빨리 따뜻한 물에 손발을 담그고 자주 물을 갈아 부으면서 씻은 다음 기해, 관원, 기문, 장문혈에 뜸을 각각 1백 장씩, 중극혈에 50장을 떠야 한다[득효].

▷奔豚上氣 心痛欲絶 急以溫湯浸手足 數數易之 仍灸氣海 關元 期門 章門 各百壯 中極 五十壯[得效]

○ 징가(癥瘕) 때에는 발의 복사뼈 뒤 우묵한 곳에 자기의 나이수만큼 뜸을 뜬다. 또는 기해혈에 1백 장, 중완혈에 2백장을 떠도 된다[득효].

▷癥瘕 灸足踝後宛宛中 灸隨年壯 又灸氣海百壯 中脘二百壯[得效]

○ 징가나 적으로 뱃속에 덩어리가 생겼을 때에는 먼저 덩어리가 생긴 부위에 침을 놓아야 한다. 병이 심하면 덩어리의 대가리와 꼬리에 각각 침을 한번씩 놓는다. 그러면 곧 반응이 있는데 침을 다 놓은 다음에는 뜸을 떠야 한다. 또는 삼리혈에 뜸을 떠도 된다[강목].

▷癥瘕積塊 先於塊上鍼之 甚者又 於塊首一鍼 塊尾一鍼 立應 鍼訖灸之 又灸三里[綱目]

○ 적취에는 중완, 현추, 비유, 상곡에 침을 놓은 다음 척택, 태계에 침을 놓고 보법(補法)을 쓴다[강목].

▷積聚 取中脘 懸樞 脾兪 商曲 補 尺澤 大谿[綱目]

○ 복량(伏梁) 때에는 상완, 삼리혈에 놓는다.

▷伏梁 取上脘 三里

○ 식분(息賁) 때에는 거궐, 기문에 놓는다.

▷息賁 取巨闕 期門

○ 분돈(奔豚) 때에는 옥천(玉泉, 즉 중극혈)과 장문에 놓는다[갑을].

▷奔豚 取玉泉(卽中極穴) 章門[甲乙]

○ 적괴(積塊) 때에는 장문, 중완, 기해, 천추, 상완, 통곡혈에 놓는다[강목].

▷積塊 取章門 中脘 氣海 天樞 上脘 通谷[綱目]

○ 비괴(痞塊)를 치료하는 데는 비근혈을 쓴다. 이 혈은 13번째 등뼈 아래에서 양옆으로 3치 5푼씩 나가서 있는데 흔히 왼쪽에 뜸을 뜬다. 만일 비괴가 좌우에 다 생겼으면 좌우 혈에 다 뜬다.

▷專治痞塊 取痞根穴 穴在十三顀下 各開三寸半 多灸左邊 如左右俱有 左右俱灸

○ 또 한 가지 방법은 다음과 같다. 볏짚 속대로 환자의 엄지발가락 끝에서 발뒤축 한가운데까지 잰다. 다음 그 한 끝을 꽁무니뼈 끝에 대고 올려 재어 다른 한 끝이 닿는 곳에서 양옆으로 부추잎 하나 너비 정도씩 나가서 뜸을 뜨는데 병이 왼쪽에 있으면 오른쪽에 뜨고 오른쪽에 있으면 왼쪽에 뜬다. 그런데 침을 3푼 깊이로 놓은 다음 뜸을 7장씩 떠야 효과가 있다.

▷又法 用稈心 量患人足大指齊量至足後跟中住 將此稈從尾骨尖 量至稈盡處 兩傍各開一韭葉許 在左灸右 在右灸左 鍼三分 灸七壯 神效

○ 또 한 가지 방법은 다음과 같다. 두번째 발가락이 갈라진 곳에 5~7장씩 뜸을 뜨는데 병이 왼쪽에 있으면 오른쪽에 뜨고 오른쪽에 있으면 왼쪽에 뜬다. 뜸은 뜬 다음 하룻밤 지나서 배가 끓으면서 덩어리가 움직이는 것이 느껴지면 효과가 있다[입문].

▷又法 於足第二指岐叉處 灸五七壯 左患灸右 右患灸左 灸後一晩夕 覺腹中響動 是驗也[入門]

부종

◇ 浮腫

○ 팔다리와 얼굴이 다 부었을 때 수분(水分)과 기해에 뜸을 뜨면 곧 낫는다.

▷四肢及面皆浮腫 灸水分 氣海 卽消

○ 수종 때에는 반드시 수구에만 침을 놓아야 한다. 다른 혈에 침을 놓으면 물이 몹시 빠지므로 죽을 수 있다. 수종 때 서투른 의사들이 흔히 수분에 침을 놓아 사람을 죽이는 일이 많은데 수분에는 뜸을 떠야 아주 좋다. 대체

▷水腫惟得鍼水溝 餘穴則鍼之水盡卽死 庸醫多爲人鍼水分 殺人多矣 惟灸水分最爲要穴 蓋此穴能分水 不使妄行 有人患水腫

로 이 혈은 물을 갈라내어 함부로 돌지 못하게 한다. 어떤 사람이 수종으로 앓을 때 수분과 기해혈에 뜸을 뜨니 이튿날 얼굴이 부은 것이 다 내리고 나았다고 한다[자생].

灸水分與氣海 翌日面如削矣[資生]

창만

◇ 脹滿

○ 배가 팽팽하게 불러 오른 데는 내정을 쓴다.

▷腹中膨脹 取內庭

○ 수고(水蠱)에는 편력을 쓴다.

▷水蠱 取偏歷

○ 고창 때에는 배꼽의 아래위와 양옆으로 각각 2치 2푼씩 나가서 혈을 잡아 쓴다.

▷鼓脹 取臍上下左右各刺二寸二分

○ 단 고창에는 수분에 침을 2치 5푼 깊이로 놓거나 뜸을 50장 뜬다.

▷單蠱脹 取水分鍼入二寸半 或灸五十壯

○ 창만 때에는 족삼리에 침을 놓고 사(瀉)한다.

▷脹滿 取足三里 瀉之

○ 모든 창만에 다 족삼리혈을 쓰는 것은 이 혈이 창만치료에 중요한 혈이기 때문이다.

▷凡脹 皆取三里 是脹之要穴也

○ 또 중완과 기해에 침을 놓거나 뜸을 떠도 된다[강목].

▷又取中脘 氣海 或鍼 或灸[綱目]

학질

◇ 瘧疾

○ 학질이 다시 발작하려고 하고 음양이 옮겨 가려고 할 때에는 반드시 팔다리에서부터 시작된다. 양이 이미 상하였으면 음이 따르기 때문에 발작하기 전에 먼저 단단히 억제한 다음 증상을 보아 손락(孫絡)에 몰린 피를 빼내야 한다[내경].

▷瘧之且發也 陰陽之且移也 必從四末始也 陽已傷 陰從之 故先其時 堅束其處 審候見之 在孫絡盛堅而血者 皆取之[內經]

○ 손락(孫絡)을 보고 삼릉침으로 피를 빼야 한다[정전].

▷謂用三稜鍼 視孫絡出血也[正傳]

○ 모든 학질 때에는 반드시 먼저 병이 처음 발작한 경력을 알아보고 침을 놓아야 한다.

▷凡瘧 必先問其病之所先發者先刺之

○ 오랜 학질이 낫지 않을 때에는 먼저 대추혈에 침을 놓

▷久瘧不愈 大推 先鍼後灸三七

은 다음 뜸 21장을 떠야 한다. 혹은 세번째 등뼈마다 위에 뜨기도 한다.

壯 或云 第三骨節

○ 모든 학질 때 맥이 잘 나타나지 않으면 열 손가락 사이를 찔러서 나오는 피를 다 빼면 반드시 낫는다. 먼저 몸에 붉은 팥알 같은 것이 있는가를 보고 피를 빼야 한다.

▷諸瘧而脈不見 刺十指間出血 血去必已 先視身之赤如小豆者 盡取之

○ 모든 학질에는 간사혈에 놓는 것이 좋다.

▷凡瘧 取間使爲妙

○ 학질 때 맥이 완대(緩大)하면서 허(虛)하면 약만 쓰고 침을 놓지 않는 것이 좋다[강목].

▷瘧脈緩 大 虛 便宜用藥 不宜用鍼[綱目]

온역

◇ 瘟疫

○ 열병을 치료할 때에는 59개의 혈에 침을 놓는다.

▷治熱病五十九刺者

○ 머리에 5개의 줄이 있는데 그 매 줄에 5개씩의 혈이 있다. 이 혈들은 다 양경(陽經)으로 열이 거슬러 오를 때 쓴다. 머리 가운데 줄에는 상성, 신회, 전정, 백회, 후정 등 5개의 혈이 있고 그 양쪽 옆에는 승광, 통천, 낙각, 옥침, 천주 등 10개 혈이 있다. 그 다음 또 양 옆에는 임읍, 목창, 정영, 승령, 뇌공 등 10개의 혈이 있다.

▷頭上五行 行五者 以越諸陽之熱逆也 頭中行 謂上星 顖會 前頂 百會 後頂五穴也 兩傍謂承光 通天 絡却 玉枕 天柱十穴也 又兩傍 謂臨泣 目窓 正營 承靈 腦空十穴也

○ 대저, 응유(膺兪, 즉 중부혈), 결분, 배유(背兪, 즉 풍문혈) 이 8개의 혈은 가슴 속에 있는 열을 내린다.

▷大杼 膺兪(卽中府穴) 缺盆 背兪(卽風門穴) 此八者 以瀉胸中之熱也

○ 기가(氣街), 삼리, 거허상하렴 이 8개의 혈은 위 속의 열을 내린다.

▷氣街 三里 巨虛上下廉 此八者 以瀉胃中之熱也

○ 운문, 우골(髃骨, 즉 견우혈), 위중, 수공(髓空, 즉 요유혈) 이 8개의 혈은 팔다리의 열을 내린다.

▷雲門 髃骨(卽肩髃穴)委中 髓空(卽腰兪穴) 此八者 以瀉四肢之熱也

○ 오장수(五藏兪)라는 것은 양 옆의 5개 혈씩 10개의 혈인데 이 혈은 오장의 열을 내린다[내경].

▷五藏兪 傍五此十者 以瀉五藏之熱也[內經]

사수

◇ 邪祟

○ 여러 가지 사수병(邪祟病)을 치료할 때에는 침을 놓는데 13개의 혈을 쓴다.

▷百邪所病 鍼有十三穴

○ 첫째는 귀궁혈(鬼宮穴, 즉 인중혈이다)이다.

▷一名鬼宮(卽人中穴)

○ 둘째는 귀신혈(鬼信穴, 엄지손가락 손톱에서 아래로 2푼 내려간 곳이다)이다.

▷二名鬼信(在手大指爪甲下入肉二分)

○ 셋째는 귀루혈(鬼壘穴, 엄지발가락 발톱에서 아래로 2푼 내려간 곳이다)이다.

▷三名鬼壘(在足大指爪甲下入肉二分)

○ 넷째는 귀심혈(鬼心穴, 즉 태연혈이다)이다.

▷四名鬼心(卽太淵穴)

○ 다섯째는 귀로혈(鬼路穴, 즉 신맥혈이다)이다.

▷五名鬼路(卽申脈穴)

○ 여섯째는 귀침혈(鬼枕穴, 대추혈 위의 머리털이 난 곳에서 1치 올라간 곳이다)이다.

▷六名鬼枕(在大傾入　髮際一寸)

○ 일곱째는 귀상혈(鬼床穴, 귀 앞의 머리털이 나온 짬에서 아래로 내려와 오목한 곳 즉 귀방울에서 아래로 5푼 내려와 있다)이다.

▷七名鬼床(在耳前髮際 宛宛中耳垂下五分)

○ 여덟째는 귀시혈(鬼市穴, 즉 승장혈이다)이다.

▷八名鬼市(卽承漿穴)

○ 아홉째는 귀굴혈(鬼窟穴, 즉 노궁혈이다)이다.

▷九名鬼窟(卽勞宮穴)

○ 열째는 귀당혈(鬼堂穴, 즉 상성혈이다)이다.

▷十名鬼堂(卽上星穴)

○ 열한번째는 귀장혈(鬼藏穴, 여자는 음문 끝에 있다)이다.

▷十一名鬼藏(在陰下縫女人玉門頭)

○ 열두번째는 귀신혈(鬼臣穴, 즉 곡지혈이다)이다.

▷十二名鬼臣(卽曲池穴)

○ 열세번째는 귀봉혈(鬼封穴, 혀 아래의 혼솔[縫]에 있는데 침으로 찔러서 혀의 위로 꿰뚫고 나오게 놓아야 한다)이다.

▷十三名鬼封(在舌下縫針刺貫出舌上)

○ 또 귀사로 미친 데는 열손가락 손톱 끝에서부터 1푼 떨어진 귀성혈(鬼城穴)에 뜸을 뜬다[편작].

▷又鬼邪發狂 灸十指端 去爪一分 名曰鬼城[扁鵲]

○ 귀매와 여우에게 홀려서 정신이 얼떨떨하고 몸이 떨리며 이를 악물었을 때에는 환자의 양쪽 엄지손가락을

▷治鬼魅 狐惑 恍惚振噤 以患人兩手大指相並 縛定 用大艾炷

동여매고 양쪽 손톱 안쪽 모서리와 손톱 뒤의 4곳에 다 닿도록 뜸봉을 크게 만들어 놓고 뜸을 뜬다. 만일 한 곳이라도 불이 닿지 않으면 효과가 없다. 이와 같이 7장을 뜨면 곧 낫는다. 이것이 진승조(秦承祖)의 헛것에 들린 병 때 뜸뜨는 방법인데 이 혈이 바로 귀곡이다[입문].

於兩甲角及甲後肉 四處騎縫 着火灸之 若一處不着火卽無效 灸七壯 病者哀告 我自去 神效 此秦承祖灸鬼法也　卽鬼哭穴[入門]

○ 5가지 시주에는 뜸을 뜨는데 젖꼭지에서 밖으로 3치 나가서 남자는 왼쪽, 여자는 오른쪽에 각각 14장씩 뜬다. 다음 양쪽 엄지손가락 끝에 7장을 뜬다[득효].

▷五尸　灸乳後三寸　男左女右 各二七壯 又 灸兩大拇指頭 七壯[得效]

○ 모든 주병 때에는 반듯하게 환자를 눕히고 양쪽 젖가슴에서 비스듬히 3치 내려가 젖 아래 셋째 갈빗대 사이에 환자의 나이 수대로 뜸을 뜬다[득효].

▷一切疰 先仰臥 灸兩乳邊斜下三寸 第三肋間 隨年壯[得效]

○ 갑자기 미친 말을 하면 양쪽 엄지손가락을 동여매고 양쪽 옆구리의 팔굽이 닿는 곳에 각각 7장씩 뜸을 뜨면 좀 있다가 허튼 말을 한다. 이때에 천천히 동여맨 것을 풀어준다[득효].

▷卒狂言鬼語　以帶急合縛兩手大指　便灸左右脇下對屈肋頭兩處各七壯 須臾 鬼自道姓名 乞去 徐徐問之 乃解其縛[得效]

○ 갑자기 헛것이 들려 정신이 얼떨떨할 때에는 코 아래의 인중혈과 양쪽 엄지손발가락의 손톱과 발톱에 뜸을 뜨는데 뜸봉 절반을 손톱 위에 놓이게 하고 절반은 살 위에 놓이게 하고 각각 7장씩 뜬다. 14장을 넘지 않게 떠야 한다[득효].

▷卒中邪魅　恍惚　灸鼻下人中及兩手 足大指爪甲本 令艾炷半在爪上 半在肉上 各七壯 不止十四壯[得效]

○ 갑자기 미쳐서 허튼 소리를 하는 것은 엄지발가락 발톱 아래에 침을 놓으면 낫는다[득효].

▷卒狂 鬼語 鍼足大拇指爪甲下卽止[得效]

○ 여우에게 홀린 데는 양쪽 엄지손가락을 맞붙여 동여매고 맞붙은 금에 뜸을 21장 뜨면 여우 울음소리 같은 소리를 내고 곧 낫는다[득효].

▷狐魅　兩手大指合縛　灸合間三七壯 當狐鳴 卽差[得效]

옹저

◇ 癰疽

옹저 때 침을 놓는 방법

癰疽鍼法

○ 피침(鈹鍼)은 끝이 칼 같으므로 몹시 곪은 것을 째는 데 쓴다[영추].

▷鈹鍼者 末如劍鋒 以取大膿[靈樞]

○ 옹저 때 생기는 군살은 침으로 떼버려야 한다. 주해에 군살은 죽은 살이라고 씌어 있다[내경].

▷夫癰氣之息者 宜以鍼開除去之 註云 息與瘜同 死肉也[內經]

○ 옹저로 곪을 때에는 말에 물리는 자갈로 부추잎처럼 양쪽이 다 날이 서게 침을 만들어 열십자로 째고 고름을 짜내는 것이 좋다[정요].

▷癰疽成膿 以馬啣鐵作鍼 形如韭葉 兩面皆利 可以橫直開裂以取膿血[精要]

○ 옹저로 조피씨 몇 십 알이나 벌집이나 연실집 모양으로 곪아서 고름이 나오면서 계속 아플 때에는 피침으로 열십자로 째고 독혈과 고름을 나오게 하면 낫는다.[강목].

▷癰疽如椒眼數十粒 或如蜂窠蓮房 而膿出痛不除 宜以鈹鍼橫直裂之 則毒血挾膿出而愈[綱目]

○ 옹저로 곪은데는 화침으로 째지 않으면 독기를 풀 수 없고, 피고름을 빼낼 수 없다. 만약 때를 놓쳐 화침으로 째지 못하면 도리어 속으로 몰리므로 살리기 어렵다. 절(癤)인 때에는 그곳 피부가 얇아지므로 침으로 째고 피고름을 짜내는 것이 좋다. 화침은 하지 말아야 한다[정의].

▷癰疽作膿 若不鍼烙 毒氣無從而解 膿瘀無從而泄 過時不鍼烙 反攻其內 欲望其生 豈可得乎 癤皮薄 惟用鍼以快其膿血 不可烙也[精義]

○ 옹저가 힘줄, 핏줄, 뼈마디 근처에 생겼을 때에는 함부로 화침해서는 안된다.

▷凡近筋脈骨節處 不得亂行鍼烙

○ 옹저가 생긴 곳의 피부가 두텁고 고름이 나오는 구멍이 작아서 잘 나오지 못할 때에는 화침으로 째는 것이 좋다[정의].

▷癰疽 皮厚口小 膿水出不快者 宜用鍼烙[精義]

○ 옹저 때 침을 쓰는 것은 오직 고름만을 빼내자는 것이다. 곪지 않았을 때 침으로 째면 기가 속으로 몰리므로 화침을 할 수 없게 된다[연자].

▷大抵用鍼 只欲引膿 出如鍼刺無膿 是氣伏也 不可用鍼烙[涓子]

기침법

蜞鍼法

○ 옹절이 생겨서 점차 커질 때에 물에 적신 종이를 헌데

▷癰癤初發漸大 以濕紙一片 搭

에 붙여 놓으면 먼저 마르는 곳이 있는데 그곳이 옹절의 끝이다. 그곳을 먼저 물로 깨끗하게 씻어서 짠 기운이 없게 한 다음 큰 붓대 1개를 옹절 중심에 세워놓고 그속에 큰 수질(水蛭) 1마리를 집어 넣는다. 다음 찬물을 자주 부어 넣으면 수질이 피와 고름을 빨아먹는다. 그러면 헌데가 생긴 곳의 피부가 쭈글쭈글해지고 허옇게 된다. 이렇게 되면 독이 풀리고 낫지 않는 것이 없다. 독은 심하고 수질이 작으면 반드시 3~4마리가 빨아먹게 해야 효과를 볼 수 있다. 옹저의 피고름은 빨아먹은 수질은 반드시 죽는데 물에 넣으면 다시 살아난다. 여러 번 써보았는데 효과가 좋다. 피 나오는 것이 멎지 않으면 연뿌리 마디에 붙어 있는 진흙을 발라야 멎는다[득효].

瘡上 其一點先乾處 卽是正頂 先以水 洗去人皮鹹 取大筆管一箇 安於正頂上 却用大水蛭一條 安其中 頻以冷水灌之 蛭當吮其正穴膿血 皮皺肉白 是毒散無不差 如毒大蛭小 須用三四條 方見效 若吮着正穴蛭必死 用水救活 累試奇效 如血不止 以藕節上泥 塗之[得效]

○ 기침법은 독이 심하지 않은 작은 헌데에만 쓸 수 있다. 옹저의 독이 심해서 장부(藏府)에까지 몰린 데 쓰면 공연히 피만 빨리게 되지 이로울 것이란 없다[단심].

▷蜞鍼一法 可施於輕小證候 若癰疽大毒 積在藏府 徒竭其血於外 無益也[丹心]

옹저 때 화침 하는 방법

癰疽烙法

○ 화침은 어느 때 하는가. 옹저 때 화침하는 것은 고름이 찰대로 찼으나 그곳의 피부가 두껍고 살 깊숙이 생겨서 구멍이 뚫어지지 않아 화침으로 구멍을 뚫지 않으면 고름이 나올 수 없을 때 한다

▷或問烙法 何如 曰 膿或汪洋欲出 奈何皮厚 肉深 難穴者 不用烙以開竅脈 膿何由出

○ 고름은 살이 썩어서 된 것이기 때문에 다 독기(毒氣)와 열기(熱氣)를 띤다. 그러므로 주리(腠理)와 근육 사이에 고름이 오랫동안 머물러있게 되면 독기가 퍼져 나가므로 살이 또 썩어서 고름으로 된다. 옹저로 곪은 것은 화침으로 터트려야 효과가 있다[연자].

▷膿本肉腐所成 皆挾毒熱之氣 若久留肉腠間 則毒氣浸淫 好肉亦化爲膿腐 此所以烙法有功乎潰瘍也[涓子]

○ 옹저가 다 곪았을 때에는 화침해야 하는데 직경이 2푼 정도 되고 길이 6치 정도 되는 은비녀를 쓴다. 이것을 불에 벌겋게 달구어 곪은 데를 지지면 고름이 나오고 낫는

▷癰疽成膿宜烙 可用銀篦 大二分長六寸 火上燒令赤 急手熨烙毒上 得膿爲效[精要]

다[정요].

○ 요즘 유능한 의사들은 금, 은, 쇠로 침같이 만들어 숯불에 벌겋게 달군 다음 거기에 기름을 묻혀서 지지는데 아주 편리하다. 화침한 즉시로 고름이 나오면 좋다. 그러나 고름이 나오지 않으면 심지를 꽂아 넣어야 하는데 건장한 환자는 털심지를 꽂아 넣고 허약한 환자는 종이심지를 꽂아 넣어서 계속 고름이 나오게 해야 한다. 만일 부은 것이 내리지 않고 아픈 것이 멎지 않으면 빨리 고름을 빼낸 다음 탁리하는 달임약을 먹여 원기를 돋워야 한다.

▷近代良醫 只以金銀鐵鋌 其# 如鍼者 以木炭熱火猛燒通赤 醮油烙之尤妙 隨鍼烙出膿者 順也 如膿不出 實者撚髮爲紝虛者以紙爲紝 於紝上醮藥 紝入鍼孔 引出膿毒 如腫不退疼不除 急服排膿托裏湯藥 以助其勢

○ 고름이 누렇거나 허여면 예후가 좋다. 고름이 벌겋거나 검으면 후에 선혈(鮮血)이 터져 나올 우려가 있다. 그러므로 미리 막아야 한나[정요].

▷膿色黃白卽好 若赤黑色 防後有鮮血出[精要]

옹저 때 뜸뜨는 방법

癰疽灸法

○ 옹저가 생기는 원인은 속에 열이 몰렸거나 밖으로부터 침범한 한사(寒邪)가 속에 몰려 열이 생긴데 있다. 옹저가 생긴 곳에 약쑥뜸을 뜨면 독기가 밖으로 흩어지게 된다. 약쑥뜸을 일찍이 뜨면 깊이 생겼던 것은 얕어지고 증상이 심하던 것은 경해진다. 모든 뜸법이 나 좋으나 기죽마혈에 뜸을 뜨는 법(처방은 침뜸문에 있다)이 더 좋다. 이것은 옹저가 커지기 전에 삭히는 좋은 방법이다[단심].

▷凡癰疽之發 或因內有積熱 或因外寒鬱內熱 若於生發之處艾灸 以散其毒 治之于早可以移深爲淺 改重爲輕 諸項灸法皆好 惟騎竹馬灸法 (方見鍼灸) 尤爲切要 此消患於未形之策[丹心]

○ 옹저가 이미 생겨서 약간 단단하게 부었으나 피부빛은 변하지 않았고 맥이 침(沈)하면서 아프지 않을 때에는 뜸을 떠서 사기를 흩어지게 해야 곧 낫는다. 『내경』에 꺼져 들어간 데는 뜸을 뜨라고 씌어 있는데 이것은 사기가 깊이 들어가서 겉이 나무처럼 약간 뻣뻣해지고 단단해진 것이 느껴지나 아프지 않을 때에는 빨리 뜸을 뜨라는 것이다. 그러나 사기가 얕은 곳에 있어도 뜸을 뜨지 말고 고름이 있어도 뜨지 말아야 한다. 이때에는 침으로 째

▷癰疽已覺 微漫腫硬 皮不變色 脈沈不痛者 當外灸之 引邪氣出而方止 經曰 陷下者灸之 如外微覺木硬而不痛者 當急灸之 是邪氣深陷也 淺者不可灸 如有膿水 亦不可灸 當鍼之[保命]

는 것이 좋다[보명].

○ 옹저의 초기에 부으면서 아픈 것이 느껴질 때 물에 적신 종이를 그 위에 붙여 놓으면 먼저 마르는 곳이 있다. 그곳이 옹저 끝이다. 여기에 마늘(대산)을 쪼개서 놓고 큰 뜸봉으로 뜸을 3장 뜬 다음 마늘을 갈아놓고 또 뜬다. 처음에 아팠으면 아프지 않을 때까지 뜨고 처음에 아프지 않았으면 아플 때까지 뜨는데 1백장 정도 떠야 한다. 그리고 약간 아픈 것 같을 때 일찍이 뜨는 것이 좋다. 옹저 끝이 정확히 나타나면 종이를 붙여 보지 않고도 뜰 수 있다[삼인].

▷癰疽初覺腫痛 先以濕紙覆其上 視之先乾處 是頭也 大蒜切片安頭上 以大艾炷灸之三壯 卽換一蒜 痛者灸至不痛 不痛者灸至痛乃止 大槪 以百壯爲准 最要早覺早灸爲上 如有頭則不必紙覆也[三因]

○ 한 개의 헌데에 몇 십 개의 끝이 생겼으면 마늘을 짓찧어 얇게 떡을 만들어 헌데 위에 놓고 그 위에 뜸을 뜨는 것이 좋다[삼인].

▷若十數頭 作一處生者 卽用大蒜 研成膏作薄餠 鋪頭上 聚艾于餠上 灸之[三因]

○ 좁쌀알 같은 것이 생긴 지 1~2일 되었을 때 빨리 마늘쪽을 그 중심에 놓고 작은 뜸봉으로 뜸을 5장 뜨면 낫는다[직지].

▷初發小點一二日 急以蒜片貼其中心 以小艾炷灸五壯而止[直指]

○ 옹저가 생긴 지 1~2일 이내에 뜸을 떠야 10명이면 10명이 다 낫는다. 3~4일이 되어 뜸을 뜨면 10명 중 6~7명을 치료할 수 있고 5~6일이 되어 뜸을 뜨면 3~4명을 치료할 수 있다[강목].

▷始發一二日 十灸十活 三四日六七活 五六日三四活[綱目]

○ 뜸을 뜨는 것은 퍼져 나가게 하여 몰려 있는 독기를 빼버리자는 것이다. 이것은 종치(從治)하는 방법이다. 비유해 말하면 다음과 같다. 도적놈이 집에 들어왔을 때 문을 열어 놓고 도적놈을 쫓아야 달아난다. 그러나 만일 문을 닫고 쫓으면 도적놈은 나갈 곳이 없기 때문에 반드시 주인을 해(害) 한다. 이런 경우와 같다[강목].

▷灸法 所以暢達拔引鬱毒 此從治之意也 譬如盜入人家 必開門逐之使出 萬一門不開 無從而出 必傷主乃已[綱目]

○ 머리는 양기(陽氣)가 모인 곳이다. 그러므로 여기에 헌데가 생겨서 뜸을 뜬다고 해도 뜸봉을 작게 하고 장수를 적게 하되 3~5장 뜨는 것이 좋다. 배와 등에는 뜸봉을 크

▷頭爲諸陽之會 若有發宜灸 艾炷宜小 壯數宜少 三五壯而已 腹背則多灸爲妙[精要]

게 만들어 많이 뜨는 것이 좋다[정요].

○ 뜸을 많이 뜰 때는 유분탁리산을 먹어서 화독이 가슴으로 침범하는 것을 미리 막아야 한다[단심].

▷多灸 則內服乳粉托裏散 防火氣入心[丹心]

○ 옹저를 잘 치료하는 의사는 옹저에 2백~3백장 뜸을 뜨면 낫지 않는 것이 없다고 한다. 그러나 뜸봉이 작아야 환자에게 무서움을 주지 않고 뜸을 많이 떠서 효과를 볼 수 있다[자생].

▷有善治癰疽者 皆於瘡上 灸至二三百壯 無有不愈 但艾炷小作之 小則人不畏灸 灸多則作效必矣[資生]

○ 격산구법(隔蒜灸法), 두시병구법(豆豉餠灸法), 상지구법(桑枝灸法), 부자구법(附子灸法), 유황구법(硫黃灸法), 상병구법(上餠灸法)은 다 옹저, 악창, 종독을 치료한다(자세한 것은 침뜸문에 있다).

▷隔蒜灸法 豆豉餠灸法 桑枝灸法 附子灸法 硫黃灸法 土餠灸法 並治癰疽 惡瘡 腫毒(方見鍼灸)

약쑥뜸을 떠서 치료한 경험

艾灸治驗

○ 어떤 환자가 발배(發背)가 생긴 지 1달이 지났는데 치료하여도 증상이 점차 더 심해졌다. 그래서 장생(張生)이라는 의사가 헌데 중심에 뜸을 150장 뜨다가 아프기 때문에 더 뜨지 않았다. 그 다음날 검게 된 딱지를 떼어버렸더니 고름이 다 나오고 새살이 벌겋게 살아나면서 다시 아프지 않았다. 그 다음부터 하루에 한 번씩 고약을 길아 붙이면서 검게 썩은 살을 뜯어냈는데 1달이 지나서 완전히 나았다[본사].

▷一人發背 醫療逾月 勢益甚 有張生者 敎以艾灸其上 至一百五十壯 知痛乃止 明日鑷去黑痂 膿盡潰 肉理皆紅 不復痛 乃以膏藥貼之 日一易 易時剪去黑爛 月餘乃平復[本事]

석옹 때 뜸뜨는 방법

灸石癰法

○ 단단하기만 하고 곪지는 않는 것을 석옹(石癰)이라고 하는데 그 중심에 뜸을 1백장 뜨면 단단하던 것이 없어진다[자생].

▷堅硬不潰 名曰石癰 當上灸百壯 石子當碎出[資生]

발이에 뜸뜨는 방법

灸發頤法

○ 이 헌데가 제일 위험한 것이다. 그 증상은 머리와 얼굴

▷此瘡最險 頭面腫大 牙齒亦脫

이 부으면서 이빨이 빠지는 것이다. 머리털을 가르고 가마 중심에 뜸 21장을 뜨는데 효과가 없으면 49장을 떠야 낫는다[직지].

解開頭髮 尋頂螺中 灸二十一壯 如不達 灸至四十九壯而止[直指]

정저 때 뜸뜨는 방법

灸疔疽法

○ 마늘(대산)을 잘 짓찧어 헌데 둘레에 붙이고 헌데 끝에 뜸을 뜨는데 끝이 터질 때까지 뜨는 것이 좋다. 터지지 않으면 잘 낫지 않는다. 그러나 1백장 뜨면 다 낫는다[정전]

▷大蒜爛搗成膏 塗瘡四圍 留瘡頂 以艾炷灸之 以爆爲度 不爆難愈 灸百壯無不愈[正傳]

변독 때 뜸뜨는 방법

灸便毒法

○ 애기풀로 환자의 양쪽 가운뎃손가락의 길이를 재되 손바닥 끝, 가운뎃손가락이 시작되는 금에서부터 손가락 끝까지 재서(손톱까지는 재지 않는다) 그 한끝을 손목 앞쪽에 있는 금 한가운데 대고 팔뚝으로 재어 올라가 끝이 닿는 곳이 혈이다. 여기에 보리알만한 뜸봉을 놓고 2~3장 뜨면 부은 것이 내리고 아픈 것이 멎으면서 낫는다[득효].

▷用細草 隨患人左右手 量中指 自手掌盡處 橫紋量起 通三節至指盡則住 不量爪甲 切斷却將此草 於手腕橫紋量起 引草向臂 當中草盡處卽是穴 艾炷如麥大 灸二三壯 腫散痛止卽安[得效]

제창

◇ 諸瘡

대풍창(문둥병)

◇ 大風瘡

○ 문둥병 때에는 늘 부은 곳에 침을 놓아야 하는데 뾰족한 침으로 부은 곳의 여기저기를 찌르고 눌러서 나쁜 기운을 다 빼버리되 부은 것이 내릴 때까지 해야 한다. 그 다음 침을 놓지 말고 알맞는 음식을 먹고 다른 음식은 먹지 말아야 한다[영추].

▷癘風者 素刺其腫上 已刺以銳鍼 鍼其處 按出其惡氣 腫盡乃止 常食方食 無食他食 [靈樞]

○ 대풍병(大風病)의 사기로 뼈마디가 무겁고 눈썹과 머리털이 빠지는 것을 문둥병이라고 한다. 이런 때에는 살

▷病大風 骨節重 鬚眉墮 名曰大風 刺肌肉爲故 汗出百日 刺

에 침을 놓은 다음 백일 동안 땀을 내고 골수에까지 침을 놓은 다음 백일 동안 땀을 내야 한다. 그 다음 2백일 이내에 눈썹과 머리털이 다시 나오면 침치료를 그만둔다[내경].

骨髓 汗出百日 凡二百日 鬚眉生而止鍼[內經]

○ 문둥병 때에는 삼릉침(三稜鍼)으로 살에 자흑빛이 나타난 곳과 위중혈 부위의 핏줄을 찔러 궂은 피를 빼내야 하는데 너무 지나치게 빼내지는 말아야 한다. 왜냐하면 진기(眞氣)가 상할 수 있기 때문이다[정전].

▷癩風 以三稜鍼 看肉紫黑處及委中(穴名) 紫脈 出死血 但不可令出太過 恐損眞氣[正傳]

나력

◇ 瘰癧

겉으로 치료하는 방법

外治法

○ 나력과 마도창이 오래되면 반드시 속으로 곪는다. 만일 부은 것이 좀 내리고 단단하던 것이 좀 물렁해지면서 얼굴빛이 누렇게 되고 피부가 몹시 달면 다 곪은 것이다. 이런 때에는 침으로 멍울을 째고 병독을 몰아낸 다음 살을 썩여내는 약심지를 밀어넣고 그 위에 고약을 붙여야 한다[정의].

▷凡瘰癧馬刀 荏苒日久 內必成膿 若腫高消軟 其人面色萎黃 皮膚壯熱上蒸 膿已成也 可以鍼決核中 用追毒蝕肉 錠子紝之 用膏貼之[精義]

○ 화침으로 치료하는 방법은 다음과 같다. 멍울의 가운데를 화침으로 찌르고 그 구멍에 섬수고를 넣은 다음 녹운고를 붙인다. 그 다음 3일이 지나서 멍울 속에 있는 걸쭉한 고름을 짜내야 한다. 고름을 다 없앤 다음에는 멍울 둘레의 엷은 막을 떼버려야 한다. 맨 처음에 생긴 멍울을 떼내고 약을 먹으면 나중에 생긴 멍울도 다 저절로 낫는다. 혹 낫지 않고 생김새가 은행 같이 되는 것도 있는데 이때에는 째고 약을 넣어 그 멍울을 없애야 한다. 저절로 터진 것은 마치 나무에 달려 씩은 열매와 같이 살은 썩어 물크러지고 씨만 남은 것처럼 살은 썩었으나 멍울은 그대로 있다. 그러므로 고름이 계속 나오면서 빨리 낫지 않

▷治法 以火鍼 刺入核中 納蟾酥膏于中 外用綠雲膏貼之 三日後 取去核中稠膿 膿盡取去核外薄膜 先破初起之核一枚 以絶其源服藥 則後出者皆愈 或不能收如銀杏者 盡皆開了 用藥取之其自潰者 猶如木果之腐熟 肉雖潰而核有存 故膿水淋漓 久難得愈 治法 用鐵烙燒赤 烙去其破核猶存者 併肉潰處 次用金寶膏追去蠹惡之根 遂能長肉而愈[正傳]

는다. 치료하는 방법은 다음과 같다. 침을 벌겋게 달구어 가지고 터져서 멍울만 남아있는 것과 진문 살을 다 지져 버린 다음 금보고를 붙이면 속에 있던 근이 없어지고 새 살이 살아나오면서 낫는다[정전].

뜸치료

灸法

○ 나력을 치료할 때에는 손바닥을 위로 어깨에 얹고 팔을 약간 든 다음 팔굽뼈 끝에 뜸을 7~14장을 뜨는데 병이 있는 쪽 팔굽에 뜸을 떠야 신기한 효과가 있다[득효].

▷治瘰癧 以手仰置肩上 微擧肘 取之肘骨尖上是穴 隨患邊灸七壯或二七壯 神效[得效]

○ 또 한 가지 방법은 손바닥 뒤, 손목의 가로 간 금에서 팔 중심을 따라 곧바로 3치 5푼 올라가 혈을 잡아서 뜸을 뜨는 것인데 여기에 뜸을 3장 뜨면 낫는다[단심].

▷又法 於掌後 手腕盡處橫紋量起 向臂中心直上三寸半 是穴 灸三壯 卽效[丹心]

○ 비방은 다음과 같다. 어깨뼈가 도드라진 곳과 팔굽뼈의 끝 이 두 곳 즉 견우, 주료 이 2개의 혈에 뜸을 뜨면 경락이 잘 통한다[양방].

▷秘法 肩尖 肘尖二穴 卽肩髃 肘髎二穴 宜灸此穴 疎通經絡[良方]

○ 나력멍울 위에 뜸 7장을 뜨면 좋은데 마늘쪽을 놓고 뜨면 더 좋다[자생].

▷癧核上 每灸七壯 隔蒜片灸之 尤妙[資生]

영류

◇ 癭瘤

○ 영을 치료할 때에는 천돌에 뜸을 21장 뜬다. 또는 견우에 뜸을 뜨는데 남자는 왼쪽에 18장, 오른쪽에 17장을 뜨고 여자는 오른쪽에 18장, 왼쪽에 17장을 뜬다[득효].

▷治癭 灸天突三七壯 又灸肩髃 男左十八壯 右十七壯 女右十八壯 左十七壯 妙[得效]

누창

◇ 漏瘡

○ 오랜 누창 때에는 발 안쪽 복사뼈에서 위로 1치 되는 곳에 뜸을 3장 뜬다. 누창이 상체에 생겼을 때에는 견정혈(肩井穴)과 구미혈에 뜸을 뜬다[동원].

▷久漏瘡 足內踝上一寸 灸三壯 在上則灸肩井 鳩尾[東垣] ▷冷漏 多在腿足之間 先雖積熱所注

○ 냉루는 흔히 넙적다리에서부터 발 사이에 생긴다. 이것이 처음에는 열이 몰려서 생기지만 오래되면 냉증으로 된다. 그러므로 부자뜸법과 유황뜸법(이 2가지 뜸법은 다 침구편에 있다)을 써야 한다. 오랜 누창으로 고름이 계속 나오면 뜸을 뜨는 것이 좋다[단심].

久則爲寒 宜用附子灸法 硫黃灸法(二法並見鍼灸) 久瘡成漏 膿水不絶者 亦宜灸[丹心]

염창

◇ 臁瘡

○ 염창이 검붉게 되었을 때에는 먼저 삼릉침(三稜鍼)으로 찔러서 궂은 피[惡血]를 빼고 찬물로 씻은 다음 고약을 붙이고 햇볕이나 불기운에 쏘이지 말아야 한다. 만일 검게 부은 것이 재 내리지 않으면 다시 검붉게 된 피가 다 없어질 때까지 피를 빼야 한다[강목].

▷臁瘡 色紫 黑先以三稜鍼 刺去惡血 冷水洗淨 乃貼膏藥 忌日光火氣陽氣 如有黑腫未盡 可再出血 以紫黑血盡 爲度[綱目]

개선(옴과 버짐)

◇ 疥癬

○ 옴과 완선을 치료하는 데는 절골, 삼리, 간사, 해계, 위중혈에 침이나 뜸을 놓는다[강목].

▷治瘡疥頑癬 取絶骨 三里 間使 解溪 委中 或鍼 或灸[綱目]

○ 손에 옴이 생겼을 때에는 노궁혈에 침을 놓고 대릉혈에 뜸을 뜬다[강목].

▷手疥 取勞宮 大陵[綱目]

○ 온몸에 옴이 생겼을 때에는 곡지, 합곡, 삼리, 절골, 행간, 위중혈에 놓는다[강목].

▷渾身瘡疥 取曲池 合谷 三里 絶骨 行間 委中[綱目]

○ 버짐을 치료하는데 해가 뜰 때 환자를 편안히 앉게 한 다음 다른 사람이 그의 양팔을 수평으로 들게 한다. 다음 양쪽 어깨 끝의 약간 구부러지고 뼈가 없는 우묵한 곳에 뜸을 뜨는데 양쪽에 다 7장씩 뜨면 7일이 지나서 낫는다[자생].

▷治癬 八月八日 日出時 令患人 正當東向戶長跪 擧兩手持戶兩邊 取肩頭小垂際 骨解宛宛中 左右兩火俱下 灸七壯 七日愈[資生]

○ 어떤 여자가 양쪽 허벅다리 사이에 생긴 습선(濕癬)이 무릎까지 퍼져서 가렵고 아프며 누런 물이 나오면서 여

▷一女子 兩股間濕癬 下至膝 痒痛流黃水 百藥不效 戴人以鍼

러 가지 약을 써도 효과가 없었다. 그런데 대인(戴人)이 침으로 가려울 때마다 100여 곳을 찔러 피를 뺀 다음 소금 끓인 물로 씻으라고 하였다. 그리하여 그와 같이 네번 씻었는데 나았다고 한다. 이것은 습독이 혈맥에 퍼진 것이므로 침을 놓지 않을 수 없다[자화].

當痒時刺百餘處 血出盡 煎鹽湯洗之 四次方除 蓋濕淫於血 不可不鍼也[子和]

제상

◇ 諸傷

독충에 물렸을 때

◇ 毒虫咬傷

○ 뱀이나 왕지네, 독이 있는 벌레한테 물려서 상한 데는 물린 자리에 뜸을 5장이나 7장을 뜨면 곧 낫는다[단심].

▷凡蛇虺 蜈蚣 毒虫咬傷 於傷處 灸五壯 或七壯 卽愈[丹心]

○ 독사한테 물렸을 때에는 곧 뱀허물(사퇴)을 물린 자리에 붙인 다음 그 위에 약쑥뜸을 뜨면 독기가 빠지고 곧 낫는다[본초].

▷被惡蛇螫 卽貼蛇皮於螫處 艾火灸其上 引出毒氣 卽止[本草]

미친개에 물렸을 때

◇ 狂犬咬

○ 미친개한테 물린 사람에게는 먼저 침을 놓아 궂은 피를 뺀 다음 곧 상처에 뜸 10장을 뜨고 그 다음부터 하루 1장씩 100일 동안 떠야 한다. 그리고 술을 마시지 말아야 한다[자생].

▷狂犬咬人 當先鍼刺去惡血 仍灸瘡中十壯 自後日灸一壯 至百日乃止 忌飮酒[資生]

○ 미친개한테 물린 데는 뜸을 뜨는 것 보다 좋은 것이 없다. 뜸은 물린 자리에 하루 3장씩 120일 동안 떠야 한다. 그리고 늘 부추를 먹어야 영원히 도지지 않는다[천금].

▷被狂犬咬者 無出於灸 只就咬牙跡上灸之 一日三壯 灸至一百二十日乃止 常食韭菜 永不再發[千金]

○ 늘 생부추즙을 마시고 찌꺼기로 뜸자리를 싸매면 영

▷常飮韭菜自然汁 以滓封灸瘡

원히 도지지 않는다[자생]

永不再發[資生]

○ 미친개한테 상한 독기가 빠지지 않아 추웠다 열이 날 때에는 빨리 외구혈에 약쑥뜸을 3장 뜨고 또 물린 자리에 7장 뜨면 곧 낫는다[동인].

▷猘犬傷 毒不出 發寒熱 速以艾灸外丘穴三壯 又灸所咬之處七壯 立愈[銅人]

해독

◇ 解毒

○ 고독 때 새끼발가락 끝에 뜸을 3장 뜨면 뜸자리에서 무엇이 나온다. 즉 술이나 밥으로 고독이 생겼을 때에는 술과 밥이 따라 나오며 고기나 채소로 고독이 생겼을 때에는 고기나 채소가 따라나오고 곧 낫는다[천금].

▷灸蠱毒法 於足小指尖上 灸三壯 卽有物出 酒飯得之 隨酒飯出 肉菜得之 隨肉菜出 卽愈神驗 皆於灸瘡上出[千金]

구급

◇ 救急

○ 사기(邪氣)가 수소음, 족소음, 수태음, 족태음, 족양명경의 낙맥에 있어서 이 다섯 낙맥의 기운이 다 줄어들면 맥은 뛰나 죽은 사람 같이 아무 것도 모르게 되는데 이것을 시궐(尸厥)이라고 한다. 이때에는 먼저 은백에 침을 놓은 다음 용천에 놓고 그 다음에는 여태, 그 다음에는 소상에 놓고 마지막에 신문에 놓는다[내경].

▷邪客於手足少陰 太陰 足陽明之絡 此五絡俱竭 令人身脈皆動 而形無知 其狀若尸 名曰尸厥 先刺隱白 後刺涌泉 後刺厲兌 後刺少商 後刺神門[內經]

○ 시궐(尸厥) 때에는 기문, 거궐, 중극, 복참, 은백, 대돈, 금문혈에 침을 놓는다.

▷尸厥 當刺期門 巨闕 中極 僕參 隱白 大敦 金門

○ 졸궐(卒厥)이나 시궐 때에는 백회에 뜸 49장을 뜨고 기해와 단전(丹田)에 3백장을 뜨는데 몸이 따뜻해지는 느낌이 있으면 그만두어야 한다.

▷卒厥 尸厥 百會灸四十九壯 氣海 丹田灸三百壯 覺身體溫煖卽止

○ 중악(中惡)과 객오 때나 갑자기 죽었을 때에는 배꼽에 뜸을 1백장 떠준다.

▷中惡 客忤 卒死 灸臍中百壯

○ 중악(中惡) 때에는 인중(人中), 중완, 기해혈에 놓는다.

▷中惡 取人中 中脘 氣海

○ 갑자기 죽었을 때에는 명치에서 아래로 1치 되는 곳과

▷卒死灸心下一寸 臍上三寸 臍

배꼽에서 위로 3치되는 곳, 배꼽에서 아래로 4치 되는 곳에 뜸을 각각 3장씩 떠야 곧 깨어난다. 또는 엄지손가락 손톱 뒤와 엄지발가락 발톱 뒤에 뜸을 14장씩 떠도 된다.

下四寸 各三壯卽差 又灸手足兩瓜後 二七壯

○ 여러 가지 원인으로 갑자기 죽었을 때와 가위눌려 죽었을 때에는 급히 인중(人中)과 양엄지발가락 발톱 안쪽에서 부추잎 하나 너비만큼 나가서 뜸을 각각 7장씩 떠주면 곧 깨어난다[강목].

▷諸卒死及魘死 急於人中 及兩脚大拇指 內離瓜一韭葉許 各七壯 卽活[綱目]

○ 갑자기 귀격이 생겨서 화살에 맞은 것처럼 되었을 때에는 복숭아나무껍질 한조각을 아픈 자리에 놓고 숟가락 꼭지를 그 위에 놓은 다음 약쑥으로 호두알만하게 뜸봉을 만들어 그 위에 놓고 뜸을 뜨면 곧 낫는다[입문].

▷卒被鬼擊如中箭 用桃皮一片安痛上 取一匙頭安桃皮上 用艾胡桃大 安匙頭 灸之卽差[入門]

부인

◇ 婦人

○ 남자의 불임증에는 배꼽에 소금을 채워 넣고 약쑥(애엽)으로 날마다 200~300장의 뜸을 뜨면 반드시 효과가 있다[강목].

▷男子無嗣者 以鹽塡臍 艾炷灸之 連日灸至二三百壯 必效[綱目]

○ 여자의 불임증에는 관원혈에 30장의 뜸을 뜨되 구창이 일게 한다.

▷婦人絶嗣 灸關元三十壯 可報灸之

○ 습관성 유산에는 포문혈과 자호혈에 각각 50장의 뜸을 뜬다. 포문은 관원혈의 왼쪽 2치 떨어진 곳이며 자호(子戶)는 관원혈의 오른쪽 2치 떨어진 곳에 있다. 자호는 일명 기문(氣門)이라고도 한다[득효].

▷婦人妊子不成 數墮胎 灸胞門子户各五十壯 胞門在關元左邊二寸 子户在關元右邊二寸 子户一名氣門[得效]

○ 또는 자궁혈에 21장의 뜸을 뜨며 혹 침을 2치 깊이로 놓는다. 자궁혈은 중극혈의 양쪽 옆으로 각각 3치씩 떨어진 곳에 있다[강목].

▷又灸子宮三七壯 或鍼入二寸 穴在中極傍 左右各開三寸[綱目]

○ 불임증에는 음교, 석문, 관원, 중극, 용천, 축빈, 상구, 음렴 등의 혈에 놓는다[갑을].

▷無子取陰交 石門 關元 中極 湧泉 築賓 商丘 陰廉[甲乙]

○ 아이를 빨리 낳게 하고 난산과 뱃속에서 죽은 태아가

▷催生難産及下死胎 取太衝

나오지 않는 데는 태충혈과 합곡혈에 보법(補法)으로 침을 놓고 삼음교혈에는 사법(瀉法)으로 침을 놓으면 곧 나온다.

(補) 合谷(補) 三陰交(瀉) 立時分解

○ 태아가 가슴으로 치밀 때에는 거궐혈에 놓는데 산모를 바로 앉게 하고 다른 사람이 머리와 허리를 안아 조금 기대게 한 다음 침을 6푼 깊이로 놓고 숨을 일곱번 내쉴 동안 꽂아 두었다가 득기(得氣)가 있은 다음 곧 뽑으면 정신을 차리게 된다. 만일 태아가 어머니의 가슴을 올려 받쳤다면 아이가 난 다음 손바닥에 침자리가 있고, 태아가 정수리로 어머니의 심장을 떠받쳤다면 인중(人中)에 침자리가 있고, 태아가 뒤로 향한 것 같으면 뒷머리에 침자리가 있게 된다. 이것은 실제 경험한 것이다[강목].

▷子上衝逼心 取巨闕 令產母正坐 使人抱頭 抱腰 微偃 鍼入六分 留七呼 得氣卽瀉 立甦 如子掬母心 生下兒 手心有鍼痕 子頂母心 兒人中有鍼痕 向後 則枕骨有鍼痕 是其驗也 神效[綱目]

○ 어떤 부인이 해산 후 갑자기 까무러쳤는데 그의 어머니가 회음혈과 삼음교혈에 몇 장의 뜸을 뜨니 살아났다. 그 어머니는 이름있는 의사의 딸이었다[자생].

▷一婦人產後暴卒 其母爲灸會陰 三陰交 各數壯而甦 其母 盖名醫女也[資生]

○ 횡산과 역산에 모든 약이 효과 없을 때에는 빨리 산모의 오른발 새끼발가락 끝에 3장의 뜸을 뜨면 아이를 낳는다. 또는 태반이 나오지 않는 것도 치료한다. 『의감』에는 "즉 지음혈이다"고 씌어 있다[득효].

▷橫生逆產 諸藥不效 急於產母右脚小指尖頭上 灸三壯 卽產 亦治胞衣不下 醫鑑云 卽至陰穴[得效]

○ 태반이 나오지 않을 때는 삼음교, 중극, 조해, 내관, 곤륜 등의 혈에 놓는다[강목].

▷胞衣不下 取三陰交 中極 照海 內關 崑崙[綱目]

○해산 후 핏덩어리가 나올 때는 족삼리, 삼음교, 음교, 신문, 관원혈에 놓는다.[강목].

▷產後血暈 取三里 三陰交 陰交 神門 關元[綱目]

○ 해산 후의 탈음증에는 배꼽 아래 가로 간 금에 14장의 뜸을 뜨고 또 조해혈에 놓는다[양방].

▷產後陰下脫 灸臍下橫紋二七壯 又取照海[良方]

○ 불임증이나 산후에 오랫동안 임신하지 못할 때에는 짚 한 대를 동신촌(同身寸)법으로 4치 길이로 자른 다음 부인을 손과 발은 펴고 반듯이 눕게 한 후 짚을 배꼽 중심에서 아래로 곧바로 재어 그 끝을 먹즙으로 표식한다.

▷婦人無子 或產後久不再孕 取稈心一條 長同身寸之四寸 令婦人仰臥 舒手足 以所量稈心 自臍心直垂下 盡頭處 以墨點記

그 다음 이 지푸라기를 절반으로 꺾어서 중심을 먼저 표식한 곳에 놓고 지푸라기의 양쪽 끝이 닿는 곳이 혈이다. 손으로 누르면 동맥이 뛰는 것을 알 수 있다. 여기에 각각 21장의 뜸을 뜨면 효과가 있는 것을 경험하였다. 즉 위에서 말한 포문혈과 자호혈이다[의감].

後以此稈心平摺 橫安前點處 兩頭盡處是穴 按之自有動脈應手 各灸三七壯 神驗 卽上所云 胞門 子户穴也[醫鑑]

소아

◇ 小兒

○ 갓난아이의 제풍(臍風)과 촬구(撮口)에 온갖 약을 써도 효력이 없는 데는 연곡혈에 침을 3푼 깊이로 놓거나 뜸 3장을 뜨면 곧 낫는다[삼인].

▷小兒初生 臍風 撮口 諸藥不效 然谷鍼入三分 或灸三壯 立效[三因]

○ 전간(癲癇)과 경풍(驚風)에는 신정혈에 뜸 7장을 뜬다. 콧마루를 따라 올라가 발제혈(髮際穴)에서 3푼을 들어가 오목한 데에 3장의 뜸을 뜬다. 뜸봉은 밀알만하게 만든다. 또는 백회혈과 계맥혈도 잡는다[강목].

▷癲癎 驚風 神庭 灸七壯 鼻上入髮際三 分宛宛中 灸三壯 炷如小麥大 又取百會 瘈脈[綱目]

○ 전간과 팔다리에 경련이 일거나 힘이 없는 데는 두 교맥혈(蹻脈穴)을 주로 치료하는데 남자는 양교혈, 여자는 음교혈에 뜸을 뜬다. 낮에 발작하는 것은 양교의 신맥혈을, 밤에 발작하는 것은 음교의 조해혈(照海穴)에 각각 14장의 뜸을 뜬다[역로].

▷癲癎 瘈瘲 兩蹻主之 男陽女陰 晝發治陽蹻申脈 夜發治陰蹻照海 各灸二七壯[易老]

○ 급경풍과 만경풍에는 인당(印堂)에 뜸을 뜬다.

▷急慢驚 灸印堂

○ 급경풍과 만경풍이 아주 위험해서 뜸을 뜨지 못할 때에는 먼저 두 젖꼭지의 검은 살 위에 남자는 왼쪽, 여자는 오른쪽에 3장씩 뜸을 뜬다.

▷急慢驚風危極 不可灸者 先當兩乳頭黑肉上 男左女右 灸三壯

○ 다음으로 발제(髮際)와 미심(眉心), 신회혈에 각각 3장씩 뜸을 뜬다.

▷次灸髮際 眉心顖會各三壯

○ 엄지손가락과 엄지발가락을 가지런히 동여매고 양쪽 손톱과 발톱귀에 쑥을 걸쳐 놓고 뜸을 뜨되 남자는 왼쪽, 여자는 오른쪽으로 치우치게 절반은 손톱, 절반은 살에

▷手足大指 當甲角 以物縛兩手作一處 以艾騎縫灸 男近左邊女近右邊 半甲 半肉之間 灸三

닿게 놓고 뜸을 3장씩 뜬다. 먼저 발을 뜨고 나서 손을 뜬다. 음증(陰證), 양증(陽證)의 여러 가지 간질도 치료할 수 있다. 뜸봉은 밀알만하게 한다[득효].

壯 先脚後手 亦可治陰陽諸癎 艾炷如小麥大[得效]

○ 만경풍(慢驚風)과 만비풍(慢脾風)이 역증이 되고 나쁜 증상에 온갖 약을 써도 효과가 없을 때에 태충맥(太衝脈)이 나타나면 백회혈에 뜸을 뜨면 잘 낫는다[직소].

▷慢驚 慢脾 逆惡證候 諸藥不效者 如有太衝脈則取百會穴灸之 神效[直小]

○ 어린이가 갑자기 뱃가죽이 검푸르고 죽어가는 데는 배꼽에서 상하좌우로 5푼 떨어진 곳과 명치 밑 1치 되는 데의 5곳에 각각 5장씩 뜸을 뜨고 호분(胡粉)을 술로 개어 배에 발라 주되 마르면 갈아 준다[득효].

▷小兒卒然腹皮青黑而死 灸臍上下 左右去臍各半寸 幷鳩尾骨下一寸 凡五處 各灸五壯 仍酒和胡粉塗腹上 乾則易[得效]

○ 어린이의 구배(龜背)에는 폐유혈과 격유혈에 각각 15장씩 뜸을 뜬다. 뜸봉은 밀알만하게 만든다[득효].

▷小兒龜背 灸肺兪 膈兪 各三五壯止 炷如小麥[得效]

○ 어린이의 구흉(龜胸)에는 양쪽 젖 안쪽 옆으로 각각 1치 5푼 되는 데와 양쪽 젖 위로 세번째의 갈빗대 사이의 각각 2곳, 모두 6혈에 각각 3장씩 뜸을 뜬다. 뜸봉은 밀알만하게 하되 봄과 여름에는 아래에서 위로 올려 뜨고 가을과 겨울에는 위에서 아래로 내리 뜬다. 만일 이 방법대로 뜨지 않으면 효과가 나지 않는다[강목].

▷小兒龜胸 取兩乳前各一寸五分 上兩行 三骨罅間 凡六處 各灸三壯 炷如小麥 春夏從下灸上 秋冬從上灸下 若不依此法 灸之無效[綱目]

○ 숫구멍이 굳어지지 않는 데는 배꼽에서 위와 아래로 각각 5푼 떨어진 곳에 3장씩 뜸을 뜨면 구창(灸瘡)이 생기기 전에 숫구멍이 굳어진다.

▷顖門不合臍 上臍下各五分二穴 各灸三壯 灸瘡未發 先合[綱目]

○ 어린이의 벽증(癖證)에는 중완혈과 장문혈에 각각 7장씩 뜸을 뜬다[강목].

▷小兒癖氣 中脘 章門 各灸七壯[綱目]

○ 벽증에 뜸뜨는 혈은 어린이의 등에 있는데 미저골(尾骶骨)에서 손으로 등뼈를 따라 더듬어 올라오면 등뼈 양쪽에 혈맥이 뛰는 데가 있다. 이 두 혈에 구멍 뚫린 동전 3개를 포개어 놓고 돈구멍에 뜸봉을 놓고 각각 7장씩 뜬다. 이것은 벽증의 뿌리가 혈맥과 연관된 곳이다[회춘].

▷灸癖法 穴在小兒背脊中 自尾骶骨 將手揣摸脊骨兩傍 有血筋發動處兩穴 每一穴 用銅錢三文壓上穴上以艾炷安孔中 各灸七壯 此是癖之根 貫血之所也[回春]

○ 어린이가 학질(瘧疾)을 앓으면서 오랫동안 낫지 않는

▷小兒瘧 久不愈 內庭灸一壯

데는 내정혈에 뜸 1장을 뜨고 대추혈과 백회혈에 각각 나이수대로 뜸을 뜬다[강목].

大推 百會各灸隨年壯[綱目]

○ 어린이의 곽란(霍亂)에는 남자는 왼쪽, 여자는 오른쪽 두번째 발가락 위에 3장씩 뜸을 뜨면 낫는다[득효].

▷小兒霍亂 男左女右 第二脚指上 灸三壯 卽愈[得效]

○ 어린이의 야맹증으로 보이지 않는 데는 엄지손가락 손톱 뒤 1치 되는 곳 안쪽으로 금이 끝난 흰 살 짬에 각각 1장씩 뜸을 뜬다.

▷小兒雀目 灸兩手大指甲後一寸 內廉橫文頭白肉際 各一壯

○ 감질(疳疾)로 생긴 눈병에는 합곡혈에 뜸을 1장 뜬다[강목].

▷疳眼 灸合谷一壯[綱目]

○ 어린이가 항문이 빠져 나온 데는 꽁무니뼈 끝에 뜸을 1장 뜬다. 또 배꼽에 3장, 백회혈에 7장의 뜸을 뜬다[강목].

▷小兒脫肛 灸尾骶骨尖上一壯 又灸臍中三壯 百會七壯[綱目]

[부록]

1. 십사경맥의 순행도와 경혈

2. 십사경맥 전신경혈도(앞 · 옆 · 뒤)

부록 1. 심사경맥의 순행도와 경혈

1. 수태음폐경의 순행과 경혈

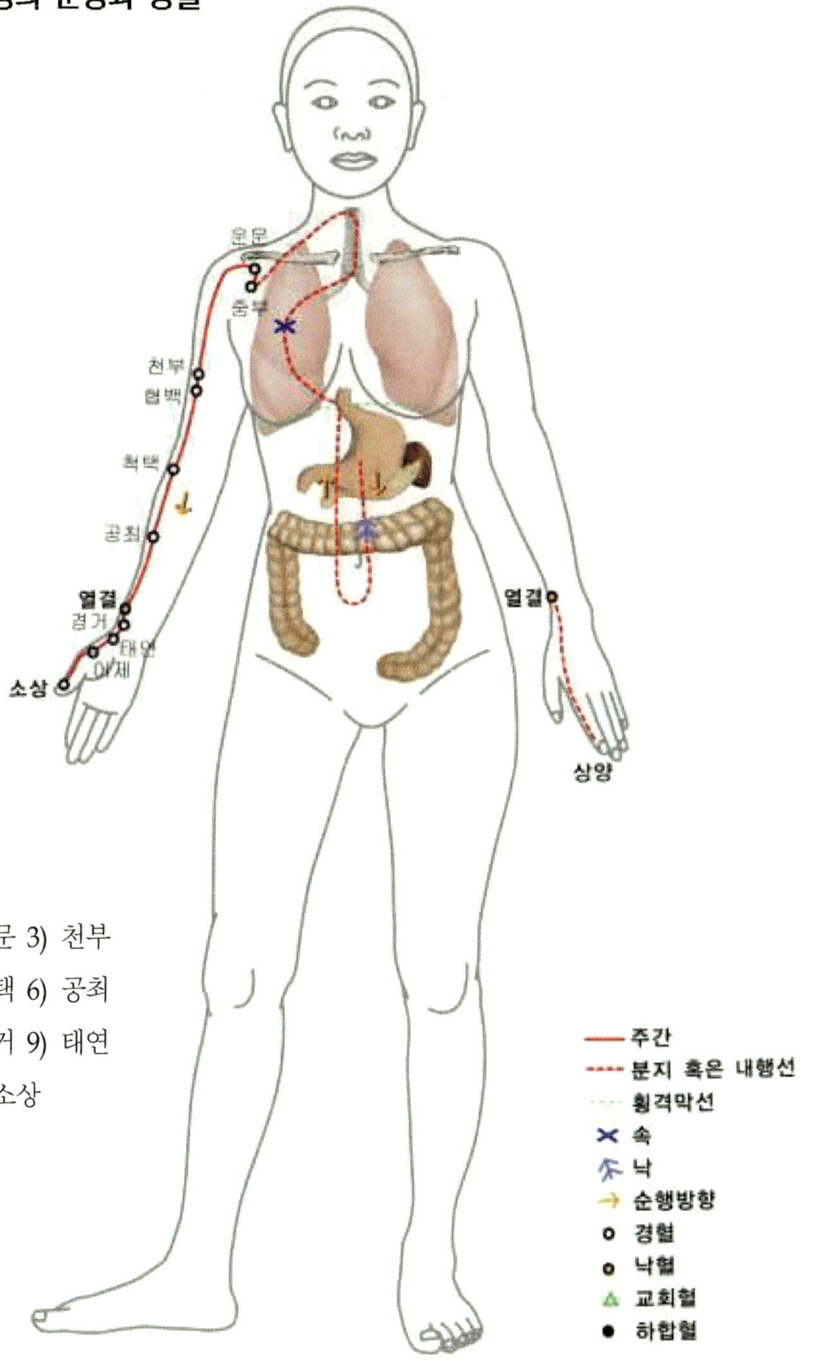

1) 중부 2) 운문 3) 천부

4) 협백 5) 척택 6) 공최

7) 열결 8) 경거 9) 태연

10) 어제 11) 소상

2. 수양명대장경의 순행과 경혈

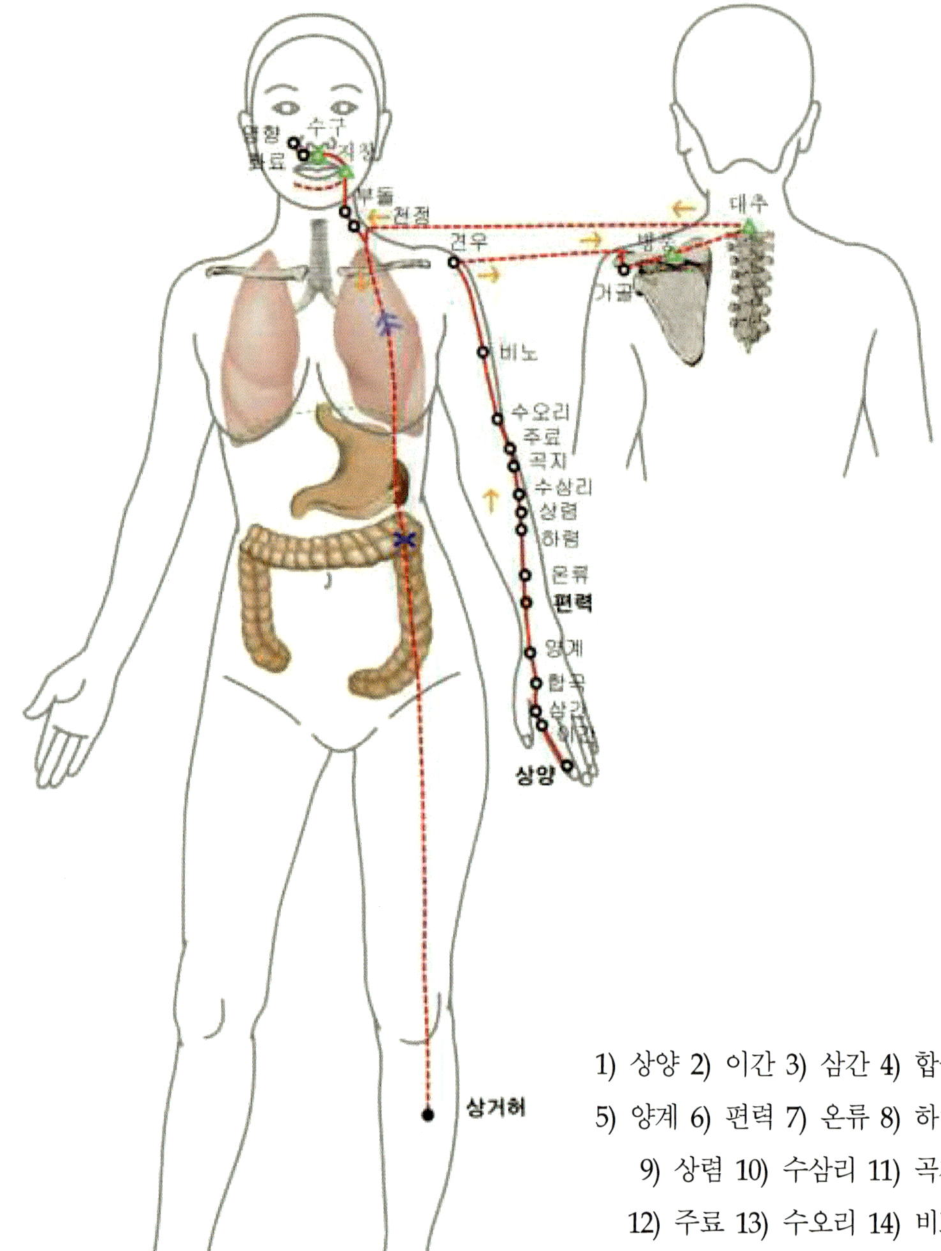

1) 상양 2) 이간 3) 삼간 4) 합곡
5) 양계 6) 편력 7) 온류 8) 하렴
9) 상렴 10) 수삼리 11) 곡지
12) 주료 13) 수오리 14) 비노
15) 견우 16) 거골 17) 천정
18) 부돌 19) 화료 20) 영향

3. 족양명위경의 순행과 경혈

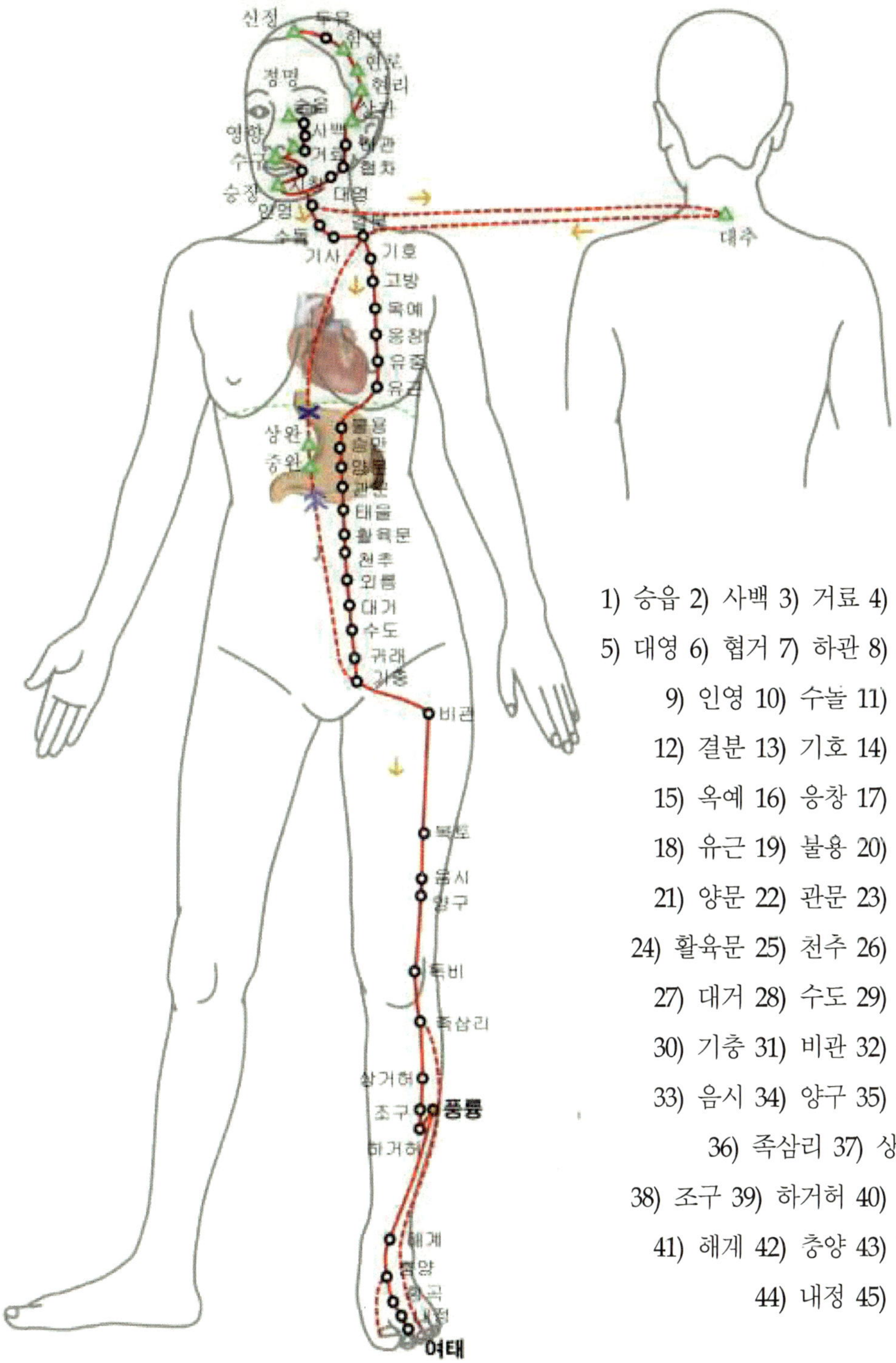

1) 승읍 2) 사백 3) 거료 4) 지창
5) 대영 6) 협거 7) 하관 8) 두유
9) 인영 10) 수놀 11) 기사
12) 결분 13) 기호 14) 고방
15) 옥예 16) 응창 17) 유중
18) 유근 19) 불용 20) 승만
21) 양문 22) 관문 23) 태을
24) 활육문 25) 천추 26) 외릉
27) 대거 28) 수도 29) 귀래
30) 기충 31) 비관 32) 복토
33) 음시 34) 양구 35) 독비
36) 족삼리 37) 상거허
38) 조구 39) 하거허 40) 풍륭
41) 해계 42) 충양 43) 함곡
44) 내정 45) 여태

4. 족태음비경의 순행과 경혈

1) 은백 2) 대도 3) 태백 4) 공손 5) 상구
6) 삼음교 7) 누곡 8) 지기 9) 음릉천
10) 혈해 11) 기문 12) 충문 13) 부사
14) 복결 15) 대횡 16) 복애 17) 식두
18) 천계 19) 흉향 20) 주영 21) 대포

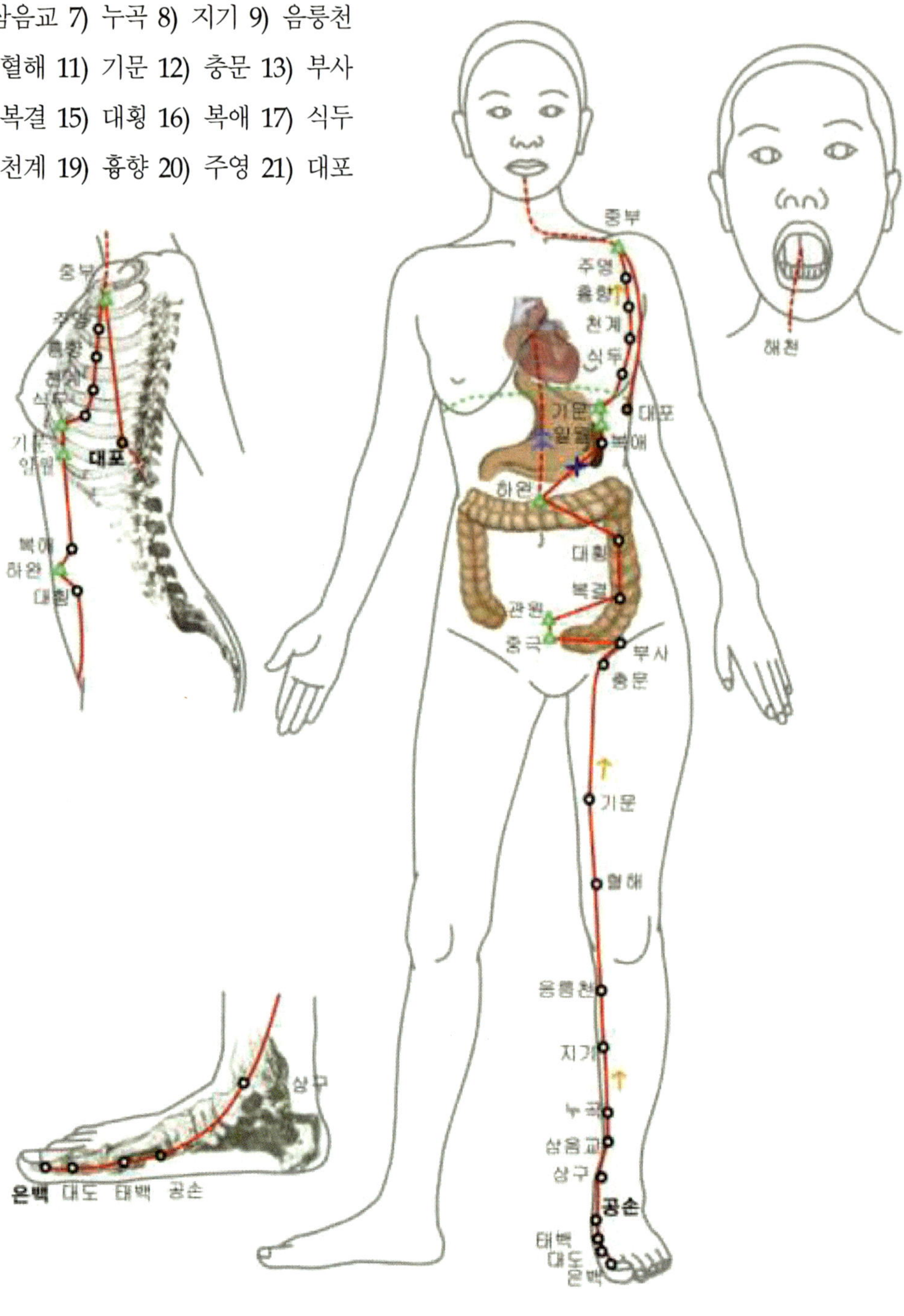

5. 수소음심경의 순행과 경혈

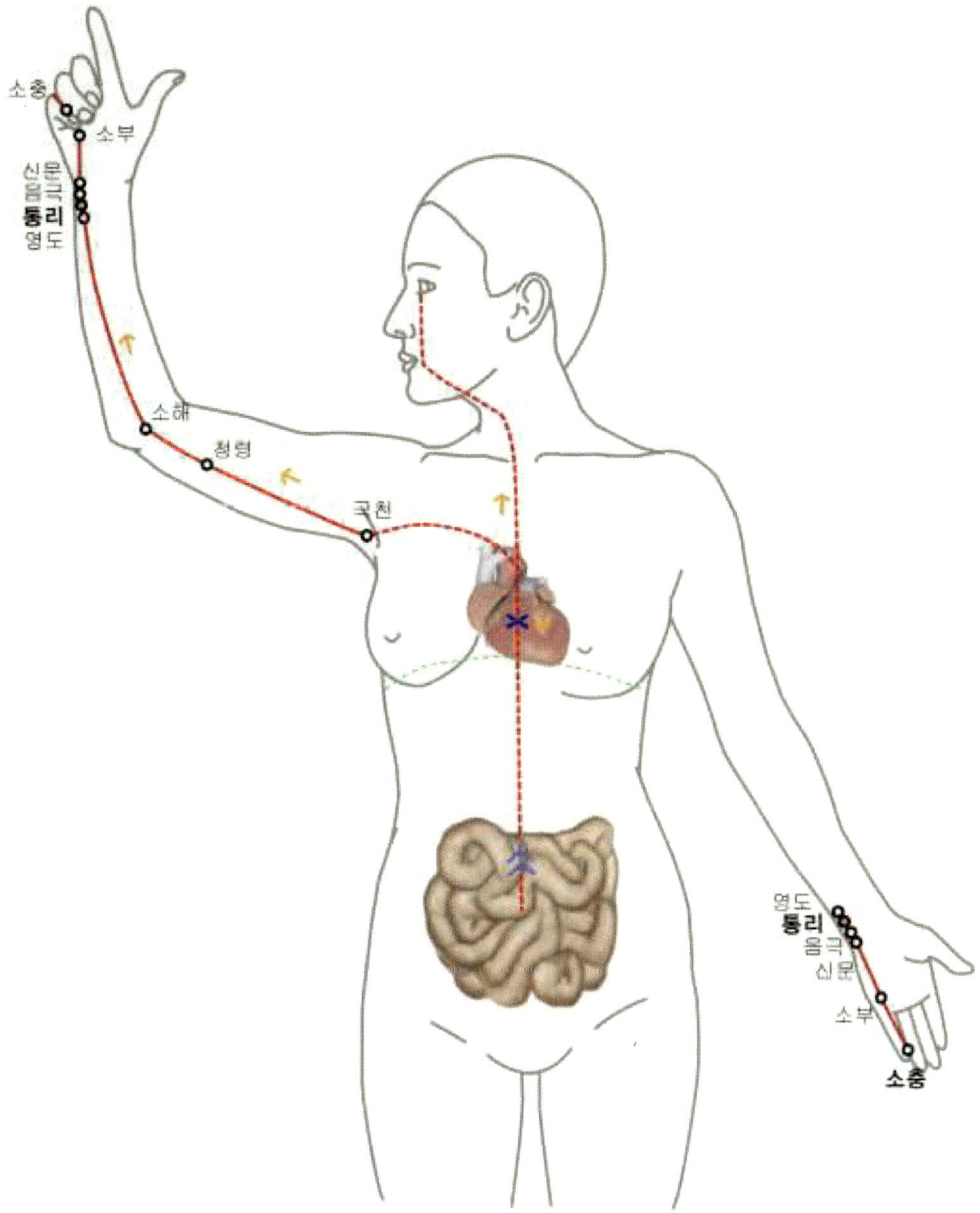

1) 극천 2) 청령 3) 소해 4) 영도 5) 통리 6) 음극 7) 신문 8) 소부 9) 소충

6. 수태양소장경의 순행과 경혈

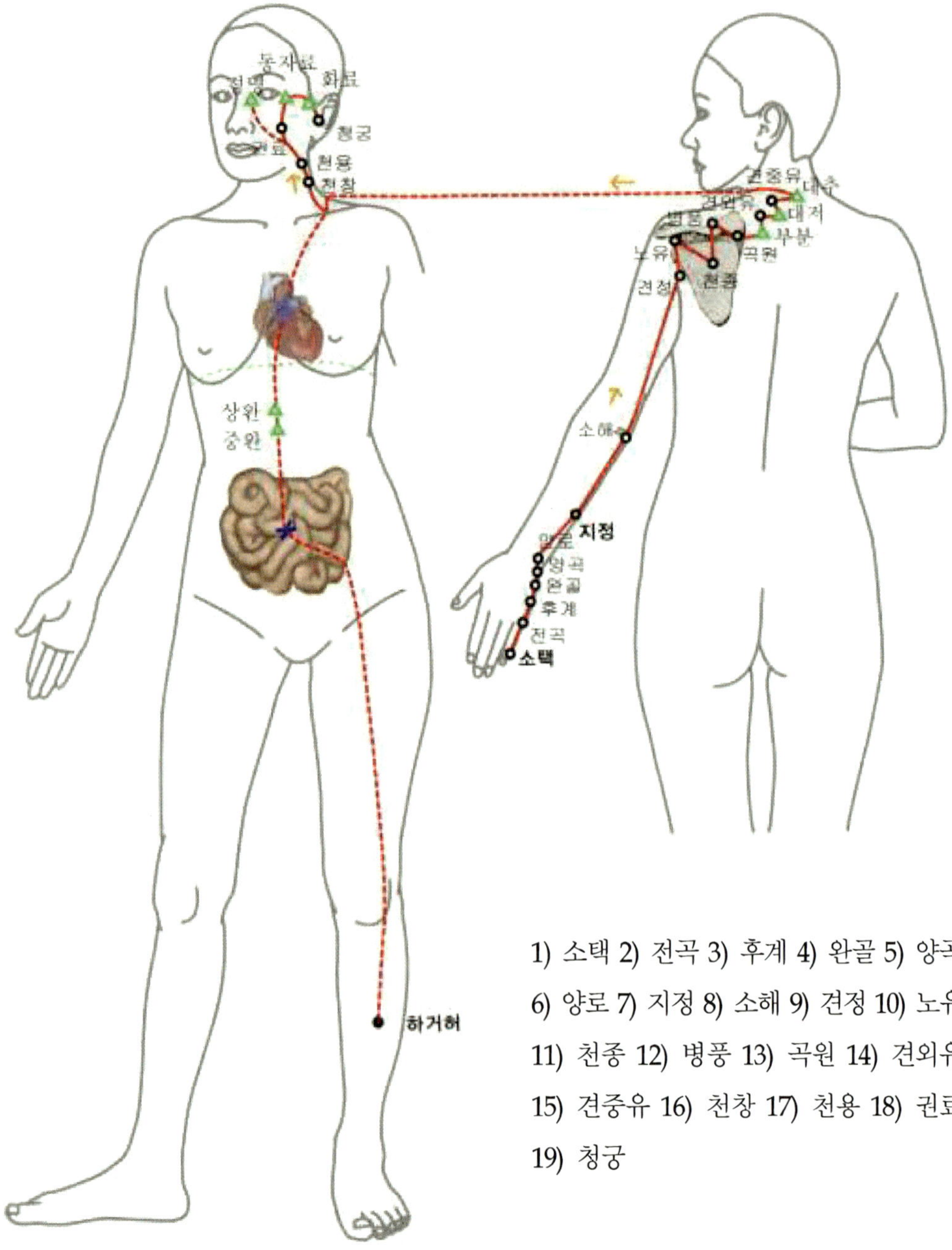

1) 소택 2) 전곡 3) 후계 4) 완골 5) 양곡
6) 양로 7) 지정 8) 소해 9) 견정 10) 노유
11) 천종 12) 병풍 13) 곡원 14) 견외유
15) 견중유 16) 천창 17) 천용 18) 권료
19) 청궁

7. 족태양방광경의 순행과 경혈

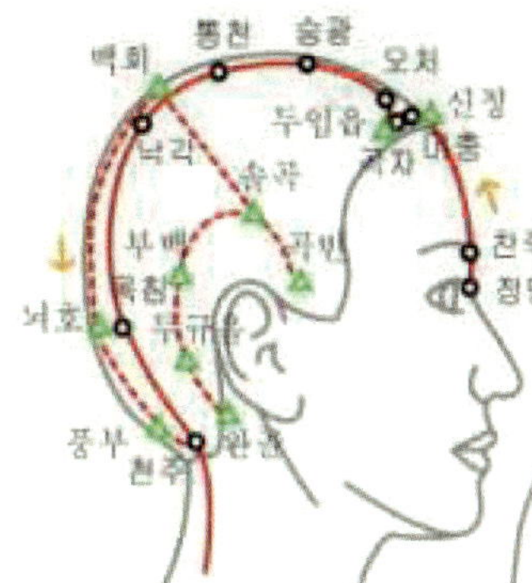

1) 정명 2) 찬죽 3) 미충 4) 곡차 5) 오처 6) 승광 7) 통천 8) 낙각 9) 옥침 10) 천주 11) 대저 12) 풍문 13) 폐유 14) 궐음유 15) 심유 16) 독유 17) 격유 18) 간유 19) 담유 20) 비유 21) 위유 22) 삼초유 23) 신유 24) 기해유 25) 대장유 26) 관원유 27) 소장유 28) 방광유 29) 중려유 30) 백환유 31) 상료 32) 차료 33) 중료 34) 하료 35) 회양 36) 승부 37) 은문 38) 부극 39) 위양 40) 위중 41) 부분 42) 백호 43) 고황 44) 신당 45) 의희 46) 격관 47) 혼문 48) 양강 49) 의사 50) 위창 51) 황문 52) 지실 53) 포황 54) 질변 55) 합양 56) 승근 57) 승산 58) 비양 59) 부양 60) 곤륜 61) 복삼 62) 신맥 63) 금문 64) 경골 65) 속골 66) 족통곡 67) 지음

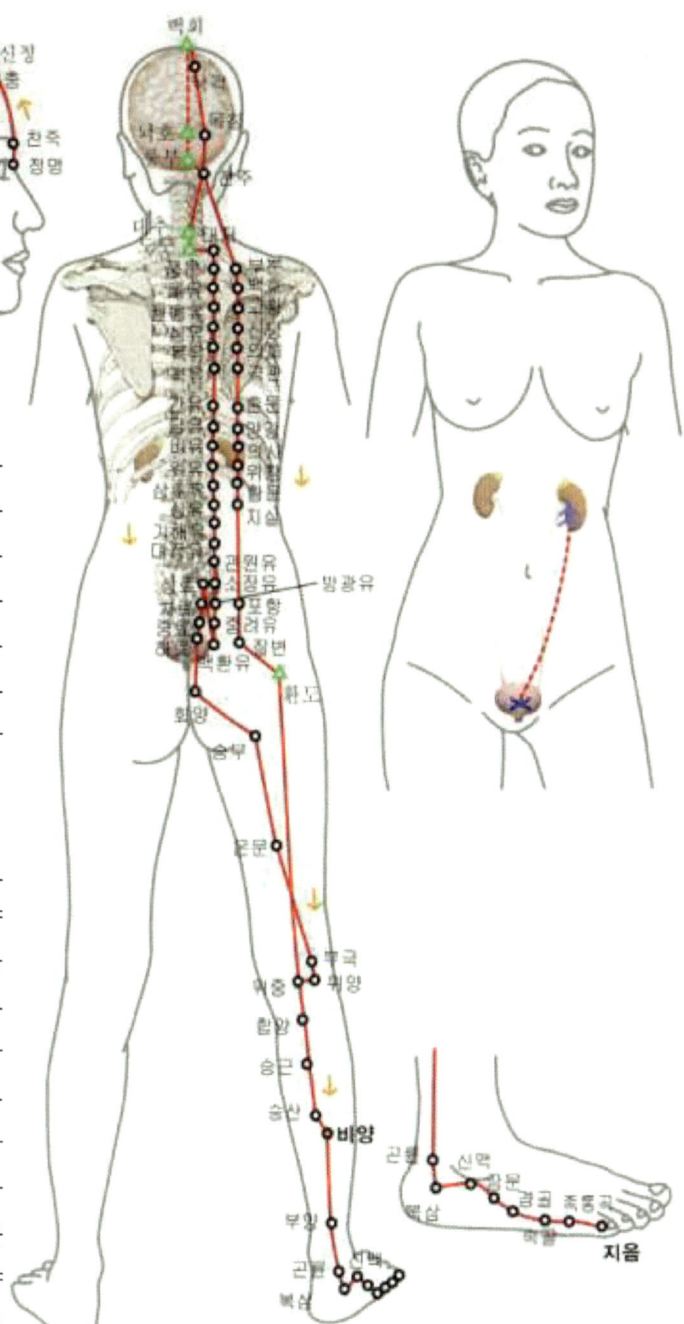

8. 족소음신경의 순행과 경혈

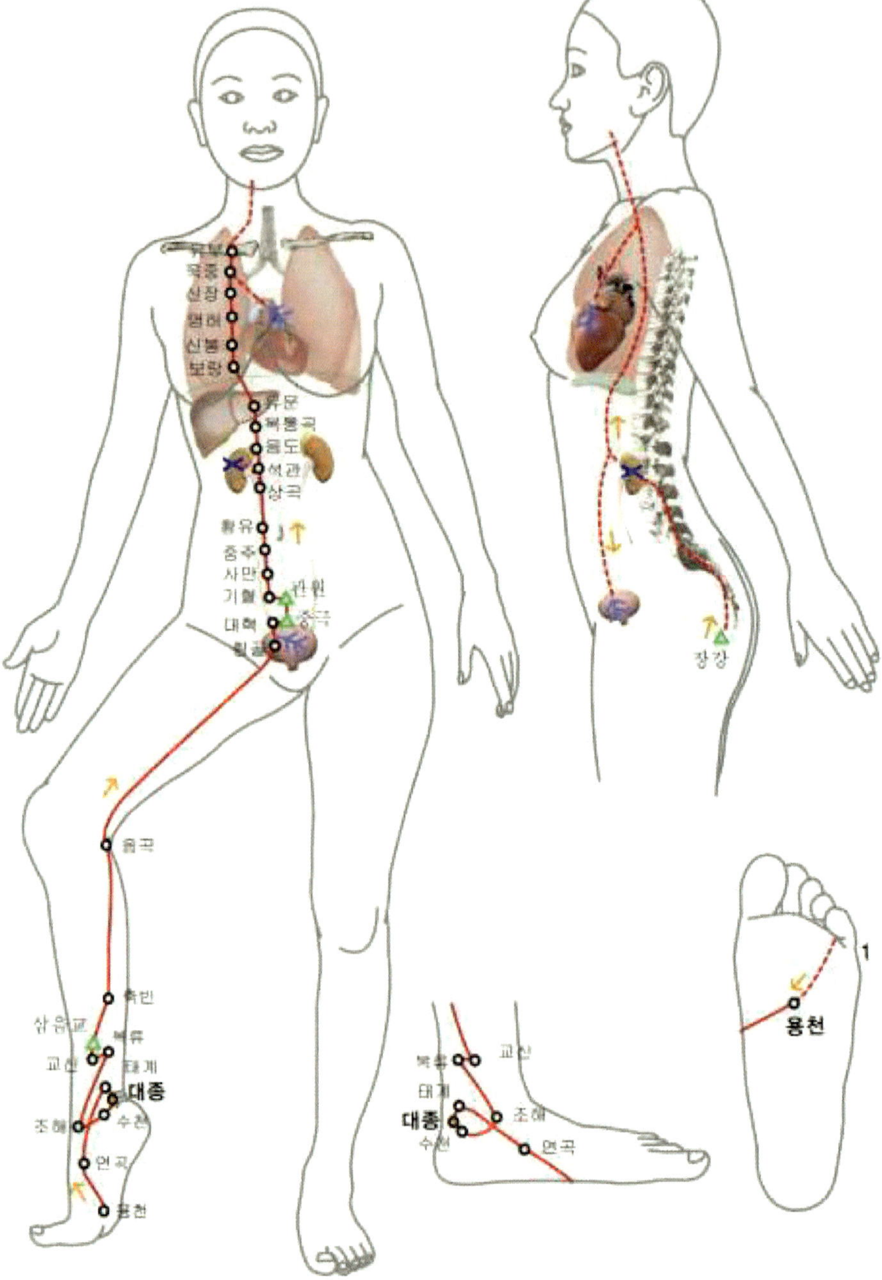

1) 용천 2) 연곡 3) 태계 4) 대종 5) 수천 6) 조해 7) 복류 8) 교신 9) 축빈 10) 음곡 11) 횡골 12) 대혁 13) 기혈 14) 사만 15) 중주 16) 황유 17) 상곡 18) 석관 19) 음도 20) 복통곡 21) 유문 22) 보랑 23) 신봉 24) 영허 25) 신장 26) 욱중 27) 유부

9. 수궐음심포경의 순행과 경혈

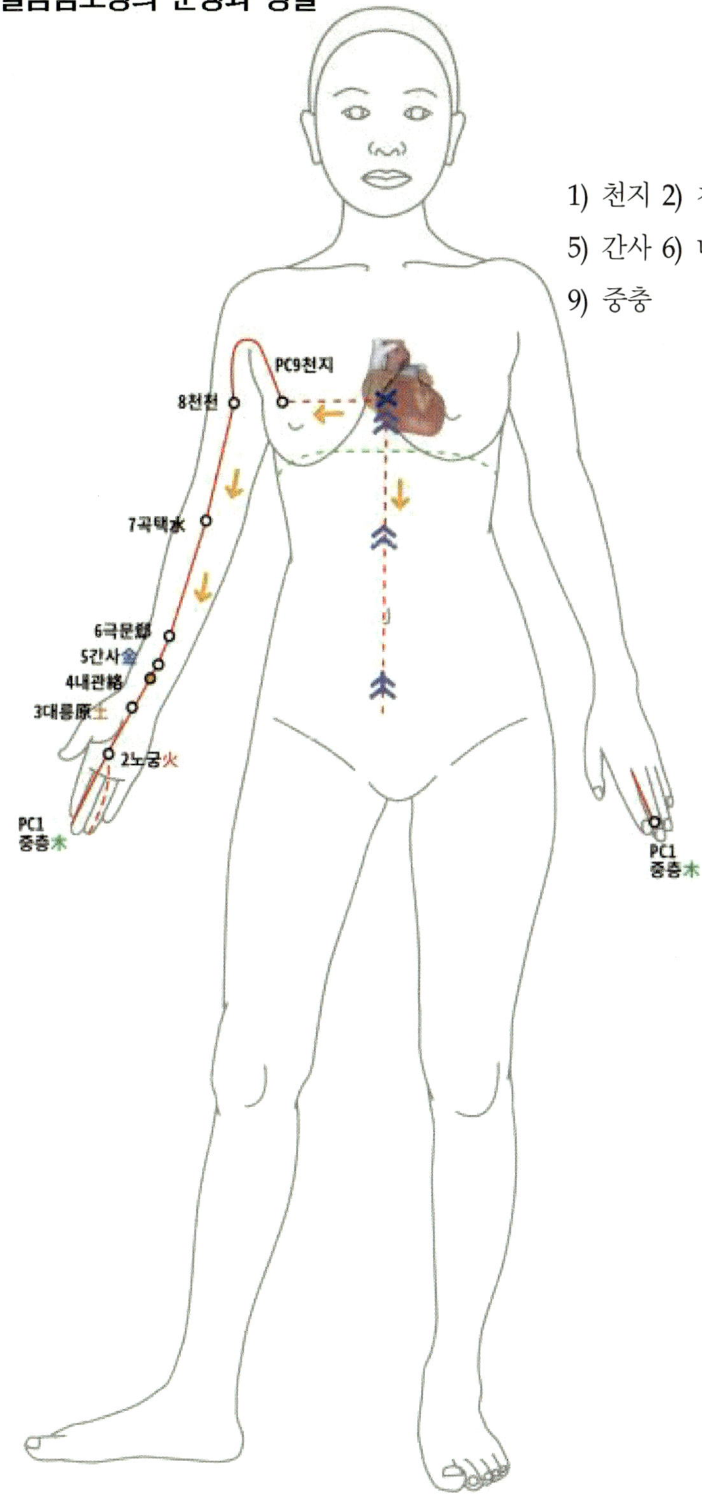

1) 천지 2) 천천 3) 곡택 4) 극문
5) 간사 6) 내관 7) 대릉 8) 노궁
9) 중충

10. 수소양삼초경의 순행과 경혈

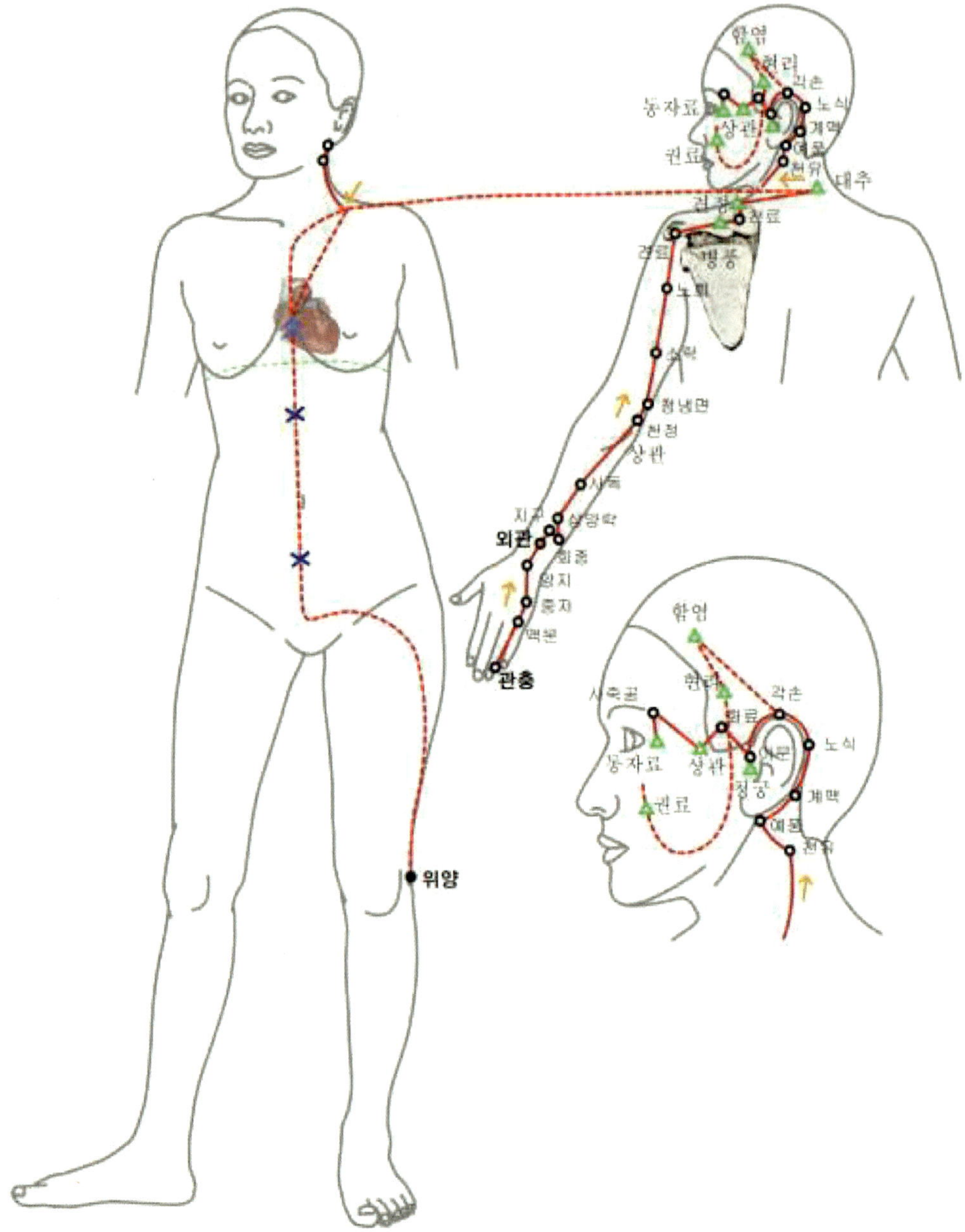

1) 관충 2) 액문 3) 중저 4) 양지 5) 외관 6) 지구 7) 회종 8) 삼양락 9) 사독 10) 천정 11) 청냉연 12) 소락 13) 노회 14) 견료 15) 천료 16) 천유 17) 예풍 18) 계맥 19) 노식 20) 각손 21) 이문 22) 화료 23) 사죽공

11. 족소양담경의 순행과 경혈

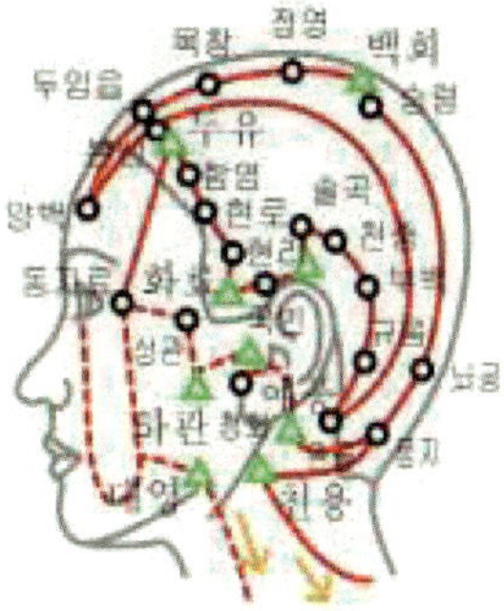

1) 동자료 2) 청회 3) 상관 4) 함염 5) 현로 6) 현리 7) 곡빈 8) 솔곡 9) 천충 10) 부백 11) 두규음 12) 완골 13) 본신 14) 양백 15) 두임읍 16) 목창 17) 정령 18) 승령 19) 뇌공 20) 풍지 21) 견정 22) 연액 23) 첩근 24) 인월 25) 경문 26) 대맥 27) 오추 28) 유도

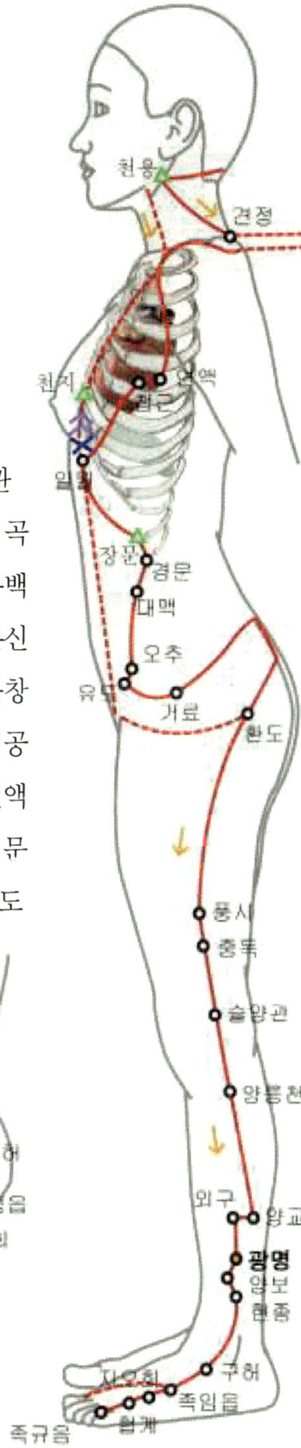

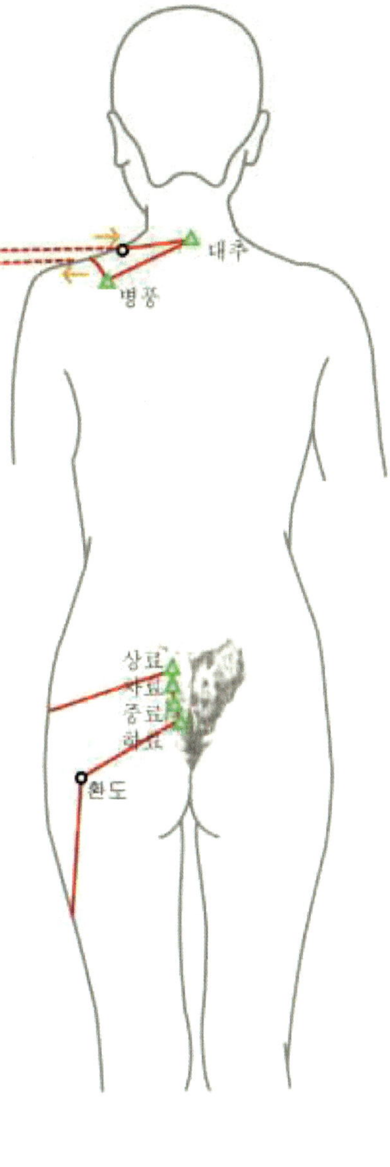

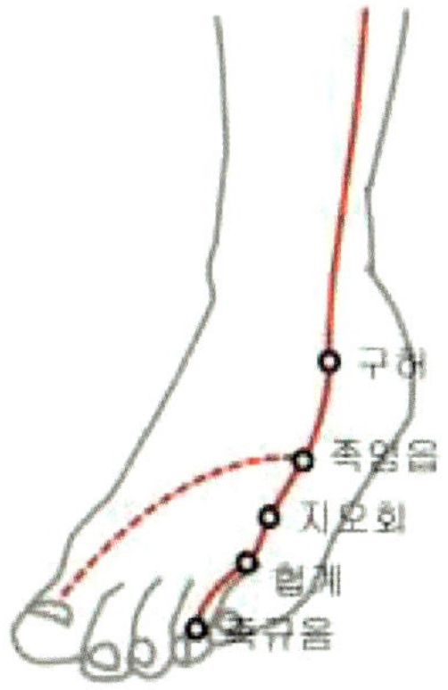

29) 거료 30) 환도 31) 풍시 32) 중독 33) 양관 34) 양릉천 35) 양교 36) 외구 37) 광명 38) 양보 39) 현종 40) 구허 41) 족임읍 42) 지오회 43) 협계 44) 족규음

12. 족궐음간경의 순행과 경혈

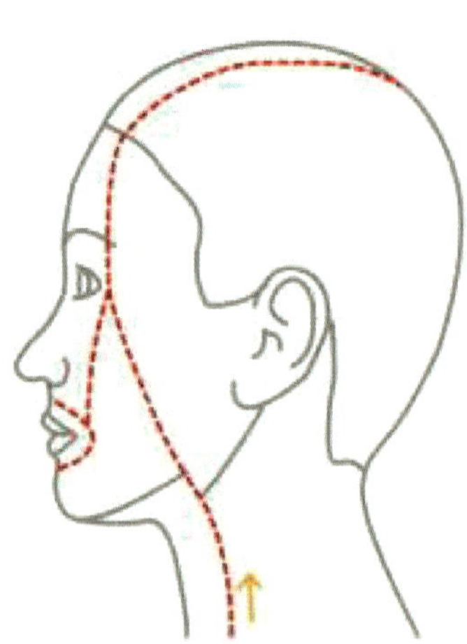

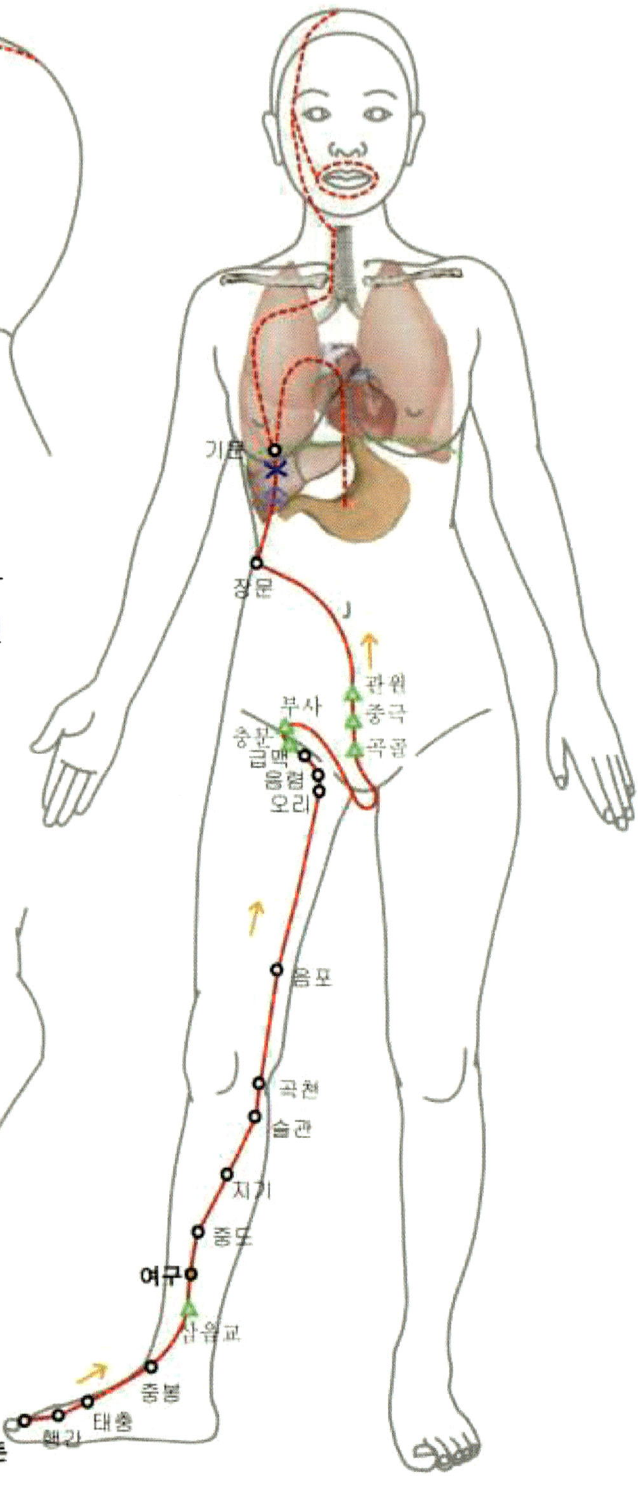

1) 대돈 2) 행간 3) 태충 4) 중봉
5) 여구 6) 중도 7) 슬관 8) 곡천
9) 음포 10) 족오리 11) 음렴
12) 급맥 13) 장문 14) 기문

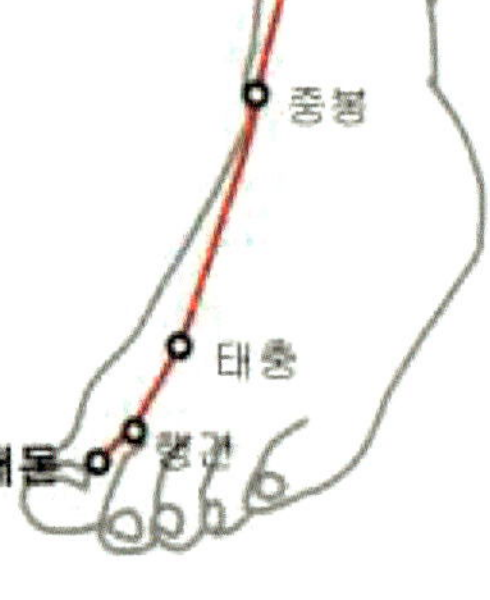

13. 임맥의 순행과 경혈

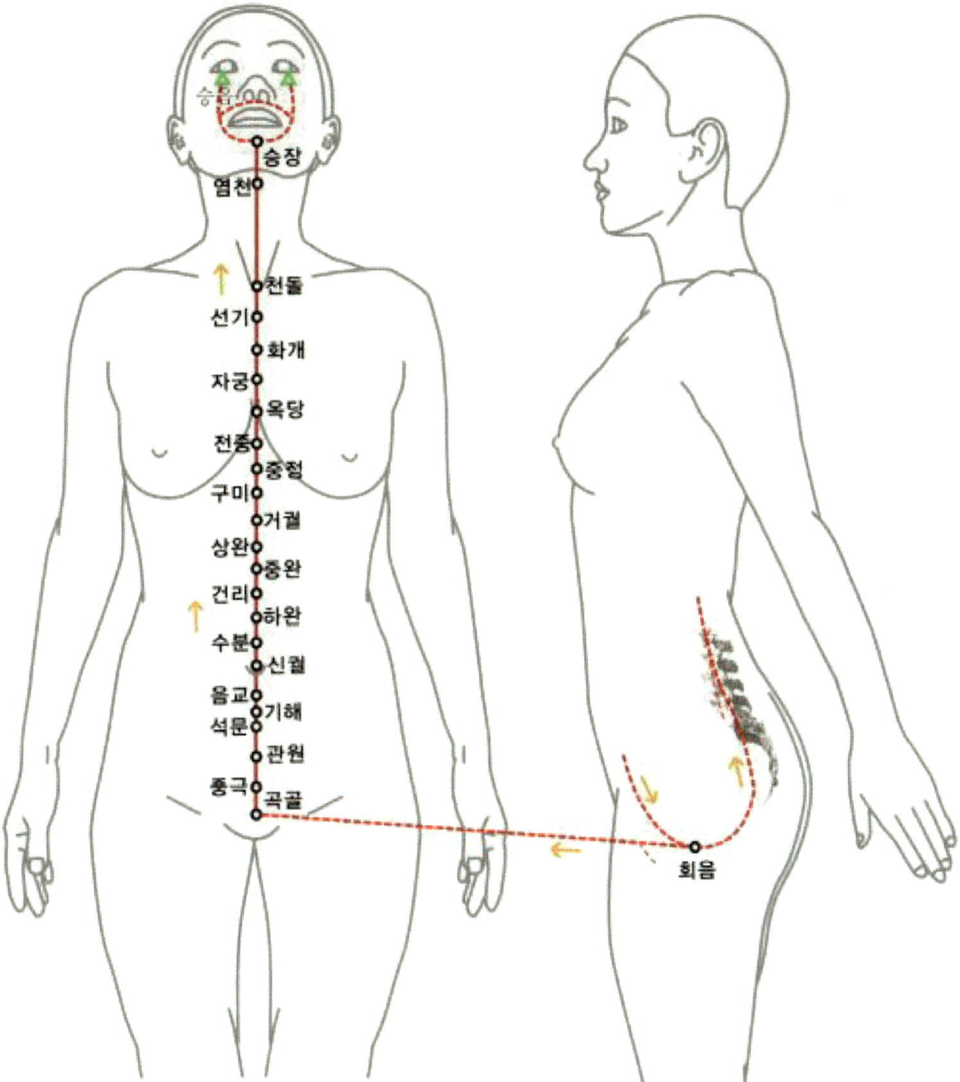

1) 회음 2) 곡골 3) 중극 4) 관원 5) 석문 6) 기해 7) 음교 8) 신궐 9) 수분 10) 하완 11) 건리 12) 중완 13) 상완 14) 거궐 15) 구미 16) 중정 17) 전중 18) 옥당 19) 자궁 20) 화개 21) 선기 22) 천돌 23) 염천 24) 승상

14. 독맥의 순행과 경혈

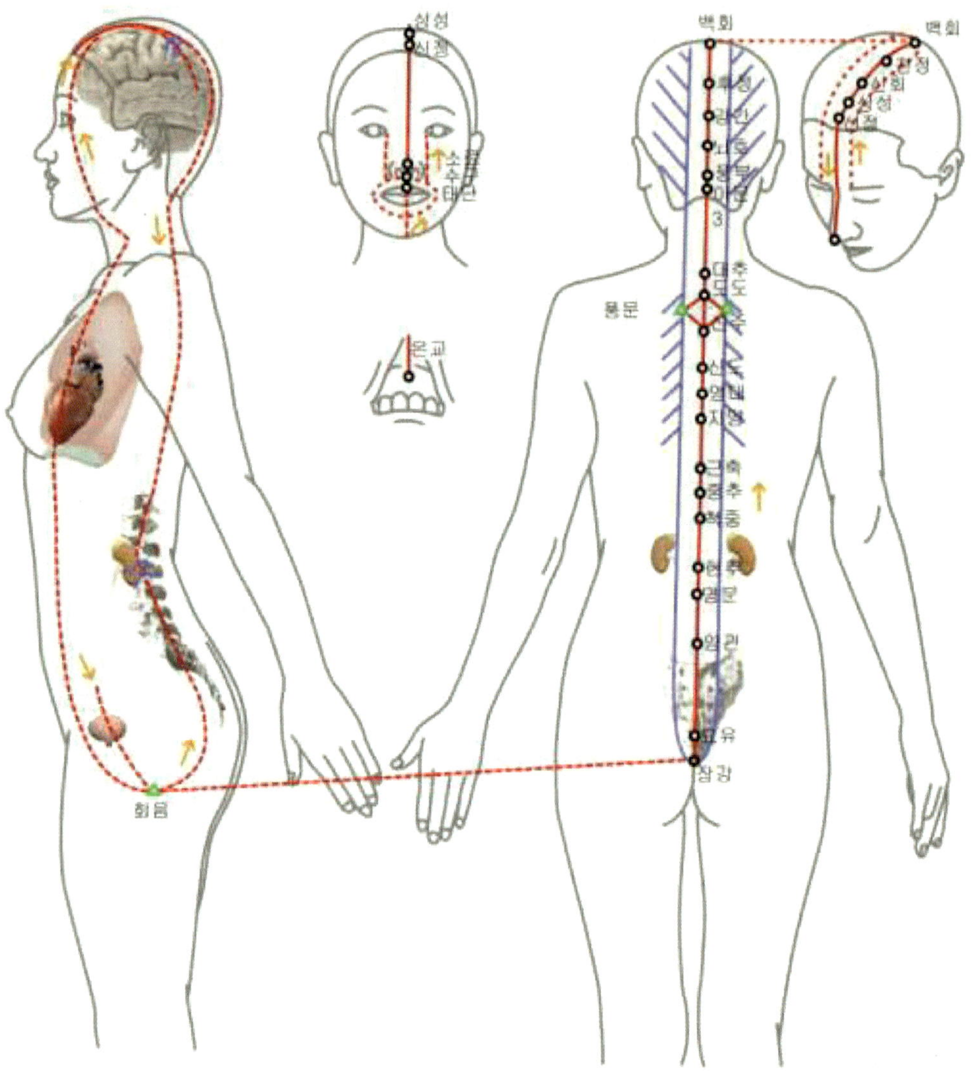

1) 장강 2) 요유 3) 양관4) 명문 5) 현추 6) 척중 7) 중추 8) 근축 9) 지양 10) 영대 11) 신도 12) 신주 13) 도도 14) 대추 15) 아문 16) 풍부 17) 뇌호 18) 강간 19) 후정 20) 백회 21) 전정 22) 신회 23) 상성 24) 신정 25) 소료 26) 수구 27) 태단 28) 은교

[참고도서]

勉學堂鍼灸集成 : 青 · 廖潤鴻 編撰, 趙小明 校註, 北京 中國中醫藥出版, 1998.8(2008.9 重印)

東醫寶鑑 鍼灸編 : 許浚 編纂, 사단법인 허임기념사업회 소장

對譯 東醫寶鑑 : 허준 저, 동의보감국역위원회 역, 1999년, 법인출판사

國譯增補 東醫寶鑑 : 허준 저, 동의보감국역위원회 편역 1966.8.1 남산당

原本 東醫寶鑑 : 허준 저, 동의보감국역위원회 편역 1966.8.1 남산당

東醫寶鑑 : 朝鮮 許浚 奉教撰, 內醫院木活字 光海君5年(1613) 서울대학교 규장각한국학연구원 소장

許任鍼灸經驗方研究 : 博士學位論文, 慶大學校大學院

韓醫學科 朴文鉉, 指導教授 金南一, 2002年 8月

鍼灸經穴學正典 최태섭 저, 1982년, 도서출판 사림원

東醫寶鑑 鍼灸編 <상권> : 이병국 편역, 2008년 8월 현대침구원

동의보감 침뜸

초판 2012년 3월 20일
재판 2026년 2월 12일

지은이 허 준
역은이 강상숙 노무수 손중양
펴낸곳 **사단법인 허임기념사업회**
신고번호 제 300-2006-0072 호 (2006. 6. 2.)
주소 서울특별시 종로구 권농동 187-8
전화 02-742-7924
팩스 02-3672-1005
홈페이지 www.heoim.net

ISBN 978-89-958253-4-1 03510

값 27,000원
(이 책의 판매수익금는 생명건강문화 전승사업에 쓰입니다.)

총판 한국출판협동조합
121-856 서울특별시 마포구 신수동 448-6 / 전화 070-7119-1740